カラー完全

知りたいことがすべてわかる

骨と関節のしくみとはたらき

骨のゆがみを治す関節調整法 DVD付

東海大学スポーツ医科学研究所 教授
有賀誠司 監修

九州医療スポーツ専門学校 理事長
水嶋昭彦 著

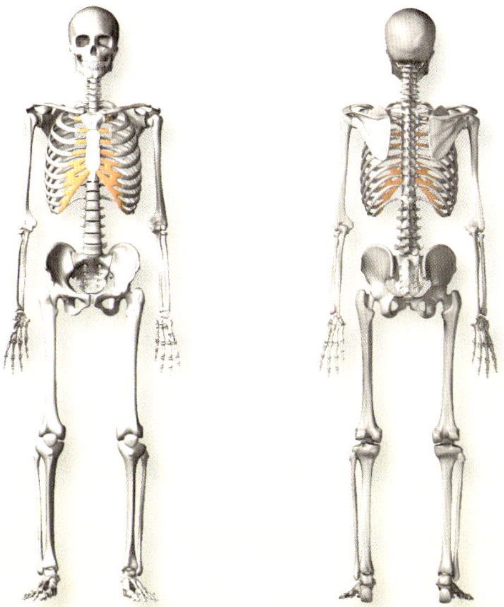

日本文芸社

はじめに

私は、現在北九州市で九州医療スポーツ専門学校という柔道整復、鍼灸、理学療法、アスレチックトレーナー、整体セラピストなどの統合的代替医療を教える学院で、30年にわたる柔道整復師の経験をもとに後進の指導にあたっております。2012年5月には日本文芸社さんから筋肉の本を出版させていただき、そして、今回、第２弾として骨と関節の内容の本を出版することになりました。骨は私たちの骨格を形成するもので家にたとえれば柱となり重要な役割を果たしていることは周知の事実です。

さらに、そのほかにもいくつかの関節を形成し腕や手・足の動きを可能にし、日常レベルでの身体動作おける骨の役割はいうまでもありません。

反面、その動きに少しでもずれなどが生ずると痛みなどをもたらし身体全体に不都合が生じ、普段の生活にも支障をきたします。とくに、高齢化社会の日本では、ロコモティブシンドローム、骨粗しょう症などの骨疾患の解明や骨再生の治療法の確立が急がれています。

本書は一般の方にも医療従事者の方にも役立ついろいろな情報を載せて、ＣＧ画面でわかりやすく解説をしました。ぜひ、本書で骨に関する知識を得て日常生活や施術の際に有効にご活用いただき、多くの方が健康な身体を手に入れていただければ幸いです。また、㈶健康スポーツ連盟の「健康スポーツセラピスト知識検定推薦書」にも指定されております。

なお、関節のゆがみを治し自然治癒力を高める、ＡＰ調整法や関節モビリゼーションのテクニックをＤＶＤにて付録として添付いたしましたのでご活用ください。

水嶋　昭彦

もくじ

はじめに …………………………2

本書の使い方 ……………………6

Part 1　骨の基礎知識

全身の骨格 ………………………8

骨の役割と分類 …………………10

　形による分類の実例 ……………11

骨の部位の名称 …………………12

骨の構造 …………………………14

骨の発生から成長 ………………16

骨の連結 …………………………18

全身の関節 ………………………20

　形状による関節の分類 …………21

関節運動の方向 …………………22

　解剖学における表現 ……………23

　ＡＰ調整法における表現 ………24

Part 2　上肢の骨と関節

上肢の骨と関節 …………………26

鎖骨 ………………………………29

肩甲骨 ……………………………30

上腕骨 ……………………………32

前腕 ………………………………34

橈骨 ………………………………36

尺骨 ………………………………38

手根骨 ……………………………40

中手骨・指骨 ……………………42

肩甲部の関節 ……………………44

肩関節の運動 ……………………46

肩関節のしくみ …………………48

肩甲上腕関節の靭帯 ……………49

肩鎖関節の靭帯 …………………50

胸鎖関節の靭帯 …………………51

肘・前腕の関節 …………………52

肘関節のしくみ …………………53

肘関節の靭帯 ……………………54

肘・前腕の運動 …………………55

橈尺関節・骨間膜 ………………56

手関節・指節間関節 ……………57

手関節の運動 ……………………58

手の靭帯 ……………………………59
　指骨の靭帯 ………………………60
上肢を支える筋 ……………………61

Part 3　体幹の骨と関節

体幹の骨と関節 ……………………64
脊柱 ……………………………………66
頚椎 ……………………………………68
環椎・軸椎 …………………………70
胸椎 ……………………………………72
腰椎 ……………………………………74
仙骨・尾骨 …………………………76
胸郭 ……………………………………78
胸骨 ……………………………………80
肋骨 ……………………………………81
　コラム　頚部の筋のストレッチ …83
脊椎の正しいカーブ ………………84
バランスの悪い姿勢と脊椎 ……85
脊椎の運動 …………………………86
肋椎関節と胸肋関節 ………………87
脊椎の靭帯 …………………………88
脊柱の靭帯のしくみ ………………89
上位頚椎の靭帯 ……………………90
頚椎の運動 …………………………92
体幹を支える筋 ……………………93

Part 4　下肢の骨と関節

下肢の骨と関節 ……………………96
骨盤 ……………………………………98
寛骨 …………………………………102
腸骨 …………………………………103
坐骨 …………………………………104
恥骨 …………………………………105
大腿骨 ………………………………106
脛骨 …………………………………108
腓骨 …………………………………110
膝蓋骨 ………………………………111
足の骨 ………………………………112
踵骨・距骨 …………………………115
股関節のしくみ ……………………116
股関節の運動 ………………………117
骨盤と股関節の靭帯 ………………118

膝関節のしくみ …………………120
膝関節の運動 …………………121
膝関節の靱帯 …………………122
足関節のしくみ …………………124
足関節の運動 …………………125
足の靱帯 …………………126
下肢を支える筋 …………………128

Part 5　頭蓋の骨と関節

頭蓋 …………………132
副鼻腔 …………………135
　頭蓋の矢状面 …………………136
　頭蓋の冠状面 …………………137
　頭蓋底の外面 …………………138
　頭蓋底の内面 …………………139
縫合と泉門 …………………140
前頭骨 …………………142
後頭骨 …………………144
側頭骨 …………………146
頭頂骨 …………………148
眼窩 …………………149
耳小骨 …………………150
蝶形骨 …………………152
篩骨 …………………154
頬骨 …………………156
鼻骨と涙骨 …………………157
鋤骨 …………………158
舌骨 …………………159
口蓋骨 …………………160
上顎骨 …………………162
下顎骨 …………………164
顎関節の靱帯 …………………166

付録　関節のゆがみを治す調整法

ＡＰ調整法 …………………168
関節モビリゼーション …………………172

骨と関節の索引 …………………176

本書の使い方

●骨の日本名と英語名

●骨の位置を表す体の部分表示

●骨の位置と特徴、構造

●ＣＧの方向を表示

●骨の部位の日本語名と英語名

●骨の部位の説明

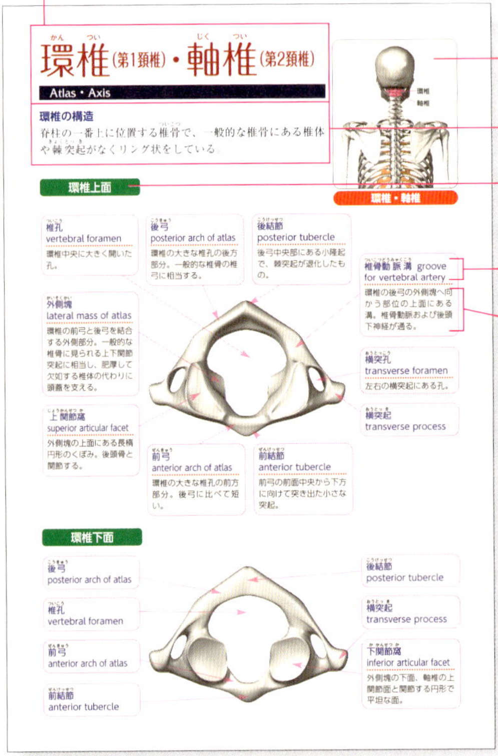

環椎(第1頸椎)・軸椎(第2頸椎)
Atlas・Axis
環椎の構造
脊柱の一番上に位置する椎骨で、一般的な椎骨にある椎体や棘突起がなくリング状をしている。
環椎
軸椎
環椎・軸椎
環椎上面
椎孔 vertebral foramen
環椎中央に大きく開いた孔。
後弓 posterior arch of atlas
環椎の大きな椎孔の後方部分。一般的な椎骨の椎弓に相当する。
後結節 posterior tubercle
後弓中央部にある小隆起で、棘突起が退化したもの。
椎骨動脈溝 groove for vertebral artery
環椎の後弓の外側塊へ向かう部位の上面にある溝。椎骨動脈および後頭下神経が通る。
外側塊 lateral mass of atlas
環椎の前弓と後弓を結合する外側部分。一般的な椎骨に見られる上下関節突起に相当し、肥厚して欠如する椎体の代わりに頭蓋を支える。
横突孔 transverse foramen
左右の横突起にある孔。
横突起 transverse process
上関節窩 superior articular facet
外側塊の上面にある長楕円形のくぼみ。後頭骨と関節する。
前弓 anterior arch of atlas
環椎の大きな椎孔の前方部分。後弓に比べて短い。
前結節 anterior tubercle
前弓の前面中央から下方に向けて突き出た小さな突起。
環椎下面
後弓 posterior arch of atlas
椎孔 vertebral foramen
前弓 anterior arch of atlas
前結節 anterior tubercle
後結節 posterior tubercle
横突起 transverse process
下関節窩 inferior articular facet
外側塊の下面。軸椎の上関節面と関節する円形で平坦な面。

ＤＶＤタイトル画面

●ここをクリックすると臼蓋上腕関節のモビリゼーションが見られます。終了すると、このタイトル画面に戻ります。

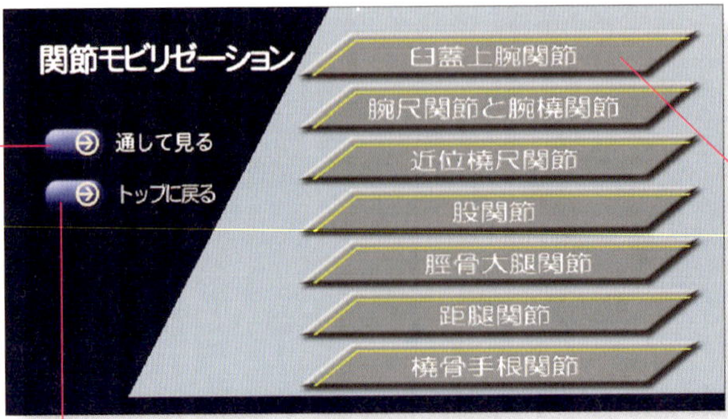

関節モビリゼーション
通して見る
トップに戻る
臼蓋上腕関節
腕尺関節と腕橈関節
近位橈尺関節
股関節
脛骨大腿関節
距腿関節
橈骨手根関節

●ここをクリックすると各関節のモビリゼーションが通して見れます。

●ここをクリックするとＤＶＤの初めのタイトル画面に戻ります。

Part 1

骨の基礎知識

全身の骨格

Skeleton

骨格の構造

人体には大小さまざまな骨があり、これらが互いに連結して骨格をつくっています。数に個人差がある尾骨や膝蓋骨などの種子骨のほか、成長とともに癒合してひとつとなる骨があるため、その数は一定ではありませんが、一般的な成人では206個（幼児で約270個）といわれています。これらの骨は、頭蓋、胸郭、上肢、脊椎、骨盤、下肢に大別され、頭蓋にあるいくつかの骨と脊椎以外は、すべて左右一対となっています。

全身の骨前面

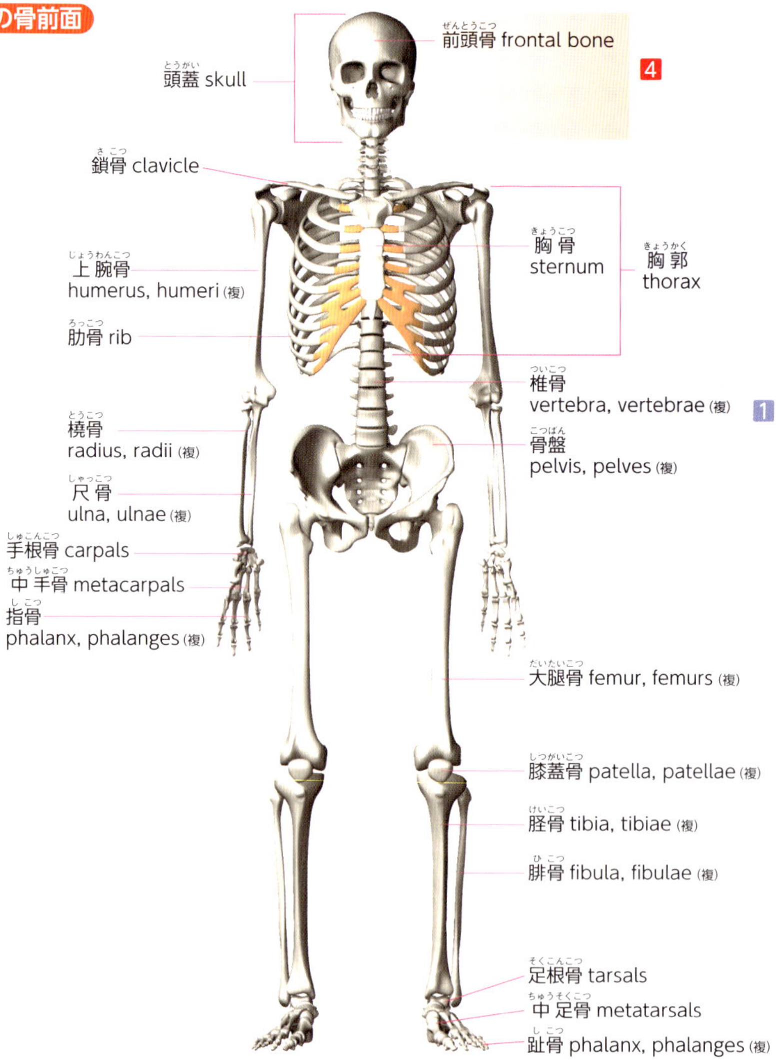

前頭骨 frontal bone
4
頭蓋 skull
鎖骨 clavicle
胸骨 sternum
胸郭 thorax
上腕骨 humerus, humeri (複)
肋骨 rib
椎骨 vertebra, vertebrae (複)
1
橈骨 radius, radii (複)
骨盤 pelvis, pelves (複)
尺骨 ulna, ulnae (複)
手根骨 carpals
中手骨 metacarpals
指骨 phalanx, phalanges (複)
大腿骨 femur, femurs (複)
膝蓋骨 patella, patellae (複)
脛骨 tibia, tibiae (複)
腓骨 fibula, fibulae (複)
足根骨 tarsals
中足骨 metatarsals
趾骨 phalanx, phalanges (複)

全身の骨後面

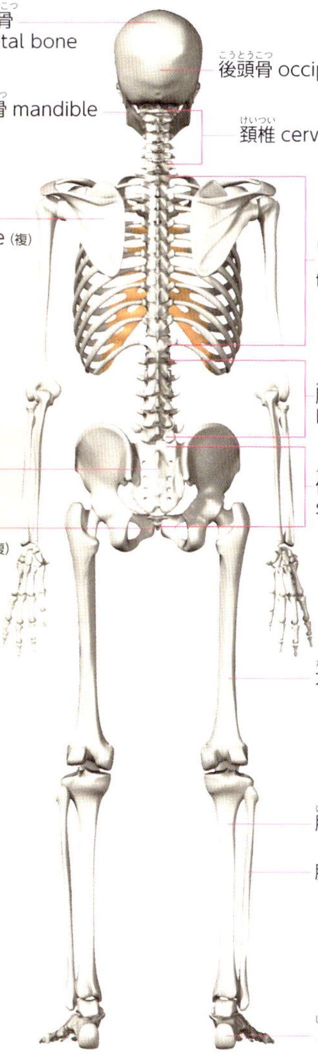
頭頂骨（とうちょうこつ）
parietal bone
後頭骨（こうとうこつ） occipital bone
下顎骨（かがくこつ） mandible
頚椎（けいつい） cervical vertebrae
肩甲骨（けんこうこつ）
scapula, scapulae (複)
胸椎（きょうつい）
thoracic vertebrae
2
脊椎（せきつい）
vertebra
腰椎（ようつい）
lumbar vertebrae
仙骨（せんこつ）
sacrum, sacra (複)
仙椎（せんつい）・尾椎（びつい）
sacral vertebra・caudal vertebra
尾骨（びこつ）
coccyx, coccyges (複)
大腿骨（だいたいこつ） femur, femurs (複)
3
脛骨（けいこつ） tibia, tibiae (複)
腓骨（ひこつ） fibula, fibulae (複)
踵骨（しょうこつ） calcaneus

骨の役割と分類

骨の役割

骨には、大きく分けると以下のような役割があります。

①**身体の支持**：体重を支え、身体の姿勢を保つ。**【例】**脊椎、下肢の骨

②**臓器の保護**：脳や心臓、肺などの臓器を外部の衝撃から守る。**【例】**頭蓋（脳の保護）、脊柱（脊髄の保護）、肋骨（胸部内臓の保護）、骨盤（骨盤内臓の保護）

③**身体を運動させる**：関節を構成、付着する筋肉の収縮によって運動をおこす。**【例】**四肢の骨（肩関節・肘関節・手関節・股関節・膝関節・足関節）

④**カルシウムの貯蔵**：体内のカルシウムの99％は骨に含まれ、血液や細胞内のカルシウムが不足すると骨から溶け出す。

⑤**造血機能**：骨の内部の骨髄のうち赤色骨髄は造血機能をもち、赤血球、白血球、血小板がつくられる。ちなみに、造血機能を停止した骨髄を黄色骨髄という。**【例】**腸骨・胸骨などの扁平骨

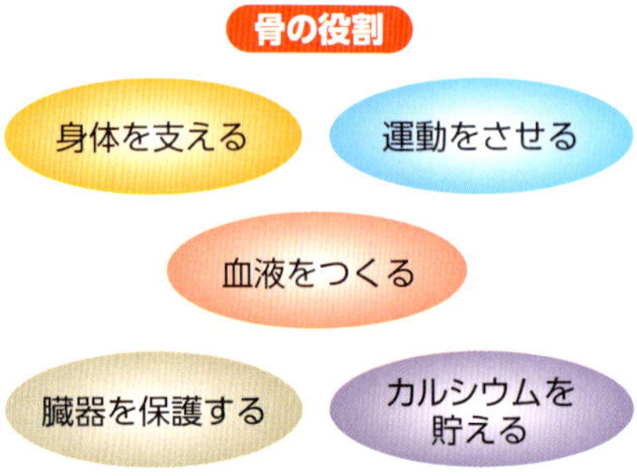
骨の役割
身体を支える
運動をさせる
血液をつくる
臓器を保護する
カルシウムを貯える

骨の形による分類

骨は、その形によって大きく6つのタイプに分類されます。

①**長骨**：縦に長く、両端の骨端は太くなってほかの骨と関節をつくる。骨幹の中は空洞で管状になっているため、「管状骨」とも呼ばれる。上腕骨や大腿骨のように四肢に多い。

②**短骨**：骨の長軸と短軸にあまり差がないブロック状の短い骨で、骨頭や骨幹の区別がつかない。手根骨や足根骨のように、複数の短骨が集まって運動性は乏しいが強く弾性をもつ骨格をつくる。

③**扁平骨**：扁平で、薄い板状の骨。頭蓋冠をつくる前頭骨や頭頂骨のほか、肋骨、胸骨も扁平骨に分類される。

④**不規則骨**：形が不規則で、長骨、短骨、扁平骨に分類されない骨。椎骨や、顔面、頭蓋の多くの骨がある。

⑤**含気骨**：外界と通じ、空気が入る空洞をもつ骨。前頭洞や上顎洞、篩骨洞などの副鼻腔を構成する骨に見られ、これによって骨を軽量化している。

⑥**種子骨**：腱などの中に存在し、その腱が接する骨との摩擦を緩和する。骨化の程度はさまざまで、関節面は関節軟骨におおわれる。手、足に多くみられ、膝蓋骨は最大の種子骨。

形による分類の実例

長骨

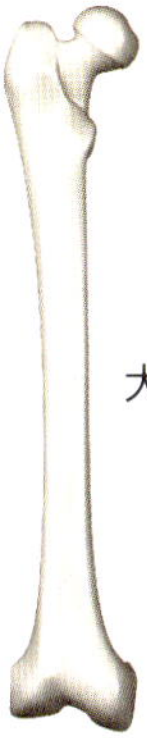

大腿骨

短骨

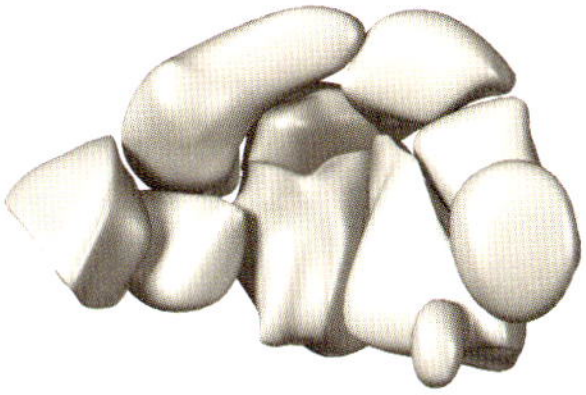

手根骨

扁平骨

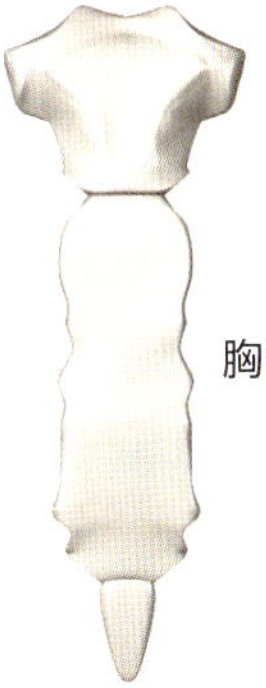

胸骨

不規則骨

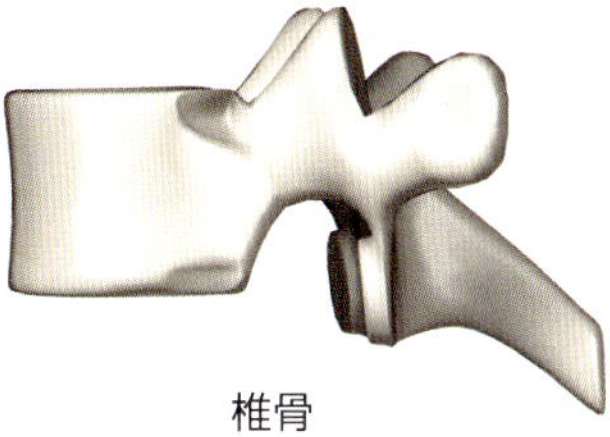

椎骨

含気骨

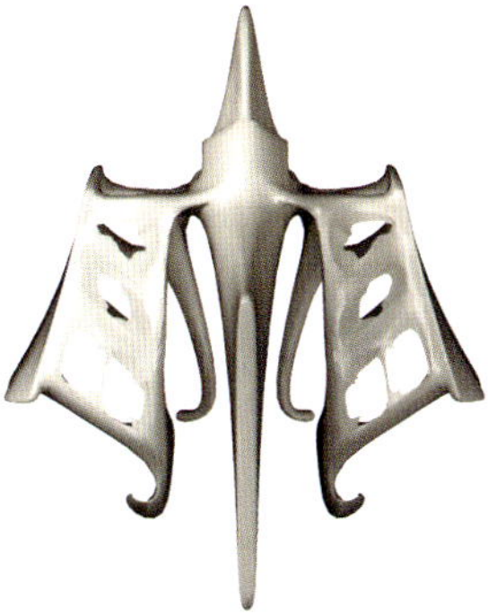

篩骨

種子骨

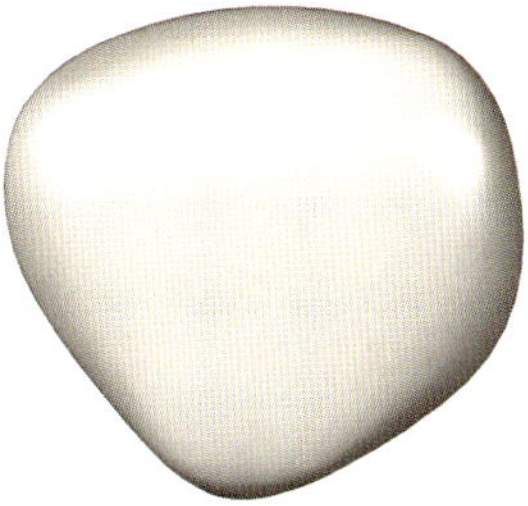

膝蓋骨

骨の部位の名称

部位の名称

骨の部位の名称は、ほとんどが「部位」と「形状」の組み合わせでできており、慣れると名称からおおよその位置や形がわかるようになっています。形状を表す漢字には難解なものも多いので、はじめにその意味と読み方を覚えましょう。

頭（とう）：骨の先端の丸くなった部分。
頚（けい）：骨頭（こっとう）の近くで細くなった部分。
体（たい）：体、または幹（かん）ともいい、長骨（ちょうこつ）の長い中央部分。
底（てい）：太いほうの骨端（こったん）。
尖（せん）：骨の先端が細くなっている部分。
腔（くう）：骨内部、器官の空間。
洞（どう）：骨内部、器官のおおきなくぼみ。
蓋（がい）：空間に蓋（ふた）をするようにおおいかぶさる蓋状の構造。
口（こう）：腔（くう）への入口。
孔（こう）：表面から内部へ向かう、もしくは貫通する孔（あな）。おもに血管や神経の通路となる。
窩（か）：表面の浅いくぼみ。
包（ほう）：空間や器官をおおい、包み込む構造物。
鞘（しょう）：（腱などの）ひも状のものを包む構造。
突起（とっき）：突き出した部分。
切痕（せっこん）：えぐったような切れ込み部分。
弓（きゅう）：弓のような形に弯曲した部分。
梁（りょう）：建物の梁（はり）のように力を分散して支える部分。
稜（りょう）：表面が山の稜線（りょうせん）のように盛り上がった部分。
棘（きょく）：トゲのように尖った部分。
顆（か）：骨が丸く盛り上がった部分。
結節（けっせつ）：骨の表面がこぶ状に盛り上がった部分。
粗面（そめん）：骨の粗（あら）いざらざらした表面。
溝（こう）：顆（か）や稜（りょう）などの盛り上がった部分の間にある溝。血管や神経が接することが多い。

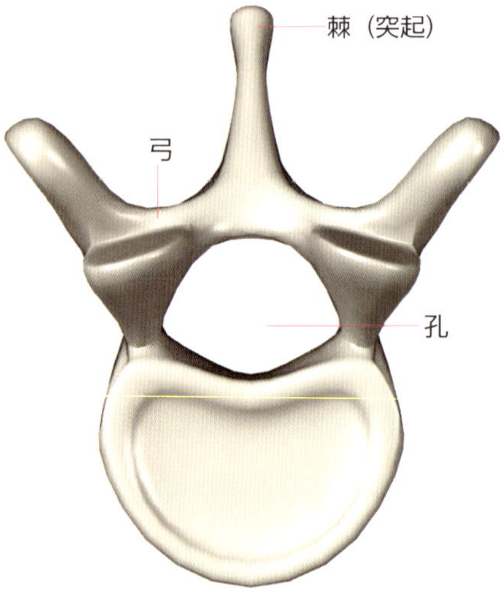

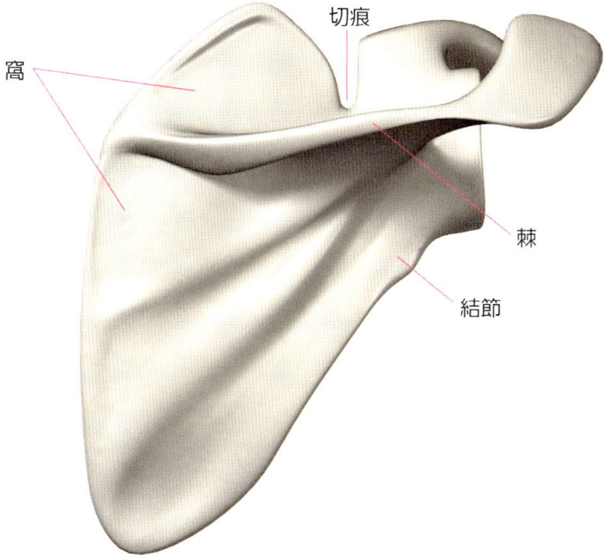

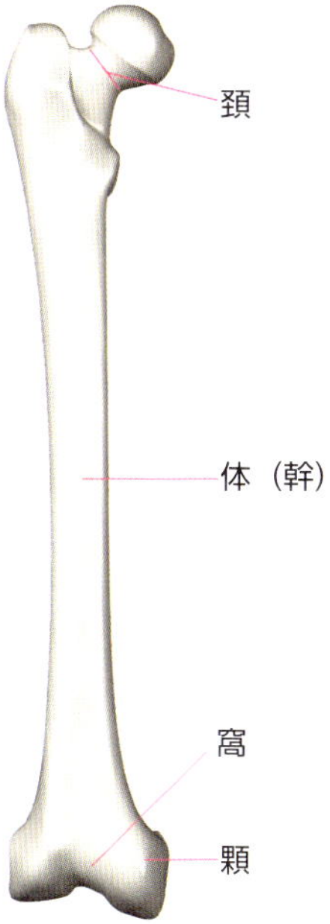

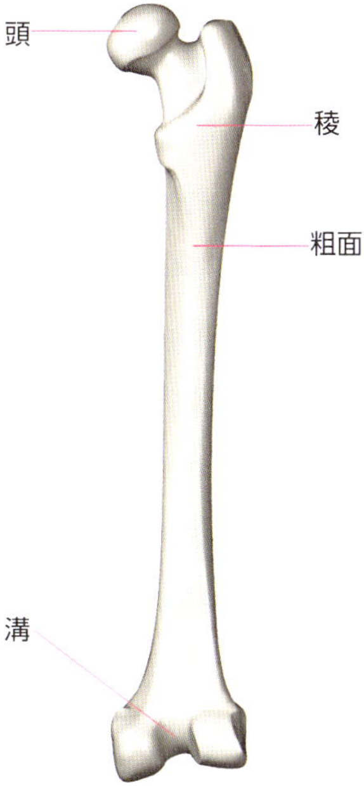

＊上記骨に記されていない部位、名称は各骨の構造部分にそれぞれ記していますのでご参照ください。

骨の構造

骨の基本構造

骨は、骨膜、骨質、骨髄、軟骨質などの組織で構成され、軟骨質以外の組織には血管や神経が存在します。骨表面には1～数個の栄養孔と呼ばれる血管の通路があり、栄養孔につづくトンネル状の栄養管は、骨髄で満たされた髄腔につながります。

骨膜

骨膜は、関節軟骨と筋の付着部をのぞいた骨の表面をおおう薄い層で、主成分であるコラーゲン線維が集まって膜状になったものです。シャーピー線維と呼ばれる結合組織線維によって骨質と密接に結合し、多数の血管や感覚神経が見られます。骨の保護や骨の太さの成長・再生をにない、深層には骨組織をつくる骨芽細胞があります。骨の成長が止まると骨膜は薄くなりますが、成人後も骨折などで骨が損傷を受けると再び造骨機能を取り戻し、骨質の再生を行います。

骨質

骨質は、表層の緻密質と内部の海綿質に分かれますが、それぞれの骨内の比率は骨の部位によって異なります。

①**緻密質**：緻密質は、骨層板と呼ばれる薄い層が重なり合い、硬い骨質の表層を形成している。骨層板は、膠原線維が同方向に走る板状の組織で、隣り合う板同士の配列方向が異なることで、高い強度を誇る。血管やリンパ管、神経線維が通るハバース管を中心に、骨層板(ハバース層板)が同心円の層状に取り囲んだ円柱状のものを「骨単位(オステオン、またはハバース系)」という。この骨単位と骨単位の間を埋める骨層板は、介在骨板と呼ばれる。また、ハバース管は、骨単位の間を横に走るフォルクマン管と連絡して、骨表面や髄腔、ほかのハバース管とつながります。

②**海綿質**：海綿質は、骨の内部や骨端部に多く、線維が細かくほぐれたような骨梁によってたくさんの空洞をもつ骨組織。骨梁は、圧やねじれ、屈曲など、外力の加わる方向に並び、力を分散して骨の強度を高め、緻密質だけでは重くなりすぎる骨の軽量化とともに、骨をより柔軟にしている。骨梁によってできる空洞には骨髄が入り、骨髄腔と呼ばれます。

骨髄

骨髄は、随腔と呼ばれる骨幹の中や海綿質の隙間を満たしている細胞組織で、造血機能をもつ赤色骨髄と造血機能を失った黄色骨髄に大別されます。

①**赤色骨髄**：赤色骨髄では、赤血球、顆粒白血球、血小板がつくられ、豊

富な赤血球によって赤色に見える。生後一年くらいは全身の骨に造血作用があり、すべての骨髄が赤色骨髄だが、成長とともに四肢の骨の造血機能は失われていく。成人では、ほとんどの赤色骨髄が体躯(たいく)の骨に集まり、特に腸骨(ちょうこつ)と胸骨(きょうこつ)に集中している。

②**黄色骨髄(おうしょくこつずい)**：黄色骨髄は、骨髄が造血機能を失い、脂肪細胞が増えたために黄色く見える骨髄。成人では、約半分の骨髄が黄色骨髄となります。

軟骨質

①**関節軟骨(かんせつなんこつ)**：関節軟骨は、その名の通り骨と骨が接する関節部の表面をおおう軟骨で、関節の動きをなめらかにするとともに、関節にかかる圧力を和らげるクッションの働きをします。

②**骨端軟骨(こつたんなんこつ)**：成長中の骨の骨幹(こつかん)と骨端(こつたん)の間にある軟骨は骨端軟骨で、骨端部成長板、骨端板ともいう。成長期では、骨端軟骨が成長することで骨の長軸が伸びるが、骨幹のほうから次第に変性して骨化が終了すると、骨の成長は止まる。

関節軟骨と骨端軟骨は、ともに電解質の水分を70%も含む半透明でゲル状の硝子軟骨(しょうしなんこつ)によって構成されている。

骨の構造

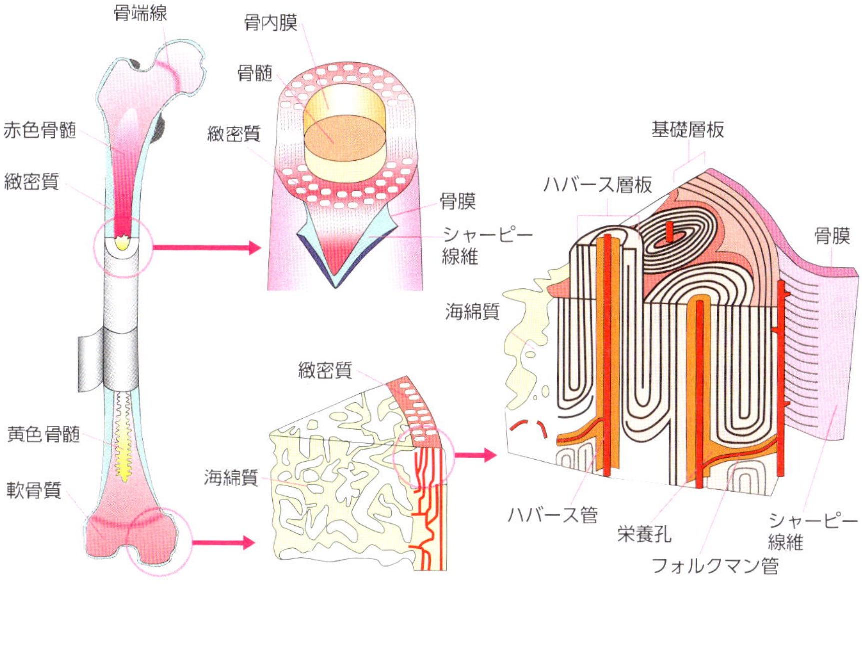
骨端線
赤色骨髄
緻密質
黄色骨髄
軟骨質
骨内膜
骨髄
緻密質
骨膜
シャーピー線維
海綿質
緻密質
海綿質
基礎層板
ハバース層板
骨膜
ハバース管
栄養孔
フォルクマン管
シャーピー線維

骨の発生から成長

骨の発生

骨の発生には軟骨性骨発生と膜性骨発生という2つのシステムがあり、骨によって発生や成長のスピードは異なります。人間の骨は、胎生7週目ごろから骨格化を始めますが、出生時にはまだ完成しておらず、おおよそ女性で15～16歳、男性は17～18歳ごろに骨格が完成するといわれています。

軟骨性骨発生

軟骨性骨発生は、硝子軟骨の中に生じた骨化点が、次第に周囲に及んで軟骨が骨に置換される発生法です。「置換骨」、「軟骨性骨」と呼ばれ、ほとんどの骨はこの方法で発生します。

軟骨性骨発生ではまず、硝子軟骨が発生して骨の原型を形成し、そこへ骨芽細胞が骨基質を分泌して軟骨組織を骨組織に置き換えます。こうして骨化が始まる部分を「骨化点」といい、骨幹部に生じた骨化点は「一次骨化点」と呼ばれます。やがて骨端の軟骨内にも骨化点が現れ（二次骨化点）、骨化が進みます。それぞれの骨化点から骨化して、はさまれた部分に残った軟骨を骨端軟骨といい、これが再び骨化して成長を続けます。骨端軟骨が骨に変わる境目の部分を骨端線といい、骨端線がなくなると骨の成長は止まります。

膜性骨発生

膜性骨発生は、骨の発生する部位の間葉という原始的な結合組織の細胞が骨芽細胞に分化して、直接骨化が起こるもので、「付加骨」、「結合組織性骨」とも呼ばれます。板状の頭蓋骨や鎖骨などがこの方法でつくられます。

骨の成長

骨の成長は、骨端部の軟骨（骨端軟骨）と骨膜で行われます。骨端軟骨の増殖によって長さを伸ばしながら、その中に生じた骨芽細胞が軟骨組織を骨化することで長軸方向へ成長します。骨端軟骨は、成長期を過ぎ骨の成長が止まるまで維持されるため、成長板とも呼ばれます。一方、骨の太さの成長は、骨膜が担います。骨膜から骨芽細胞が出て骨膜内面に骨質をつくり、骨の表面に骨質を新たに付加することによって太くなります。

また、頭や顔のように膜性骨発生の扁平骨では、骨芽細胞のはたらきによって直接新たな骨がつくられ、成長していきます。

骨の破壊と再生

私たちの体内では、骨も皮膚と同じように新陳代謝を行い、絶えず破壊と再生を繰り返しています。これらは破骨細胞と骨芽細胞によって行われ、骨の破壊は「骨吸収」、再生は「骨形成」と呼ばれます。破骨細胞はもともと血液細胞の一種で、古くなった骨を酸や酵素で溶かして血液とともに運び出します。それが終わると骨芽細胞が現れてコラーゲンをつくり出し、血液から運ばれてきたカルシウムが沈着して新しい骨をつくっていきます。こうして、約5〜7年で身体中の骨がつくりかえられるといわれています。

骨粗しょう症

骨粗しょう症は、骨の中がスカスカの状態になりもろくなる病気で、わずかな衝撃でも骨折をしやすくなります。

古い骨を溶かし、壊していく骨吸収と新しい骨をつくる骨形成のバランスの崩れ方によって高回転型と低回転型の２つのタイプに分かれます。健康な人はこのバランスが良く骨の新陳代謝が行われるのです。

軟骨性骨発生の成長過程

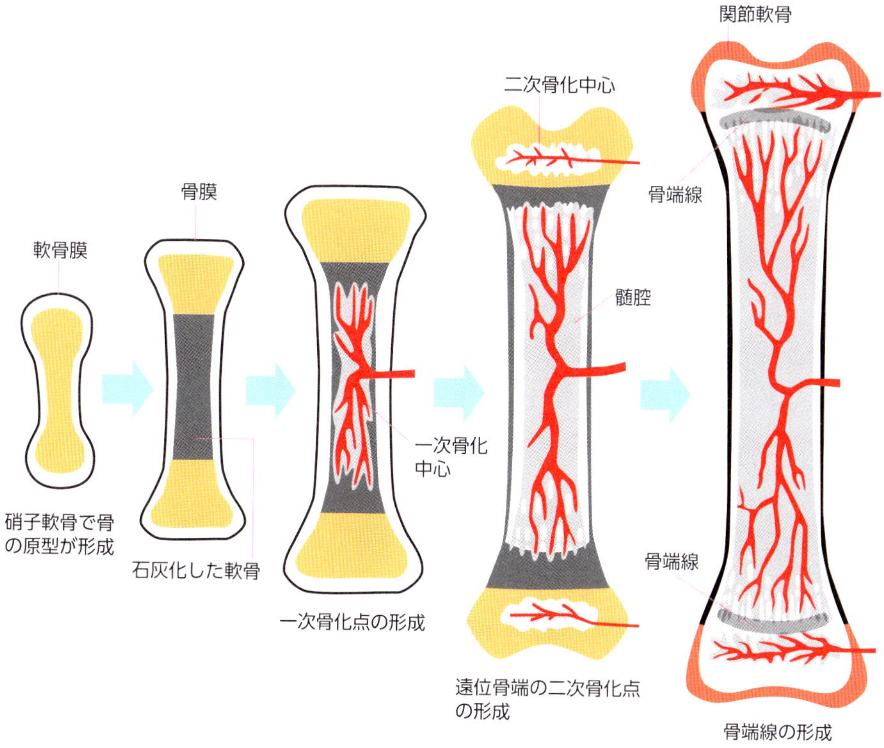
軟骨膜
硝子軟骨で骨の原型が形成
骨膜
石灰化した軟骨
一次骨化中心
一次骨化点の形成
二次骨化中心
髄腔
遠位骨端の二次骨化点の形成
関節軟骨
骨端線
骨端線
骨端線の形成

骨の連結

隣接する2つ、あるいは数個の骨同士は、連結して関節をつくります。骨の連結部である関節は、大きく分けて骨の動く可動性連結（可動関節）と、ほとんど動きがない不可動性連結（不動関節）に分けられます。

可動性連結

可動性連結は、連結する骨の間に隙間があり、屈曲・伸展、回旋などの運動ができる構造をもった連結のことです。可動性連結では、連結する2つの骨は関節面で向き合います。関節面は一方が凸面、もう一方が凹面となっており、凸部分の関節頭が凹面の関節窩にはまって関節を形成します。全体は関節軟骨という薄い軟骨層でおおわれ、関節包となっています。関節包内の隙間は関節腔といい、関節腔内はヒアルロン酸などを含む粘稠性の滑液で満たされています。このため、可動性連結は「滑膜性関節」とも呼ばれます。

また、関節面が凸凹ではなく不完全な関節では、向かい合う骨の間に半月状の線維軟骨（関節半月）があり、関節の適合性を高めていることもあります。膝関節の半月板は、この関節半月が発達して円盤状となったものです。

一般的に「関節」という場合、狭義ではこの可動性連結のことを指し、不可動性連結は含まれません。

不可動性連結

不動性連結は、まったく、あるいはほとんど可動性がない連結のことをいい、大きく3つのタイプに分かれます。

①**線維性連結**：骨と骨との間は膠原線維や弾性線維などの結合組織で満たされ、隙間がなくほとんど可動性がない連結。線維性連結はさらに以下の3種類に分かれる。

縫合　おもに頭蓋冠や顔面骨に見られ、わずかな結合組織により結合する。この結合組織が骨化すると「骨結合」となる。

釘植　上顎骨・下顎骨に見られる歯根と歯槽の結合。釘を打ったように歯が埋まっている。

靱帯結合　前腕や下腿骨などに見られる2つの骨の間を靱帯または膜性結合組織によって結合されるもの。

②**軟骨性連結**：骨と骨の間に軟骨をはさむ軟骨性の連結。

線維軟骨結合　恥骨結合などのように、繊維軟骨によって連結され、わずかな可動性をもつ連結。「半関節」とも呼ばれる。

硝子軟骨結合　硝子軟骨によって連結される結合。「軟骨結合」とも。

③**骨結合**：線維や軟骨が骨化してつながったものをいい、前頭骨、寛骨、仙骨などに見られる。

骨の連結の例

可動性連結

膝関節

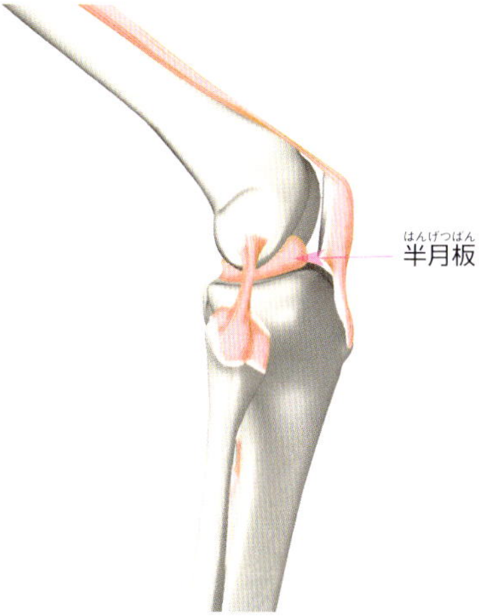
半月板

股関節

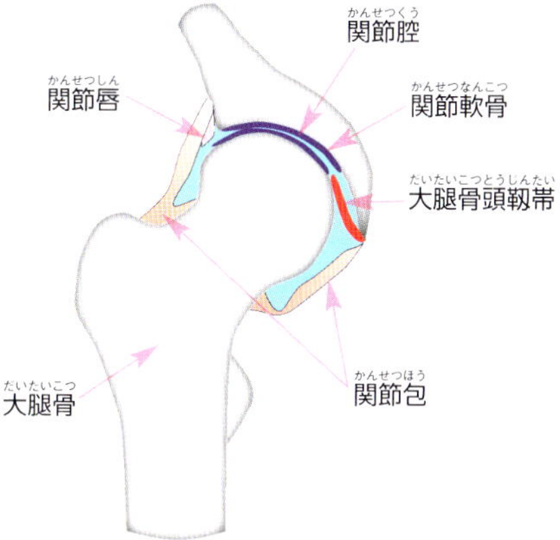
関節腔
関節唇
関節軟骨
大腿骨頭靱帯
大腿骨
関節包

不可動性連結

頭蓋の縫合

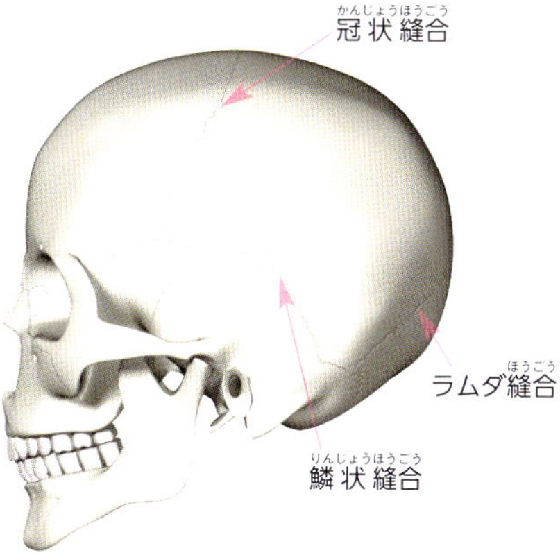
冠状縫合
ラムダ縫合
鱗状縫合

橈骨と尺骨の間の骨間膜

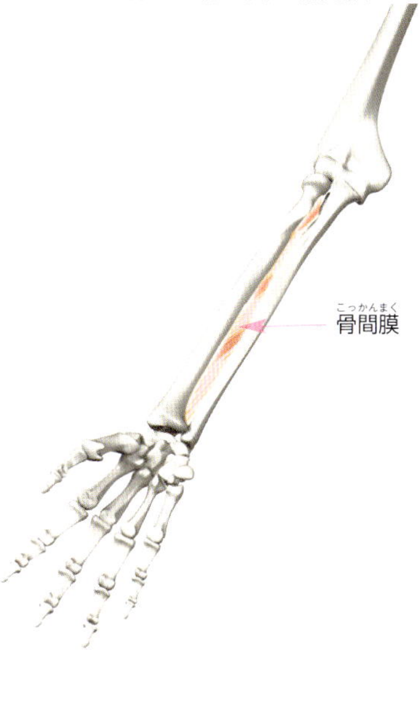
骨間膜

全身の関節

私たちの身体にある関節の数は、一説には全身で約350個ともいわれ、特に複雑な動きをする手足には約6割の関節が集中しています。これらの関節のうち、運動可能な可動性関節は、「骨の数」「運動軸」「形」などによって分類されます。

数による分類

ひとつの関節に関わる骨の数によって、大きく2種類に分かれます。

①**単関節**：肩関節や股関節、各指節間の関節など、2つの骨で構成される最も一般的な関節。

②**複関節**：肘関節や膝関節、橈骨手根関節など、3つ以上の骨で構成される関節。

運動軸による分類

屈伸や前後運動のように、関節ができる動きの軸の数による分類は、以下の3種類に分かれます。

①**1軸性関節（単軸性関節）**：屈伸、前後屈などのように、いずれか1軸のみを中心に動く関節。各指節間の関節、上下橈尺関節、腕尺関節など。

②**2軸性関節**：前後と側方への屈伸というように、2軸を中心に動く関節。環椎後頭関節、橈骨手根関節、第1中指節関節など。

③**多軸性関節**：前後屈、側屈に加えて回旋も行うなど、3軸以上を中心に動く関節。肩関節、股関節。

形による分類

関節頭と関節窩の形による分類では、大きく以下の6種類に分かれます。

①**蝶番関節**：円柱状の関節頭が蝶番のように円柱軸を中心に回る1軸性の関節。運動方向が骨の長軸と直角ではなく螺旋状に描かれる「螺旋関節」は、蝶番関節の変形のひとつ。

②**車軸関節**：一方の関節面が他方の関節面に対して車軸のように回転する1軸性関節。

③**楕円関節**：関節頭と関節窩が楕円の球状（またはその一部）で、回旋はしない2軸性関節。関節頭が球面でなく、関節が浅いものを「顆状関節」と呼ぶ。顆状関節は靱帯などで運動が制限されているため、1方向か2方向の運動に限られる。

④**鞍関節**：関節頭と関節窩は鞍のような双曲面で相対し、関節窩が浅く、運動は靱帯により1方向か2方向に制限される。

⑤**球（臼）関節**：関節頭が球状で関節窩が浅く、可動範囲が大きい多軸性関節。

⑥**平面関節**：関節面が平面をなすもの。可動範囲の少ない半関節も平面関節の一種となる。

形状による関節の分類

蝶番関節

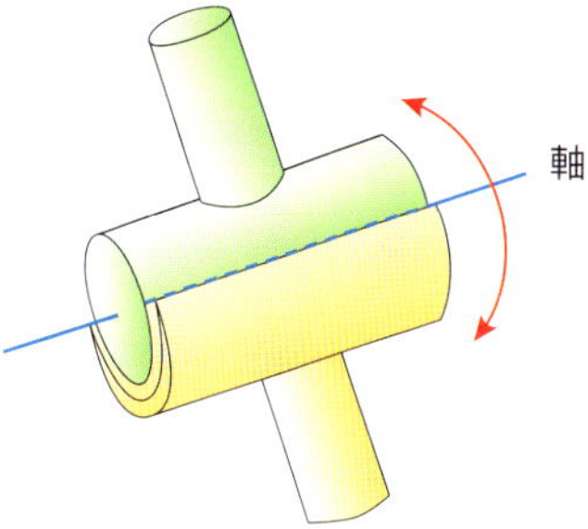

腕尺関節・指節間関節

車軸関節

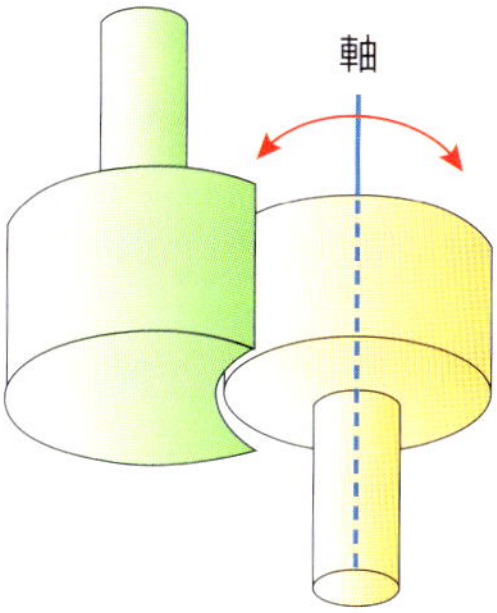

上下橈尺関節・正中環軸関節

楕円関節

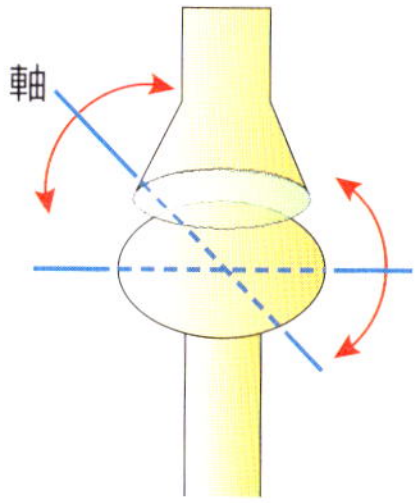

楕円関節

橈骨手根関節
環椎後頭関節

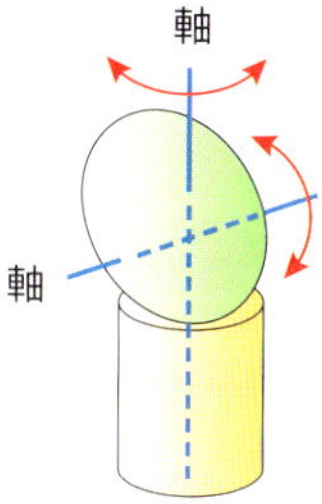

顆状関節

膝関節
顎関節
距骨下関節

鞍関節

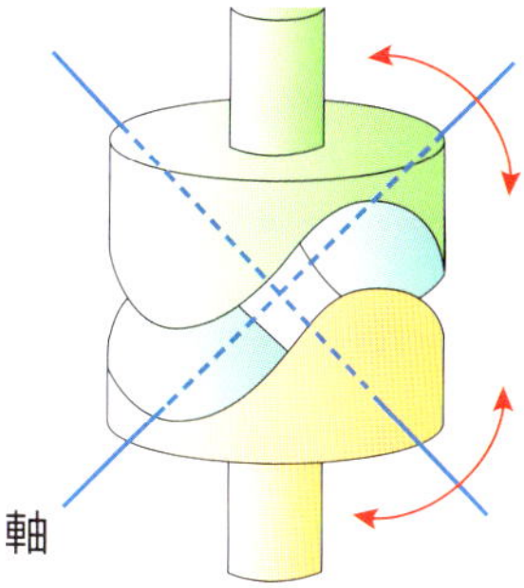

胸鎖関節・母指手根中手関節

球(臼)関節

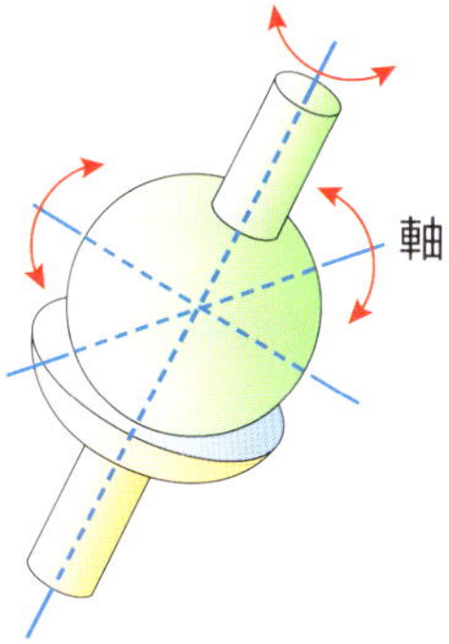

球関節：肩関節　　臼関節：股関節

平面関節

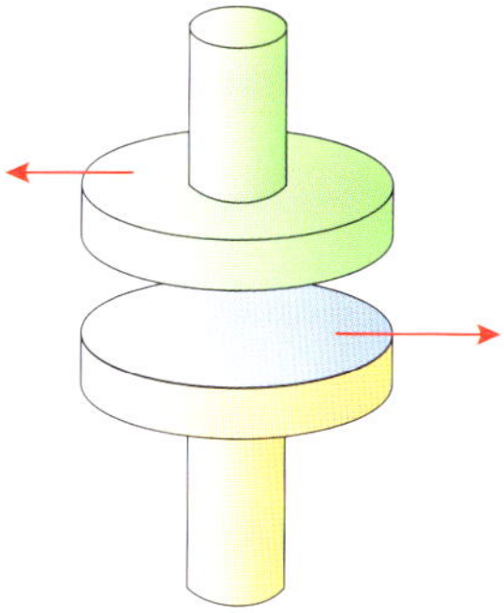

椎間関節・肩鎖関節

関節運動の方向

関節の運動には、関節の動く方向によって名前がつけられています。これらは､「腕を伸ばす」「膝を曲げる」などの日常的な表現とは異なり、一定のルールにもとづいてつけられた専門用語で、世界共通の概念です。

屈曲：関節を伸ばした状態（0度）から、関節を中心に一方の骨を回転させて骨同士の角度を小さくする運動（0度〜180度）。

伸展：屈曲した状態から、関節を伸ばして骨同士を0度に近づける運動。

挙上：肩甲骨が挙がること。

下制：肩甲骨が下がること。

外転：前額面で、四肢を体側または体の中心線から離す運動。

内転：前額面で、四肢を体側または体の中心線に近づける運動。

外旋：水平面で中心軸が外方へ回す運動。

内旋：水平面で中心軸が内方へ回す運動。

回外：肘を曲げて手のひらを上方に向ける前腕の運動。

回内：肘を曲げて手のひらを下方に向ける前腕の運動。

回旋：特別な表現で屈曲・伸展・外転・内転・外旋・内旋が組み合わさって行われる回転運動。

運動の例

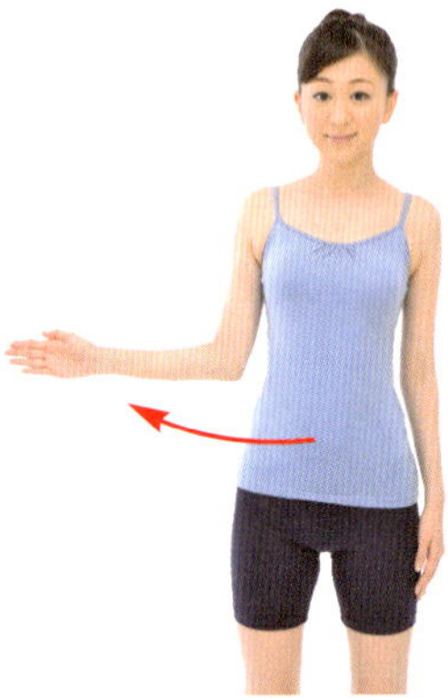

▲肩関節の外旋

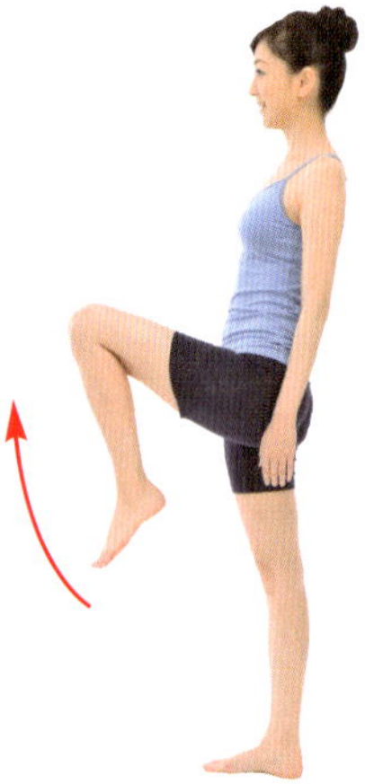

▲股関節の屈曲

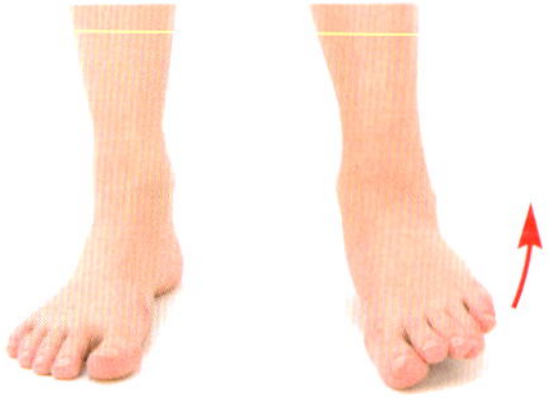

▲足関節の回内

＊各章の関節の運動をご参照ください

解剖学における表現

解剖学における方向の表現は解剖学的正位にもとづいて定められています。日常の表現と食い違うことがあるので注意しましょう

人体の断面を表わす３つの面の名称

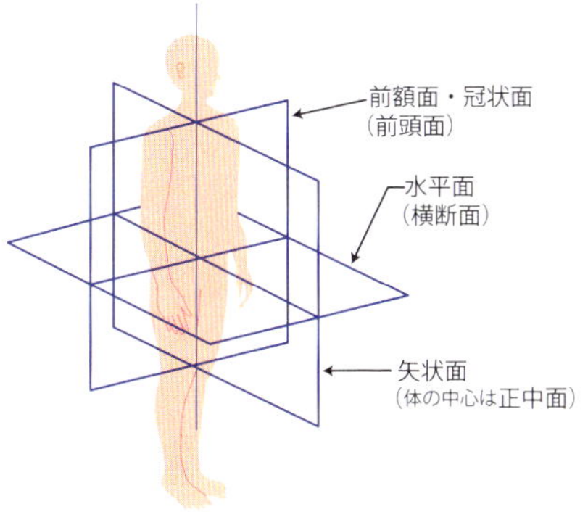
前額面・冠状面
（前頭面）
水平面
（横断面）
矢状面
（体の中心は正中面）

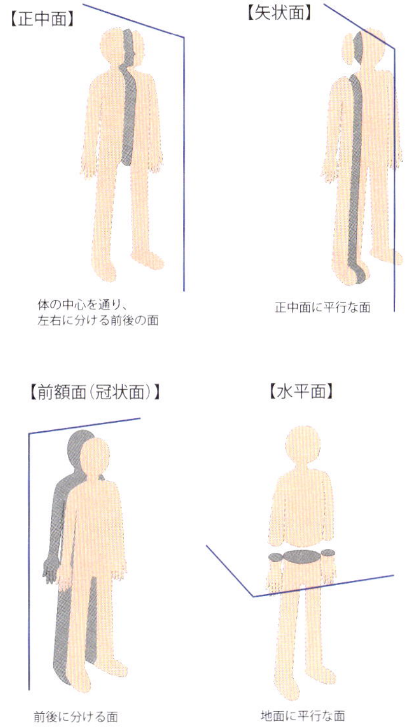
【正中面】
体の中心を通り、
左右に分ける前後の面
【矢状面】
正中面に平行な面
【前額面（冠状面）】
前後に分ける面
【水平面】
地面に平行な面

体の方向性を表わす名称

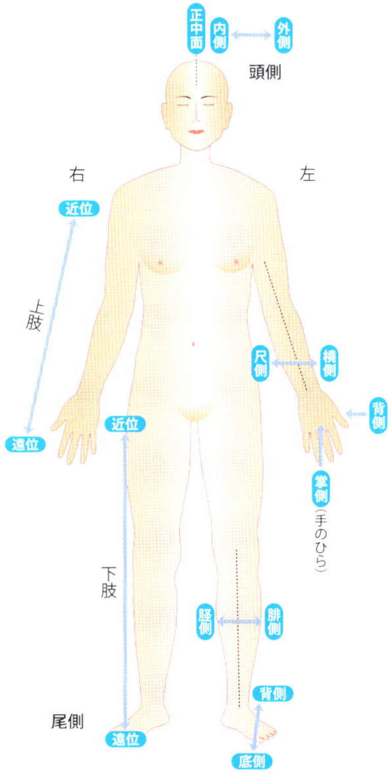
正中面
内側
外側
頭側
右
左
近位
上肢
遠位
尺側
橈側
背側
掌側
（手のひら）
近位
下肢
脛側
腓側
背側
尾側
遠位
底側

■ 解剖学的正位（基本姿勢）

手掌（しゅしょう）（手のひら）を正面（顔の向いている方）に向けて下肢を少し開き、まっすぐ立った姿勢。つま先は前方を向いている

ＡＰ調整法における表現

ＡＰ調整法の詳細は168ページに掲載しています。

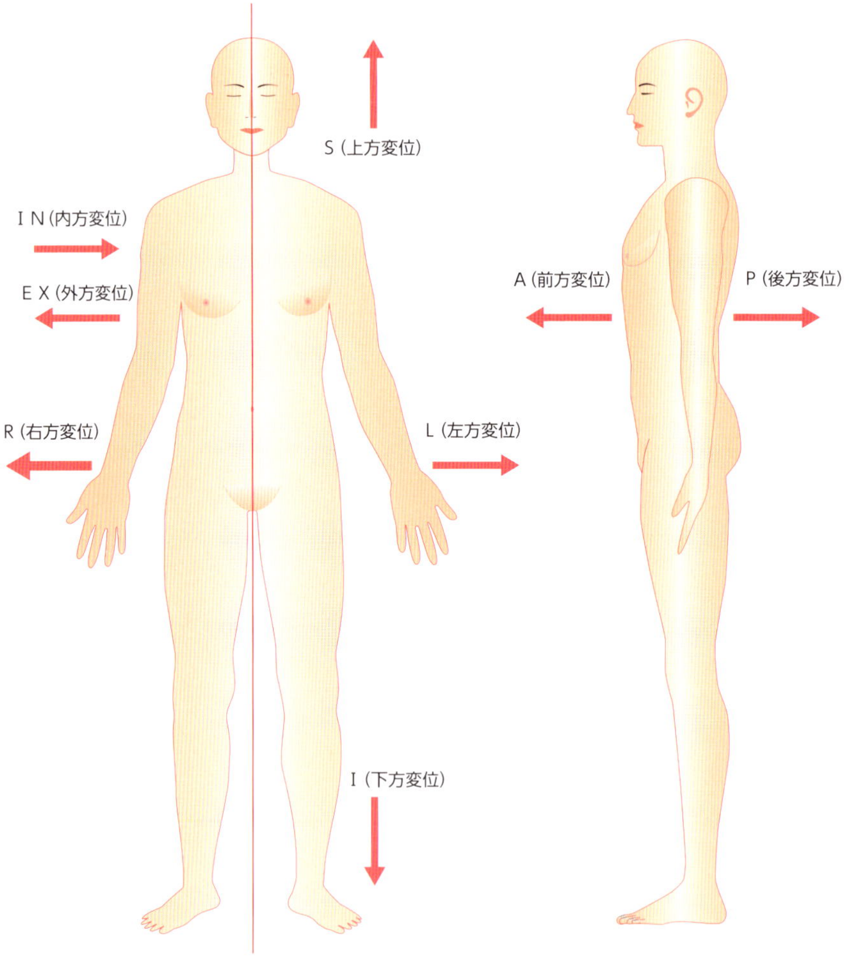

S（上方変位）
I N（内方変位）
E X（外方変位）
R（右方変位）
L（左方変位）
I（下方変位）
A（前方変位）
P（後方変位）

記号	英　語	日本語	記号	英　語	日本語
I N	Internal	内方	E X	External	外方
R	Right	右方	L	Left	左方
S	Superrior	上方	I	Inferior	下方
A	Anterior	前方	P	Posterior	後方
A S	Anterior Superrior	前上方	A I	Anterior Inferior	前下方
P S	Posterior Superrior	後上方	P I	Posterior Inferior	後下方

Part 2

上肢の骨と関節

上肢の骨と関節

Upper limb & Joint

上肢の構造

上肢の骨は上肢帯と自由上肢に分けられる。上肢帯とは、上腕骨以下の自由上肢骨を体幹の骨に結びつける帯の役目をする骨の総称で、肩甲骨と鎖骨からなっている。自由上肢とは上腕骨、前腕の橈骨、尺骨から手の指先までをいう。

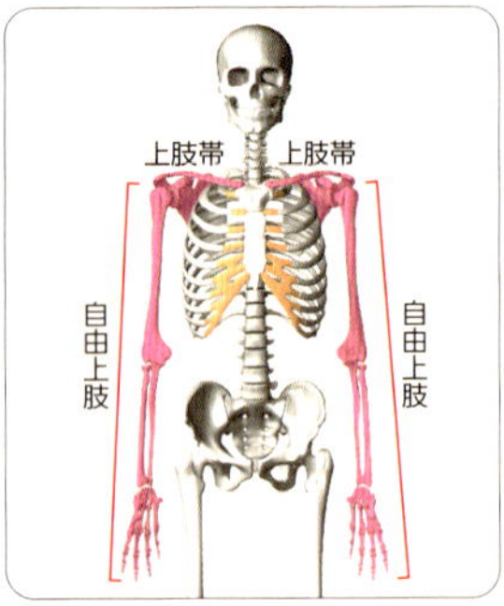

上肢帯・自由上肢

上肢前面(右)

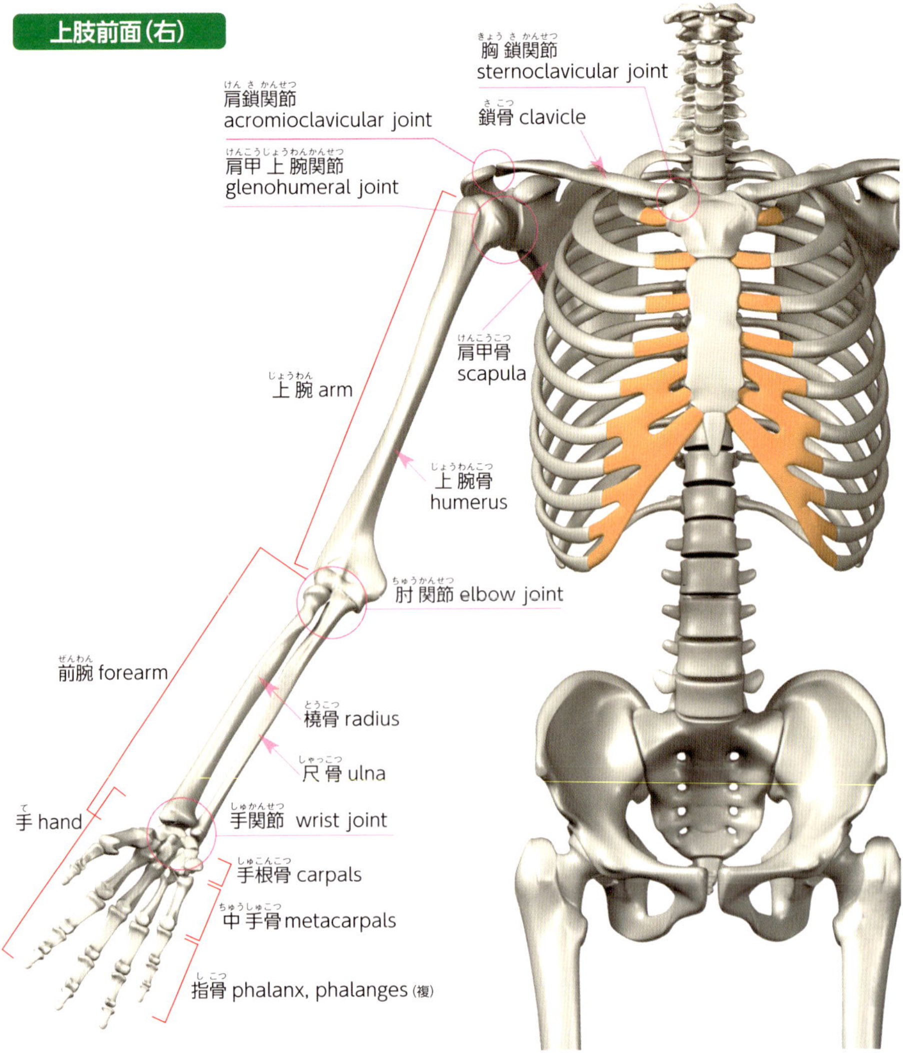
胸鎖関節 sternoclavicular joint
肩鎖関節 acromioclavicular joint
鎖骨 clavicle
肩甲上腕関節 glenohumeral joint
上腕 arm
肩甲骨 scapula
上腕骨 humerus
肘関節 elbow joint
前腕 forearm
橈骨 radius
尺骨 ulna
手 hand
手関節 wrist joint
手根骨 carpals
中手骨 metacarpals
指骨 phalanx, phalanges (複)

上肢後面（右）

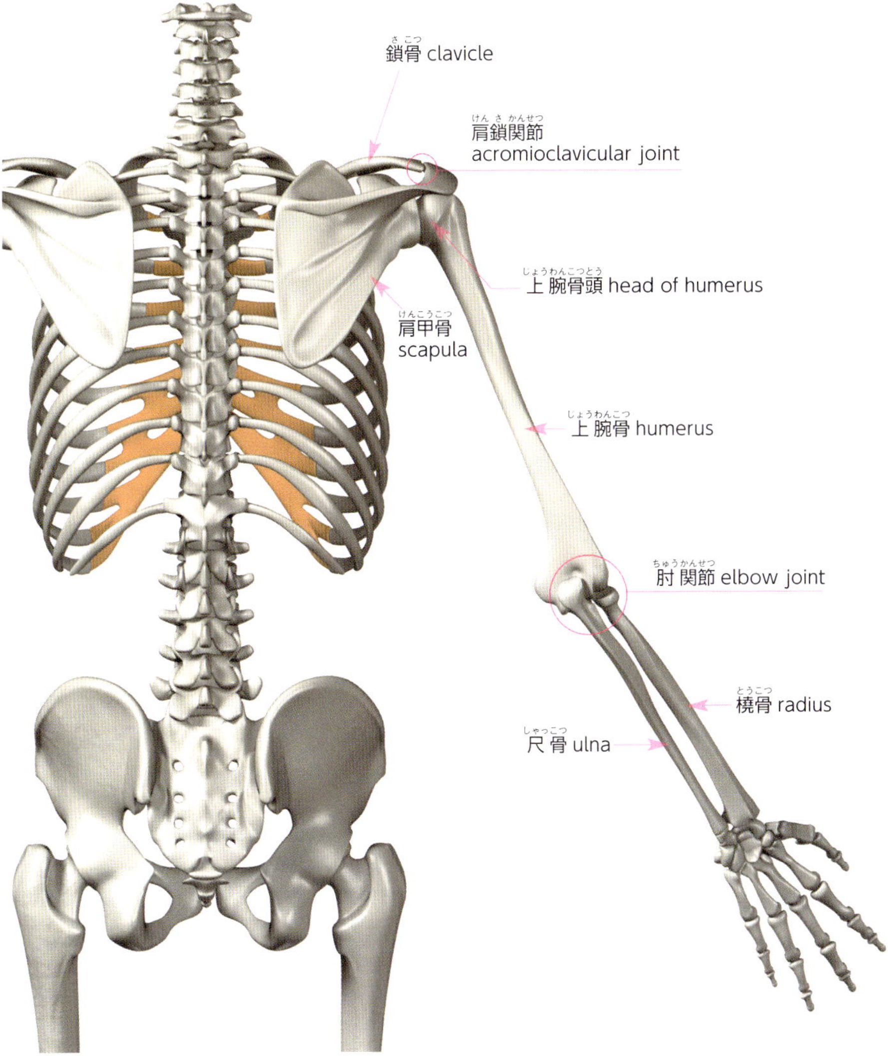

鎖骨 clavicle
肩鎖関節
acromioclavicular joint
上腕骨頭 head of humerus
肩甲骨
scapula
上腕骨 humerus
肘関節 elbow joint
橈骨 radius
尺骨 ulna

上肢上面(右)

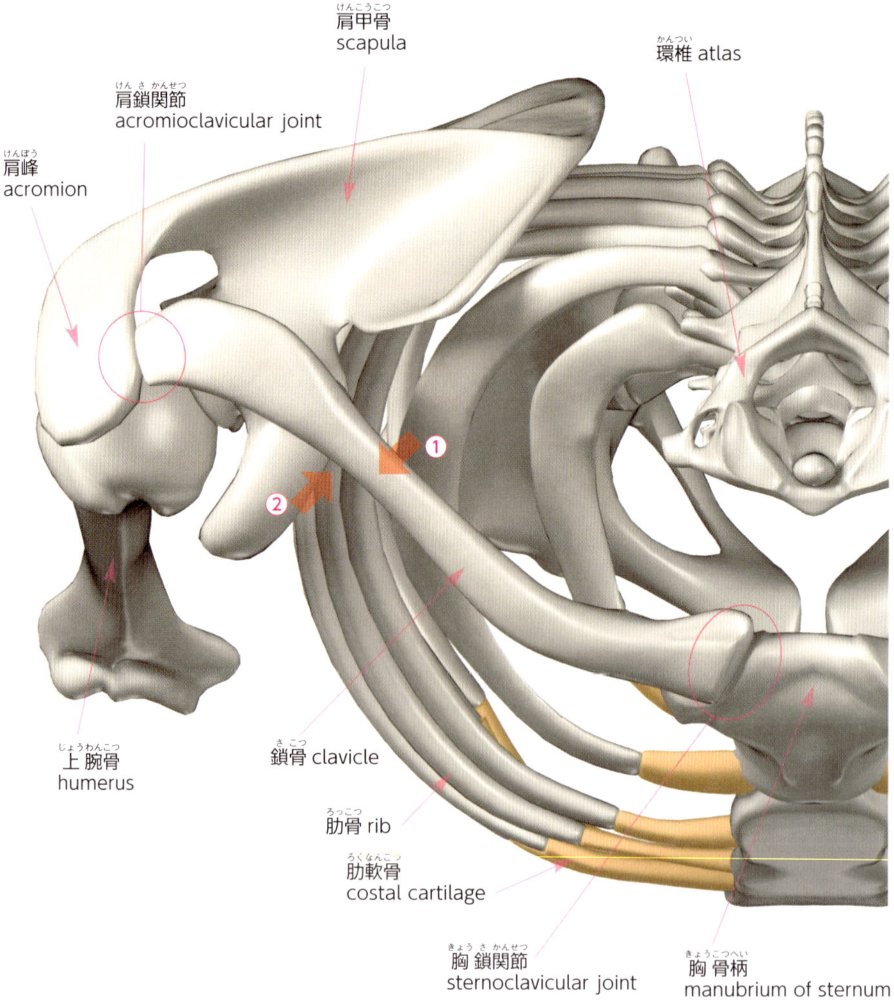

肩甲骨(けんこうこつ)
scapula
環椎(かんつい) atlas
肩鎖関節(けんさかんせつ)
acromioclavicular joint
肩峰(けんぽう)
acromion
1
2
上腕骨(じょうわんこつ)
humerus
鎖骨(さこつ) clavicle
肋骨(ろっこつ) rib
肋軟骨(ろくなんこつ)
costal cartilage
胸鎖関節(きょうさかんせつ)
sternoclavicular joint
胸骨柄(きょうこつへい)
manubrium of sternum

鎖骨

Clavicle

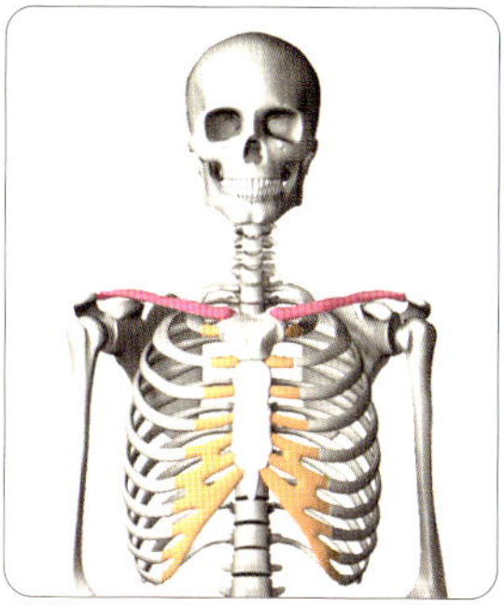
鎖骨

鎖骨の構造

胸郭の上方前面でほぼ水平に位置し、ゆるやかなS状を描く左右一対の骨。肩甲骨とともに上肢帯を構成して、上肢を体幹につなぐ役割をしている。外側3分の1は太く扁平で、内側3分の2は細くて丸みのある三角柱。鎖骨内部は海綿質で外側の3分の1の部位は骨折しやすい。ここは外側部と内側部の2骨化点に接する部分で外力に弱いと考えられる。

①鎖骨上面(右)

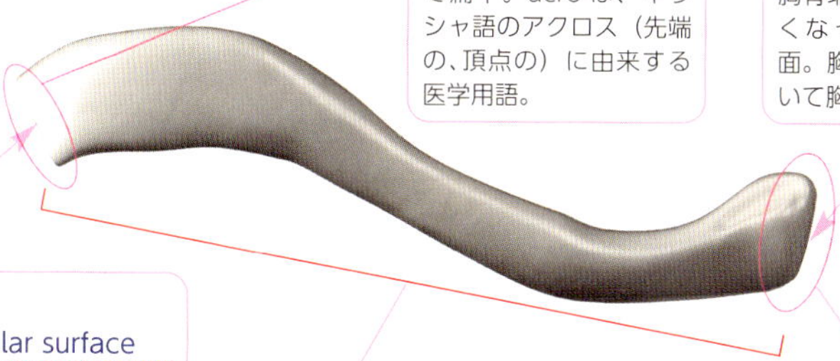

肩峰端 acromial end
肩甲骨に接する外側の端で扁平。acro-は、ギリシャ語のアクロス（先端の、頂点の）に由来する医学用語。

胸骨関節面 sternal articular surface
胸骨端の端にある先が丸くなった楕円形の関節面。胸骨の鎖骨切痕について胸鎖関節をつくる。

肩峰関節面 acromial articular surface
肩峰端の端にある先が平らになった楕円形の関節面。肩甲骨の肩峰について肩鎖関節をつくる。上部には鎖骨間靱帯がつき、上縁から胸鎖乳突筋の一部が起こる。

鎖骨体 body (shaft) of clavicle
鎖骨の中央部分。

胸骨端 sternal end
胸骨に接する内側の端。

②鎖骨下面(右)

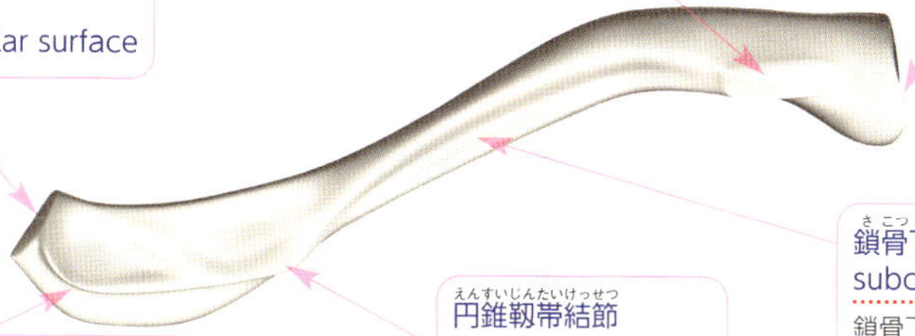

肋鎖靱帯圧痕 impression for costoclavicular ligament
胸骨端の下側にある、浅く陥没した粗い面。

胸骨関節面 sternal articular surface

肩峰関節面 acromial articular surface

鎖骨下筋溝 subclavian groove
鎖骨下筋の停止部位がくぼんで溝の形になった部分。

菱形靱帯線 trapezoid line
肩峰端の下側にある、線状の粗い面。菱形靱帯がつく。

円錐靱帯結節 conoid tubercle
肩峰端の下側にあって、盛り上がった部分。円錐靱帯がつく。

肩甲骨

Scapula

肩甲骨の構造

左右の肩の背中側にある、一対の三角形の偏平な骨。いくつかの突起があり、上腕骨頭との間に肩甲上腕関節（肩関節）、鎖骨との間に肩鎖関節を構成する。

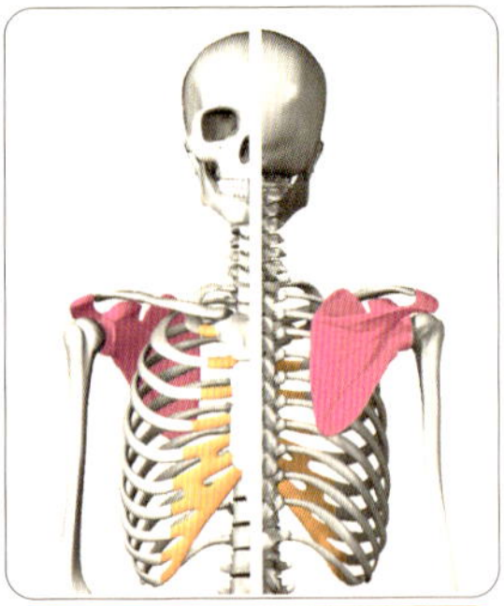

肩甲骨

肩甲骨背面（右）

上角 superior angle
肩甲骨の３つの角のうち内側上方の角。肩甲挙筋がつく。

上縁 superior border
上角から外下方に向かって傾く縁。

肩甲切痕 suprascapular notch
上縁から続く前方に突き出した烏口突起の内側にある切れ込み。

肩峰 acromion
肩甲棘外側端にある扁平な突起。肩関節をおおうように関節窩よりも外側に突出する。肩甲棘から肩峰にかけて僧帽筋がつき、三角筋が起始する。

棘上窩 supraspinous fossa
肩甲棘上方の小さなくぼみ。棘上筋が起始する。

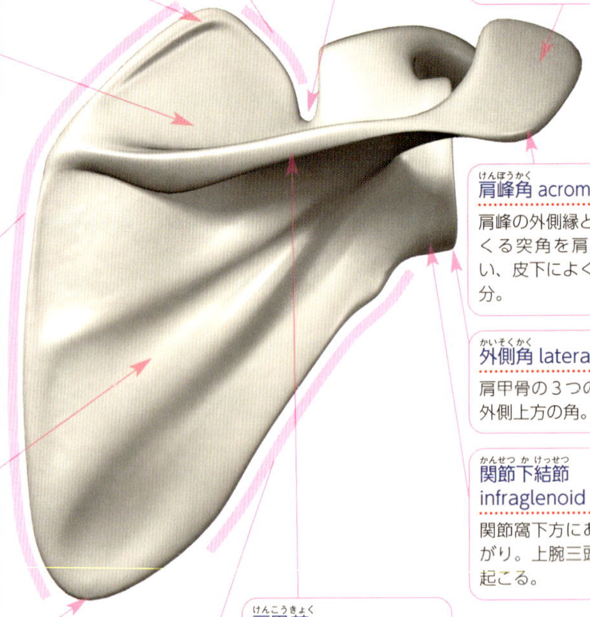

肩峰角 acromial angle
肩峰の外側縁と後縁がつくる突角を肩峰角といい、皮下によく触れる部分。

内側縁 medial border
脊柱側に走る肩甲骨のもっとも長い縁。菱形筋が停止し、前鋸筋が起始する。

外側角 lateral angle
肩甲骨の３つの角のうち外側上方の角。

棘下窩 infraspinous fossa
肩甲棘下方の三角形の大きなくぼみ。棘下筋が起始する。

関節下結節 infraglenoid tubercle
関節窩下方にある盛り上がり。上腕三頭筋長頭が起こる。

下角 inferior angle
肩甲骨の３つの角のうちもっとも下方の角。

外側縁 lateral border
脇窩に向かって外上方から内下方へ斜めに走り、わずかにくぼんだ縁。小円筋、大円筋が起こる。

肩甲棘 spine of scapula
肩甲骨の上3分の1あたりから大きく突き出た骨。外側にいくほど突起は高くなり、先端は扁平になって関節窩を超えて突き出た部分は「肩峰」と呼ばれる。

肩甲骨正面(右)

肩峰（けんぽう） acromion

上縁（じょうえん）
superior border

上角（じょうかく） superior angle

肩甲下窩（けんこうかか）
subscapular fossa

肋骨（胸郭後面）に面して浅いくぼみとなっている広い面。肩甲下筋が起始し、不規則な筋線が斜めに走る。

烏口突起（うこうとっき）
coracoid process

関節窩の上前方から前方に突き出た、烏の嘴（からすのくちばし）のような形をした突起。烏口腕筋、上腕二頭筋短頭が起始し、小胸筋がつく。

関節窩（かんせつか）
glenoid cavity

肩甲骨の外側角で上腕骨に関節する、洋梨状の輪郭をした浅いくぼみ。

肩甲頸（けんこうけい）
neck of scapula

関節窩基部から外側縁に続く、やや細くなった部分。

外側縁（がいそくえん）
lateral border

下角（かかく） inferior angle

内側縁（ないそくえん）
medial border

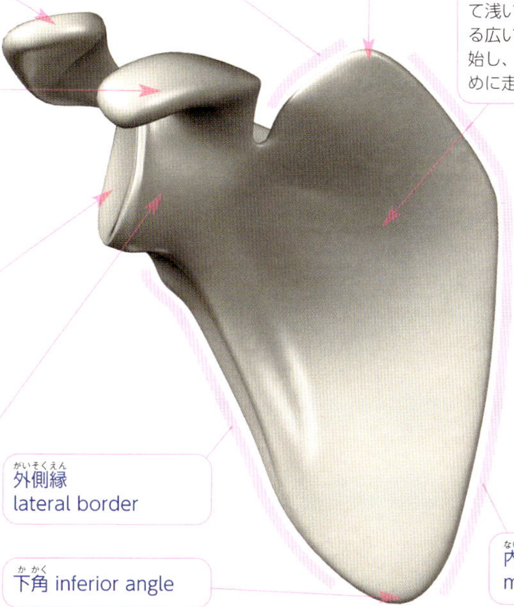

肩甲骨外側面(右)

肩峰（けんぽう） acromion

関節上結節（かんせつじょうけっせつ）
supraglenoid tubercle

関節窩のすぐ上にある盛り上がり。上腕二頭筋長頭が起こる。

肩甲棘（けんこうきょく）
spine of scapula

烏口突起（うこうとっき）
coracoid process

関節窩（かんせつか）
glenoid cavity

関節下結節（かんせつかけっせつ）
infraglenoid tubercle

下角（かかく） inferior angle

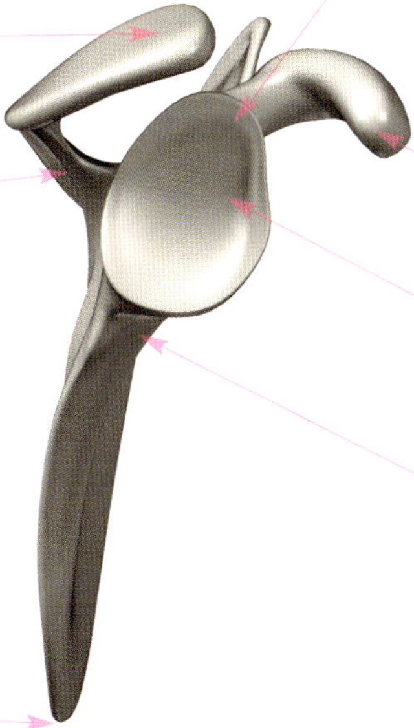

上腕骨

Humerus

上腕骨の構造

肩関節から下の自由上肢のうち、上方は肩関節で肩甲骨と、下方は肘関節で橈骨と尺骨に連結する長骨。いわゆる「二の腕」の骨。

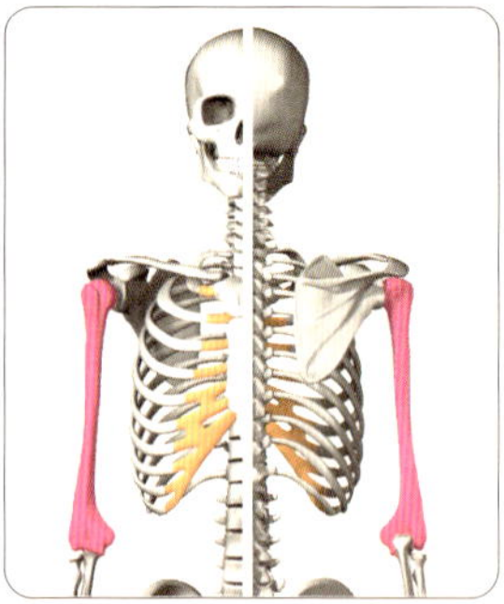

上腕骨

上腕骨前面（右）

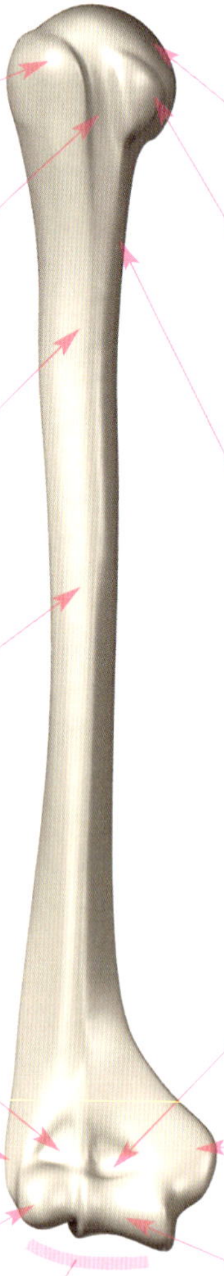

大結節 greater tubercle

上腕骨頭の反対面にある２つの隆起のうち、外側にある大きな隆起。棘上筋、棘下筋、小円筋がつく。

結節間溝 intertubercular groove

大結節と小結節の間にある溝。上腕二頭筋長頭の腱が通る。

大結節稜 crest of greater tubercle

大結節から続く盛り上がりがつくる稜線。大胸筋がつく。

三角筋粗面 deltoid tuberosity

上腕骨体のほぼ中央外側。三角筋がつく。

橈骨窩 radial fossa

上腕骨の下部前面、上腕骨小頭の上にあるくぼみ。肘を大きく曲げたときに橈骨頭の前の縁が入る。

外側上顆 lateral epicondyle

上腕骨頭 head of humerus

上腕骨の上端の半球状の大きな関節面。肩甲骨の関節窩と連結して肩関節を構成する。

小結節 lesser tubercle

上腕骨頭の反対面にある2つの隆起のうち、前面にある小さい隆起。肩甲下筋がつく。

小結節稜 crest of lesser tubercle

小結節から続く盛り上がりがつくる稜線。大円筋と広背筋がつく。

鈎突窩 coronoid fossa

上腕骨の下部前面、上腕骨滑車の上方にあるくぼみ。肘を曲げたときに尺骨の鈎状突起がはまる場所。

内側上顆 medial epicondyle

上腕骨下部で内側に突出した部分。円回内筋、橈側手根屈筋、長掌筋、浅指屈筋、尺側手根屈筋が起始する。

上腕骨小頭 capitulum of humerus

上腕骨顆の外側の半球状の部分。橈骨の橈骨頭窩と関節する。

上腕骨顆 condyle of humerus

上腕骨下端、内側上顆と外側上顆の間の関節面。上腕骨滑車と上腕骨小頭を含む下端部全体をいう。

上腕骨滑車 trochlea of humerus

上腕骨顆の内側3分の2の部分。尺骨の滑車切痕と関節する。

上腕骨後面（右）

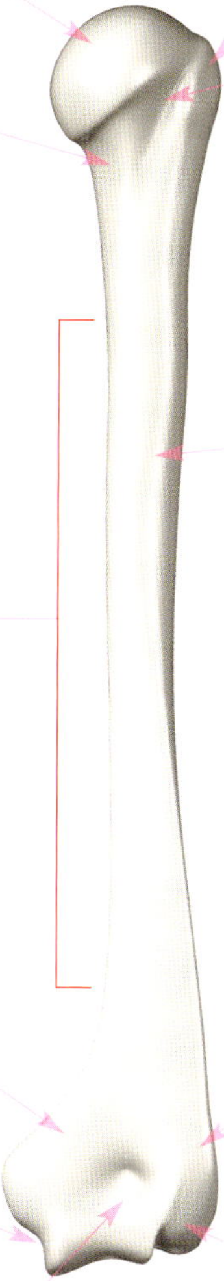

上腕骨頭（じょうわんこっとう） head of humerus

外科頸（げかけい） surgical neck

大結節と小結節の下方、上腕骨体から円柱状の上端に移行する部分。高齢者が骨折を起こしやすい。

上腕骨体（じょうわんこつたい） body of humerus

上腕骨の骨幹をなす柱状の部分。上は円柱状で、下は三角柱状になっており、とくに下端に近い部分はやや扁平。

内側顆上稜（ないそくかじょうりょう） medial supracondylar ridge

内側上顆に続く、内側縁下端の角張った部分。

尺骨神経溝（しゃっこつしんけいこう） groove for ulnar nerve

内側上顆の後面、尺骨神経を縦に通す溝。

肘頭窩（ちゅうとうか） olecramon fossa

上腕骨滑車のすぐ上方にある楕円形の深いくぼみ。肘を伸ばしたときに、尺骨の肘頭がはまる場所。

大結節（だいけっせつ） greater tubercle

解剖頸（かいぼうけい） anatomical neck

上腕骨頭の根元のややくびれた部分。関節包が付着する。

橈骨神経溝（とうこつしんけいこう） groove for radial nerve

上腕骨体のほぼ中央後ろ側、上内側から下外側に向かって巻きつくように走る浅い溝。

外側顆上稜（がいそくかじょうりょう） lateral supracondylar ridge

外側上顆に続く、外側縁下端の角張った部分。

外側上顆（がいそくじょうか） lateral epicondyle

上腕骨小頭の外側にある隆起。内側上顆に比べると突出は小さい。長・短橈側手根伸筋、指伸筋が起始する。

前腕

Forearm

前腕の構造

肘関節によって上腕骨とつながる橈骨と尺骨のこと。橈骨と尺骨が接している部分を橈尺関節という。

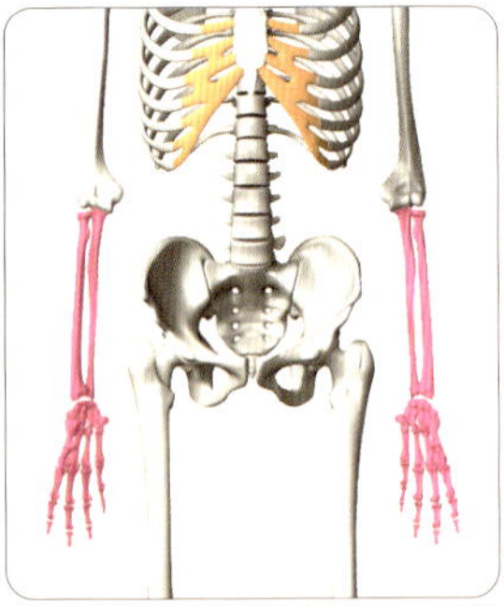

前腕

前腕全体前面（右）

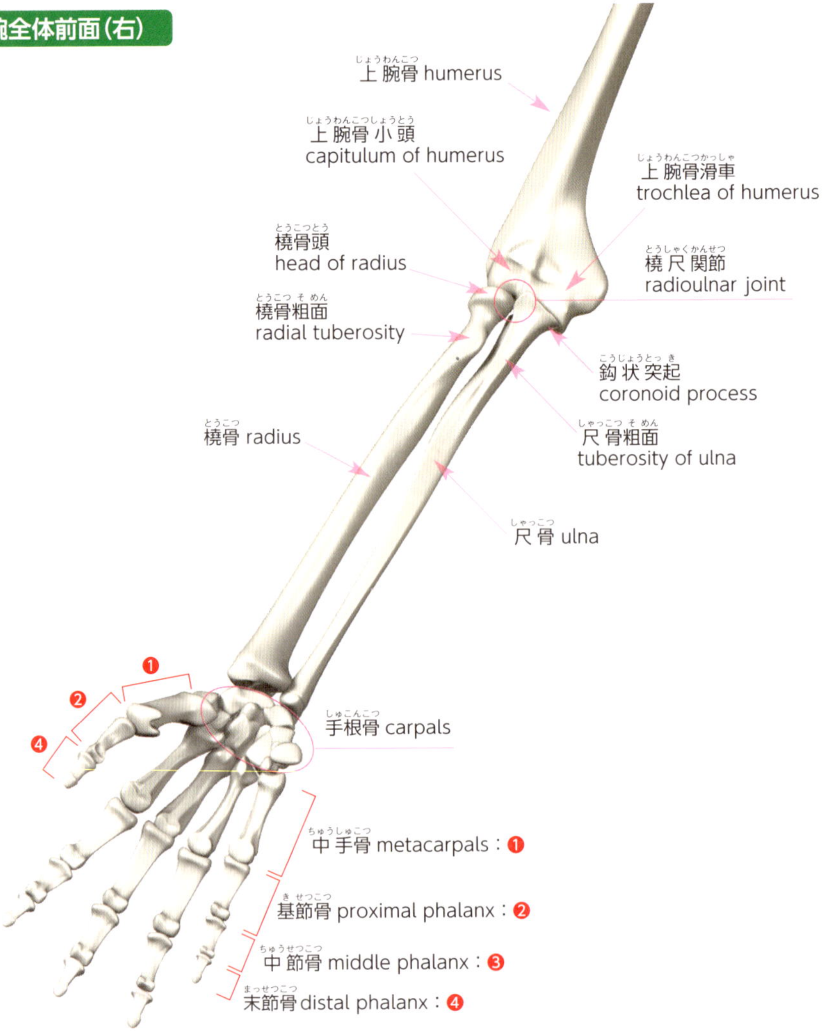
上腕骨 humerus
上腕骨小頭
capitulum of humerus
上腕骨滑車
trochlea of humerus
橈骨頭
head of radius
橈尺関節
radioulnar joint
橈骨粗面
radial tuberosity
鉤状突起
coronoid process
尺骨粗面
tuberosity of ulna
橈骨 radius
尺骨 ulna
手根骨 carpals
中手骨 metacarpals：❶
基節骨 proximal phalanx：❷
中節骨 middle phalanx：❸
末節骨 distal phalanx：❹
❶
❷
❹

上肢後面(右)

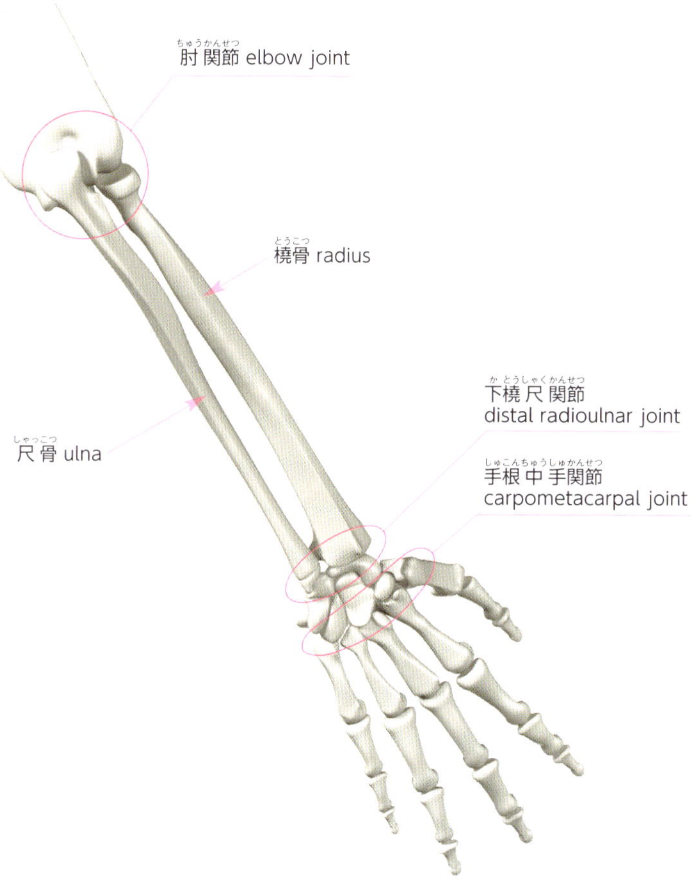
肘関節 elbow joint
橈骨 radius
下橈尺関節
distal radioulnar joint
尺骨 ulna
手根中手関節
carpometacarpal joint

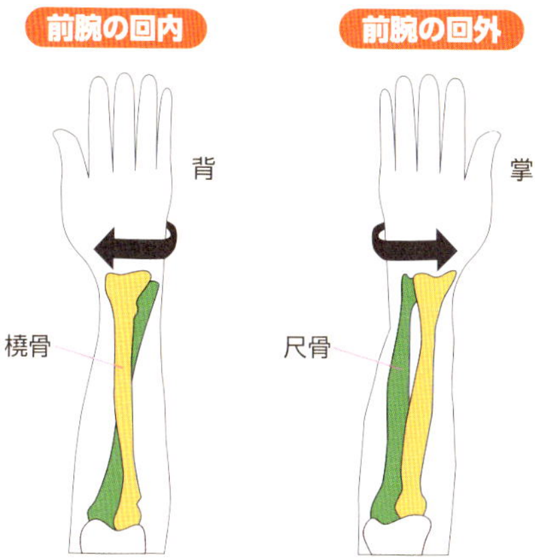
前腕の回内
背
橈骨
前腕の回外
掌
尺骨

前腕の回内と回外

前腕の二本の骨、橈骨と尺骨の間で起こる運動で下記の図のようにそれぞれが動きます。掌を下に向ける運動を回内、上に向ける運動を回外といいます。

＊詳細は55pをご参照ください。

橈骨

Radius

橈骨の構造

前腕の母指側にある骨で、上端と下端で小指側にある尺骨と連結する。尺骨よりも短く、下端は上端に比べて大きく、扇状に厚くなっている。近位端は尺骨とともに上腕骨に接して肘関節を構成、遠位端は手根骨に接して手関節を構成する。

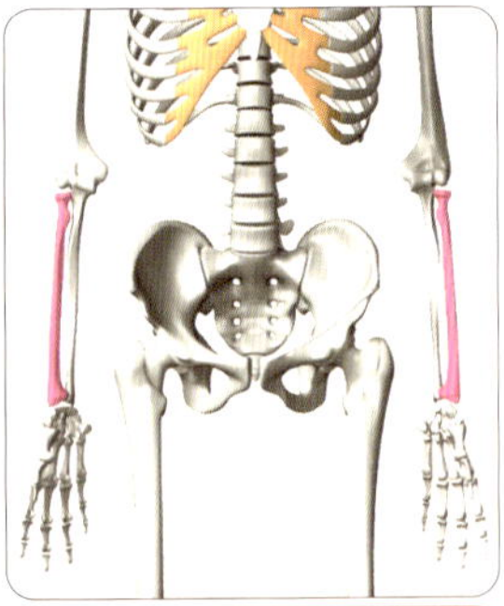

橈骨

橈骨前面(右)

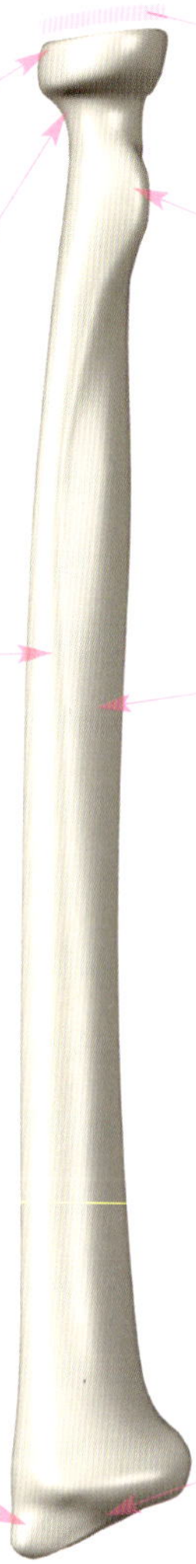

橈骨頭 head of radius
橈骨上端にある上面が浅くくぼんだ円板状の突起。上腕骨小頭と関節する。

橈骨頚 neck of radius
橈骨頭のすぐ下方、橈骨体に移行するくびれた部分。

前縁 anterior border
橈骨体の3つの縁のうち前の縁。

(橈骨)茎状突起 (radial) styloid process
内側から下方に伸びる細い突起。手首の上。

関節環状面 articular circumference
橈骨頭の側面で軟骨におおわれ、尺骨の橈骨切痕と接する面のこと。

橈骨粗面 radial tuberosity
橈骨頭の上方で、橈骨前内側に隆起した凹凸の面のこと。上腕二頭筋の主腱がつく。

前面 anterior surface
橈骨体の長母指屈筋、浅指屈筋が起こる。

手根関節面 carpal articular surface
底にある手根骨と接する面のこと。軟骨におおわれ、左右2つに分かれた内側は月状骨、外側は舟状骨に接する。

橈骨後面(右)

関節環状面 articular circumference

橈骨頭 head of radius

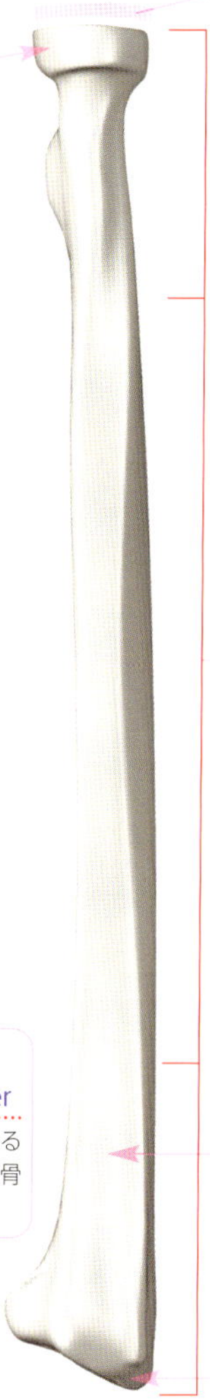

橈骨体 body of radius

三角柱状の橈骨中央部。3面（前面、後面、外側面）と3縁（前縁、後縁、骨間縁）からなり、内側が少しへこんだゆるい湾曲を示す。

後面 posterior surface

橈骨体の後面から長母指外転筋、短母指伸筋などが起こる。

(橈骨)茎状突起 (radial) styloid process

骨間縁 interosseous border

尺骨の骨間縁に相対する鋭く突出した縁・前腕骨間膜がつく。

尺骨

Ulna

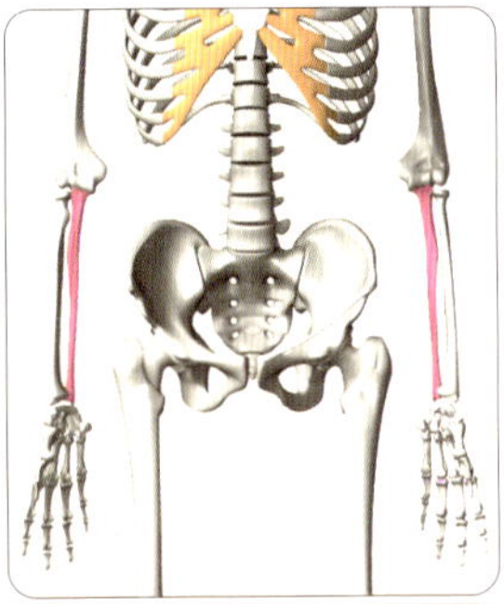

尺骨

尺骨の構造

前腕の小指側にある骨で、橈骨とともに上腕骨に接し肘関節を構成する。親指側の橈骨よりも数cm長い。

尺骨前面(右)

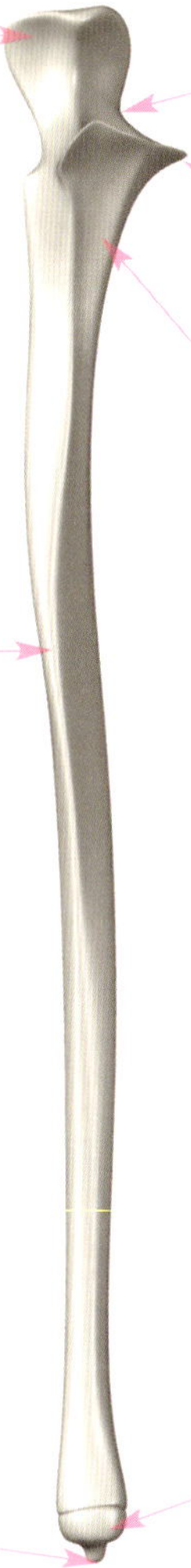

滑車切痕 trochlear notch
上端部にある大きなくぼみ。上腕骨の滑車がはまり込む。

橈骨切痕 radial notch
鈎状突起の外側にある小さなくぼみ。橈骨頭の環状関節面に接する。

鈎状突起 coronoid process
滑車切痕の下端が前方に突き出て、かぎのように曲がった突起となった部分。

尺骨粗面 tuberosity of ulna
鈎状突起のすぐ下、前面にある粗面。上腕筋がつく。

骨間縁 interosseous border
尺骨の骨間縁に相対する鋭く突出した縁で、前腕骨間膜がつく。

尺骨頭 head of ulna
下端部全体の鈍円型のふくらみ。下面は軟骨におおわれて関節円板に接する。

(尺骨)茎状突起 (ulnar) styloid process
尺骨頭の内側から下方に伸びる細い突起。

尺骨後面(右)

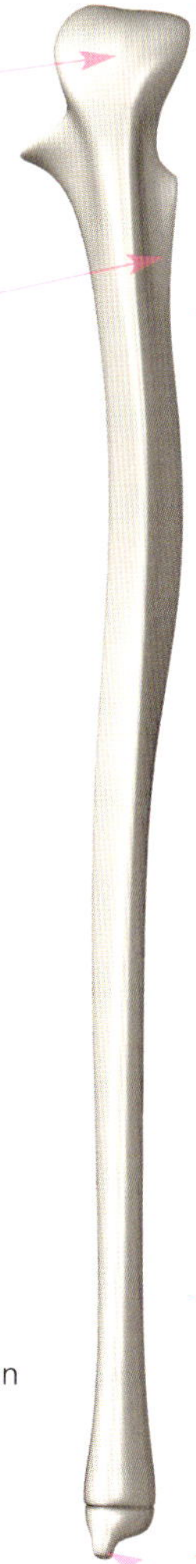
近位端
遠位端

肘頭 olecranon

滑車切痕の後方にある丸みを帯びた突起。先端は前方に曲がって、滑車切痕を上からおおっている。上腕三頭筋がつく。

回外筋稜 supinator crest

橈骨切痕の後縁から下方に向かって縦に走る骨稜。回外筋が起始する。

尺骨体 body of ulna

全体に軽くS字状に湾曲した尺骨の骨幹をなす中央部。

(尺骨)茎状突起 (ulnar) styloid process

橈骨と尺骨の近位関節面

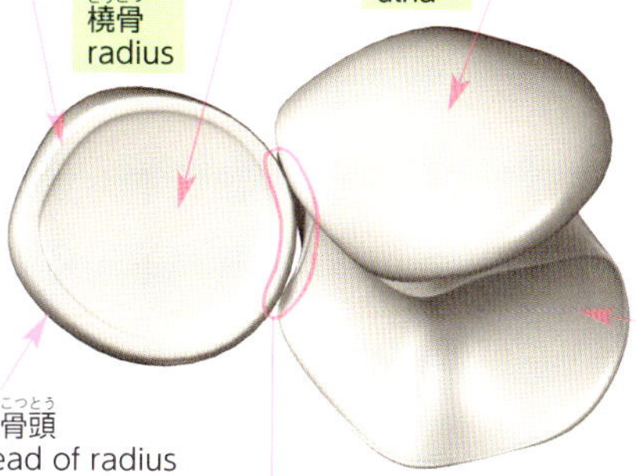
関節環状面
articular circumference
関節窩
articlar fovea
肘頭
olecranon
尺骨
ulna
橈骨
radius
滑車切痕
trochlear notch
橈骨頭
head of radius
上橈尺関節
proximal radioulnar joint

手根骨（しゅこんこつ）

Carpals

手根骨の構造

手のつけ根に並ぶ、８つの短骨の総称。８つの骨はそれぞれ４個ずつ分かれて並び、橈骨・尺骨側の４つを近位列、中手骨側の４つを遠位列という。

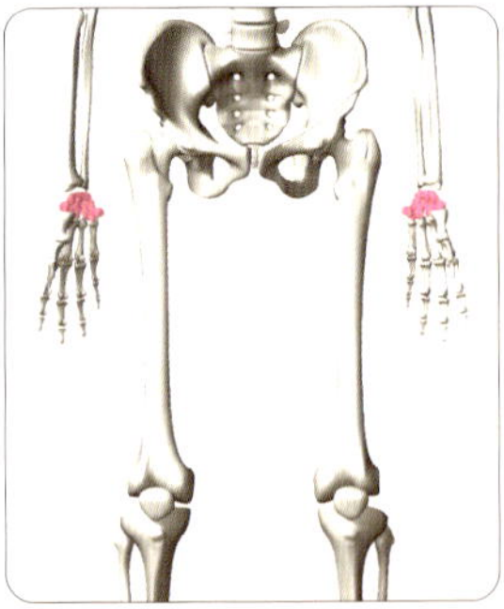

手根骨

右手背側面

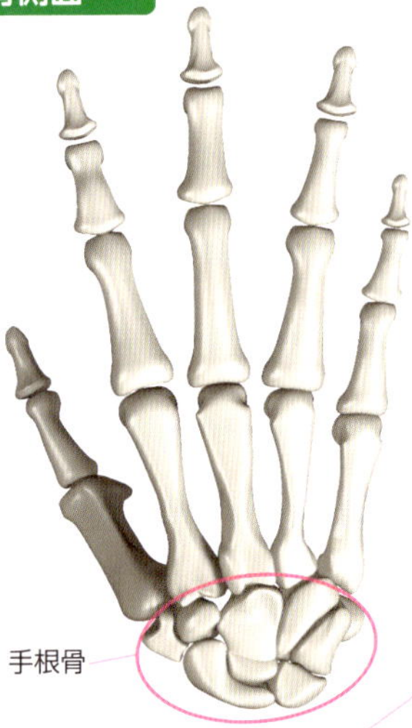

第5指（小指）
第1指（親指）
手根骨

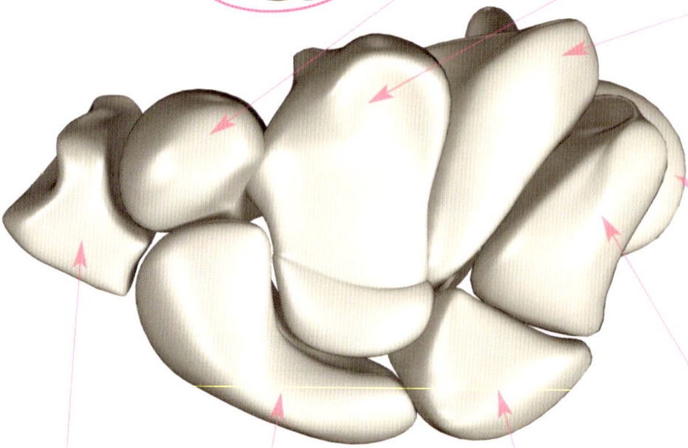

小菱形骨（しょうりょうけいこつ） trapezoid
大菱形骨、有頭骨、有鈎骨とともに遠位手根骨のひとつ。舟状骨、大菱形骨、有頭骨、第２中手骨に接する角柱状の小さな骨。

有頭骨（ゆうとうこつ） capitate
手根骨のなかで最も大きく、８つの手根骨のほぼ中央に位置する。第３、第４中手骨と関節する。

有鈎骨（ゆうこうこつ） hamate
有頭骨、小菱形骨、大菱形骨とともに遠位手根骨のひとつ。楔型で上方に大きくとがり、近位、遠位、外側に関節面をもつ。

豆状骨（とうじょうこつ） pisiform
卵円形で、最も小さい手根骨。尺側手根屈筋腱にある種子骨で、三角骨に接する。

大菱形骨（だいりょうけいこつ） trapezium
小菱形骨、有頭骨、有鈎骨とともに遠位手根骨のひとつ。４つの関節面をもち、内側面には小菱形骨がはまる深い凹面がある。

舟状骨（しゅうじょうこつ） scaphoid
月状骨、三角骨、豆状骨とともに、近位手根骨のひとつ。長楕円形で、４つの手根骨（月状骨、大菱形骨、小菱形骨、有頭骨）に接する。

月状骨（げつじょうこつ） lunate
舟状骨、三角骨、豆状骨とともに、近位手根骨のひとつ。半月状で、４つの手根骨（舟状骨、三角骨、有頭骨、有鈎骨）に接する。

三角骨（さんかくこつ） triquetrum
舟状骨、舟状骨、豆状骨とともに、近位手根骨のひとつ。ややとがった三角錐体状で、月状骨、豆状骨、有鈎骨に接する。

近位・遠位手根骨

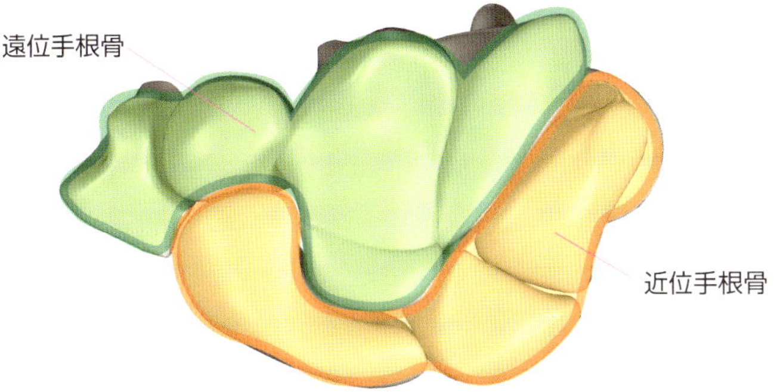

近位手根骨列：橈骨・尺骨側に並ぶ舟状骨、月状骨、三角骨、豆状骨。

遠位手根骨列：中手骨側に並ぶ大菱形骨、小菱形骨、有頭骨、有鈎骨。

右手掌側面

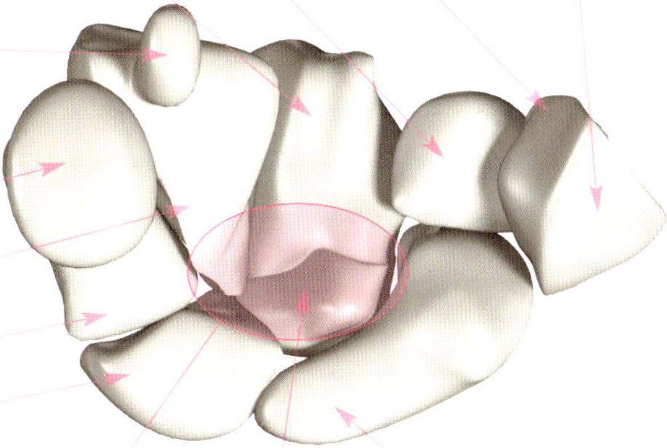

小菱形骨 trapezoid

大菱形骨 trapezium

有頭骨 capitate

大菱形骨結節
tubercle of trapezium

有鈎骨鈎
hook of hamate

有鈎骨の掌側面の内側端から掌側に突き出た鈎状の突起。

豆状骨 pisiform

有鈎骨 hamate

三角骨 triquetrum

月状骨 lunate

手根溝 capal groove

手根の掌側、中央にある深いくぼみ。内側は豆状骨と有鈎骨鈎、外側は舟状骨結節と大菱形骨結節の隆起に囲まれた部分で、生体では内側と外側を屈筋靱帯が橋渡しして、手根溝は手根管と呼ばれる腱の通り道となっており、この中を正中神経と前腕屈筋群の腱が通っている。

手根管 capal tunnel

手根管とは、手根の手掌面で手根骨と屈筋支帯により形成されるトンネルで、この中を正中神経と前腕屈筋群の腱が通る。

舟状骨結節
scaphoid tubercle

舟状骨の母指側が肥大し、掌側面にある隆起。

中手骨・指骨

Metacarpals • Phalanges

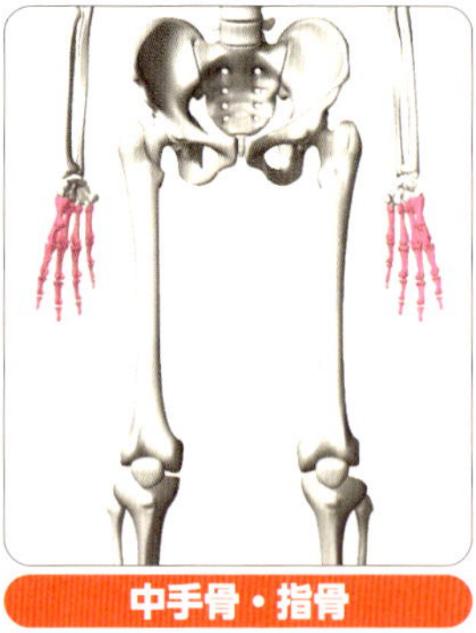
中手骨・指骨

中手骨・指骨の構造

いわゆる「手」の骨は、手根骨の遠位に接する第1～第5中手骨と、それぞれにつながる14本の指骨で構成される。指骨は、基節骨、中節骨、末節骨からなり、それぞれ頭、体、底に区分される。

中手骨と指骨（右・手の甲側）

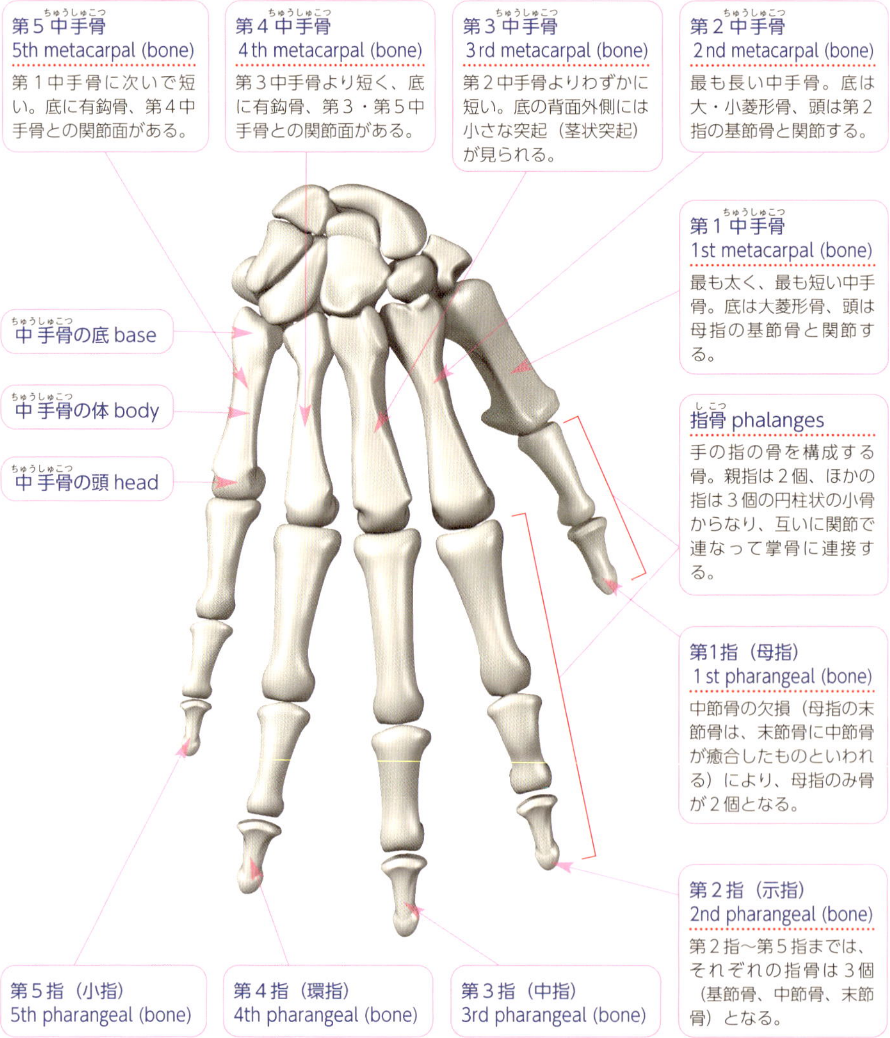
第５中手骨
5th metacarpal (bone)
第１中手骨に次いで短い。底に有鉤骨、第４中手骨との関節面がある。
第４中手骨
4th metacarpal (bone)
第３中手骨より短く、底に有鉤骨、第３・第５中手骨との関節面がある。
第３中手骨
3rd metacarpal (bone)
第２中手骨よりわずかに短い。底の背面外側には小さな突起（茎状突起）が見られる。
第２中手骨
2nd metacarpal (bone)
最も長い中手骨。底は大・小菱形骨、頭は第２指の基節骨と関節する。
第１中手骨
1st metacarpal (bone)
最も太く、最も短い中手骨。底は大菱形骨、頭は母指の基節骨と関節する。
中手骨の底 base
中手骨の体 body
中手骨の頭 head
指骨 phalanges
手の指の骨を構成する骨。親指は２個、ほかの指は３個の円柱状の小骨からなり、互いに関節で連なって掌骨に連接する。
第1指（母指）
1st pharangeal (bone)
中節骨の欠損（母指の末節骨は、末節骨に中節骨が癒合したものといわれる）により、母指のみ骨が２個となる。
第２指（示指）
2nd pharangeal (bone)
第２指～第５指までは、それぞれの指骨は３個（基節骨、中節骨、末節骨）となる。
第５指（小指）
5th pharangeal (bone)
第４指（環指）
4th pharangeal (bone)
第３指（中指）
3rd pharangeal (bone)

中手骨と指骨（右・掌側）

種子骨（しゅしこつ） sesamoid bone

第１中手指節関節掌側面や第２中手指節関節の母指側に見られるエンドウ豆大の小骨。腱あるいは腱と癒着している関節包に出現する骨片で、その腱が接している骨部と関節し、関節面は関節軟骨におおわれている。

中手骨（ちゅうしゅこつ） metacarpals

基節骨（きせつこつ） proximal phalanx

指骨の中で最も長く、底は中手骨に接し、頭は中節骨に接する。中節骨、末節骨とともに指骨を構成する。

末節骨（まっせつこつ） distal phalanx

第１～第５指まで指骨の先端、平たく、幅広い骨。基節骨、中節骨とともに指骨を構成する。

指骨（しこつ） pahlanges of hand, pahanx（単）

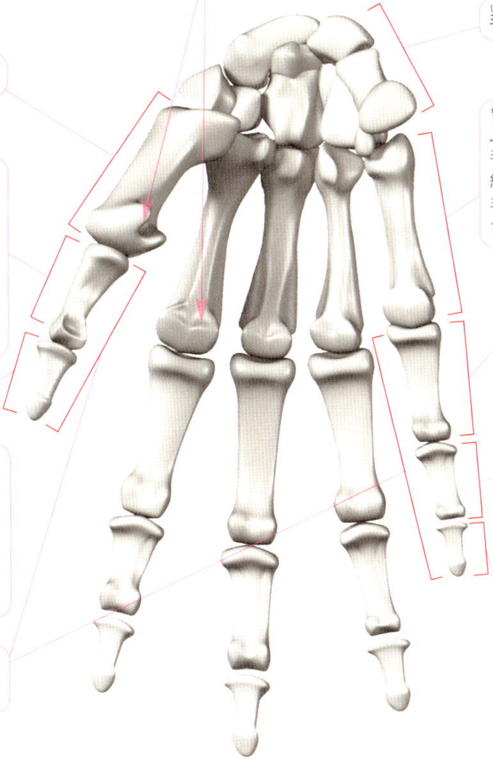

手根骨（しゅこんこつ） carpals

中手骨（ちゅうしゅこつ） metacarpals

手のひらを形成する骨の総称。親指側から第１中手骨から第５中手骨まで、５本の骨からなる。

基節骨（きせつこつ） proximal phalanx

中節骨（ちゅうせつこつ） middle phalanx

第２～第５指までの母指を除いた指骨に存在する。基節骨より短く、基節骨、末節骨とともに指骨を構成する。

末節骨（まっせつこつ） distal phalanx

第１～第５指まで指骨の先端、平たく、幅広い骨。基節骨、中節骨とともに指骨を構成する。

日本語の指の名称

	1	2	3	4	5
標準	親指	人差し指	中指	薬指	小指
医学（番号）	第１指	第２指	第３指	第４指	第５指
医学（名称）	母指	示指	中指	薬指・環指	小指
漢語	拇指	食指	中指	無名指	小指

＊医学・生物学では番号で呼ぶ

肩甲部の関節

The joint of scapular region

肩関節の定義

腕の挙上や回転など、上肢のさまざまな動きを生み出す肩甲部の関節は、胸骨・鎖骨・肩甲骨・肋骨・上腕骨で構成されています。これらは、肩甲上腕関節・肩鎖関節・胸鎖関節という３つの解剖学的関節と、肩峰下関節・肩甲胸郭関節と呼ばれる２つの機能的関節（それぞれの関係する関節の動きによって運動が起こる2つの骨の接触部）からなり、「肩複合体」と呼ばれています。また、これらの５つの関節が協力し、関わり合うことで、屈曲・伸展、内転・外転、内旋・外旋、水平屈曲・水平伸展などの動きを可能にしています。広義では、肩複合体からなる関節を肩関節（けんかんせつ）といい、狭義では肩甲骨と上腕骨からなる肩甲上腕関節のことを意味します。

❶肩甲上腕関節（けんこうじょうわんかんせつ） glenohumeral joint

肩甲骨関節窩と上腕骨頭からなる狭義の肩関節をいい、球関節に属する。肩甲骨と連動して機能し、肩関節の大部分の動きをになっている。関節窩は浅く小さく、その周囲を関節唇が取りまき若干面積を広げているものの関節頭が大きいために、非常に大きな可動域をもつ反面、関節としての安定性が悪い。それを周囲の筋肉や靱帯が支えている。とくに、肩甲下筋、棘下筋、小円筋、上腕二頭筋の長頭など筋肉が大きく関節補強の役目を果たしている。

❷肩鎖関節（けんさかんせつ） acromioclavicular joint

肩甲骨の肩峰関節面と鎖骨の肩峰端にある関節面との関節。上・下肩鎖関節包靱帯などとともに肩甲骨を堅固に鎖骨に連結する。胸鎖関節と共同して働き、肩甲骨が肩関節の運動に連動して動くことを可能にするが、可動性は小さめである。

❸胸鎖関節（きょうさかんせつ） sternoclavicula joint

鎖骨の胸骨端と胸骨の鎖骨切痕との関節。上肢と体幹をつなぐ唯一の関節で、関節面は浅い鞍状。関節円板がより球関節のように機能させる。

❹肩峰下関節（けんぽうかかんせつ） subacromial joint

上腕骨頭と肩峰の間の滑動部で、肩峰下滑液包とも呼ばれる部位。肩鎖関節と上腕肩甲関節で生じる運動の結果が動きとなる、機能的関節だが、腕を上にあげたり、頭の後ろに手をまわすなどの肩の挙上動作に重要な役割を果たすため、「第２肩関節」とも呼ばれている。

❺肩甲胸郭関節（けんこうきょうかくかんせつ） scapulothoracic joint

肩甲骨前面と胸廓の後・外側面との接触面で、胸廓関節と肩鎖関節で生じる運動の結果が動きとなる、機能的関節。肩甲上腕関節に次いで可動性が大きいのが特徴である。

肩関節の脱臼（だっきゅう）

肩関節は安定性に欠けていることから、スポーツ中に転んだりすると簡単に脱臼します。脱臼すると、若い人は関節包が肩甲骨側からはがれたり破れ、年配者では腱板が切れたりします。上腕骨頭のずれは前方、後方、下方（垂直）などの方向に起きますが、前方脱臼のケースがほとんどです。関節が完全に外れてしまう脱臼に対し、一度外れても簡単に治る脱臼を亜脱臼といいます。

肩甲部の関節の部位と名称

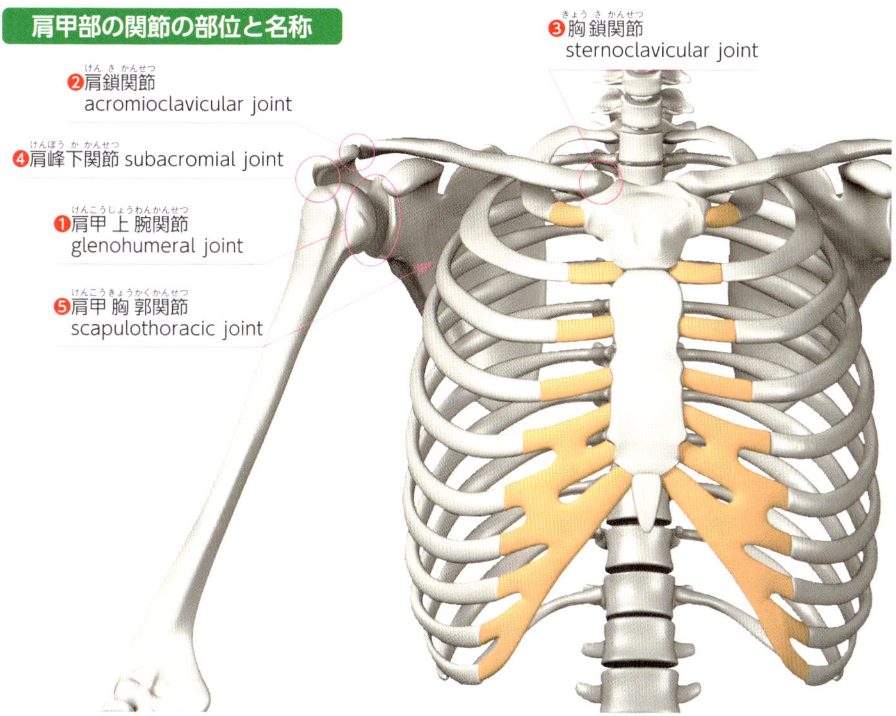

❸胸鎖関節 sternoclavicular joint
❷肩鎖関節 acromioclavicular joint
❹肩峰下関節 subacromial joint
❶肩甲上腕関節 glenohumeral joint
❺肩甲胸郭関節 scapulothoracic joint

肩甲骨と上腕骨は不安定な球関節

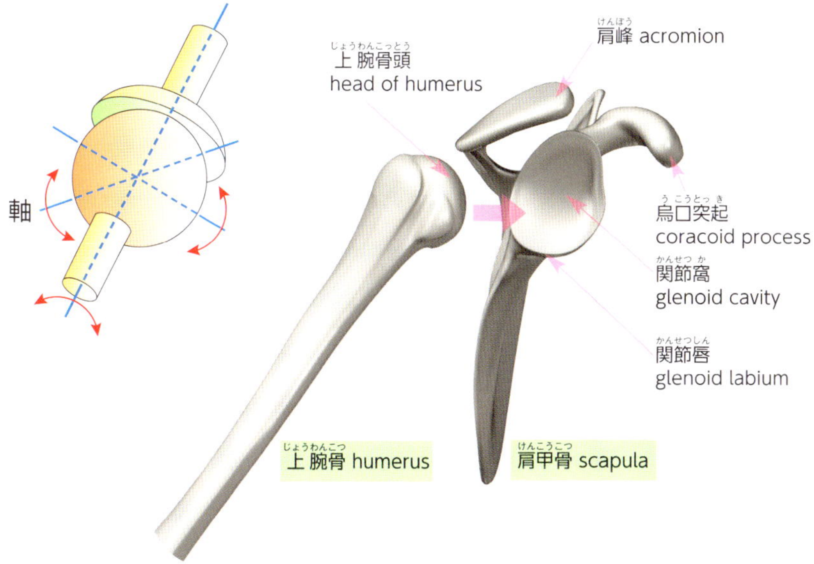

軸
肩峰 acromion
上腕骨頭 head of humerus
烏口突起 coracoid process
関節窩 glenoid cavity
関節唇 glenoid labium
上腕骨 humerus
肩甲骨 scapula

肩関節（肩甲上腕関節）の運動

Movement of shoulder joint

運動の種類

肩関節（肩甲上腕関節）は、上腕骨の大きな骨頭と、肩甲骨の骨頭に比べて浅く小さな関節窩からなり、これにより人体の中で最も広い可動域をもつ関節です。その動きは、上肢を外に開く外転と閉じる内転、前に振り上げる屈曲（または前方挙上）、後ろに引き上げる伸展のほか、腕を水平に外転して前方に出す水平屈曲と後方に引く水平伸展、上腕を体側につけた状態で肘を90度に曲げて内側に引き寄せる内旋、外側に倒す外旋など多様です。肩甲骨の運動である内転・外転、挙上・下制、上方回旋・下方回旋などの動きや、ほかの肩複合体の関節とも連動して、複雑な腕の動きを可能にしています。

肩甲上腕リズムのしくみ

たとえば、腕を外転すると180度まであがりますが、実際に肩甲上腕関節が開く角度は120度、残り60度は肩甲胸郭関節の上方回旋運動によるものとされています。このように、2つの関節は密接に関連し、腕をあげる動作の3分の2は肩甲上腕関節、3分の1は肩甲胸郭関節によって行われています。この2：1の割合を「肩甲上腕リズム」といい、このリズムがスムーズな肩の動きを生み出しています。

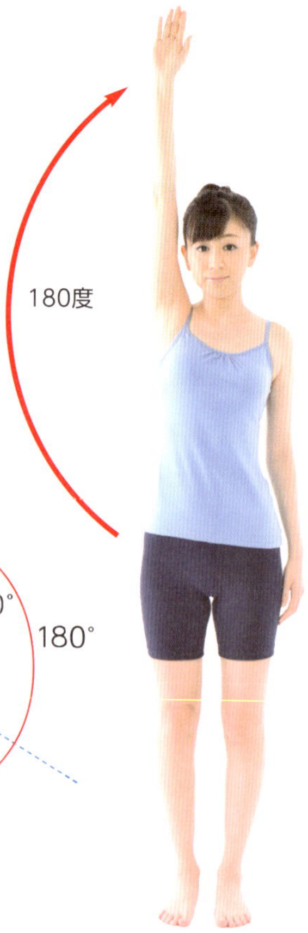

肩甲上腕リズム

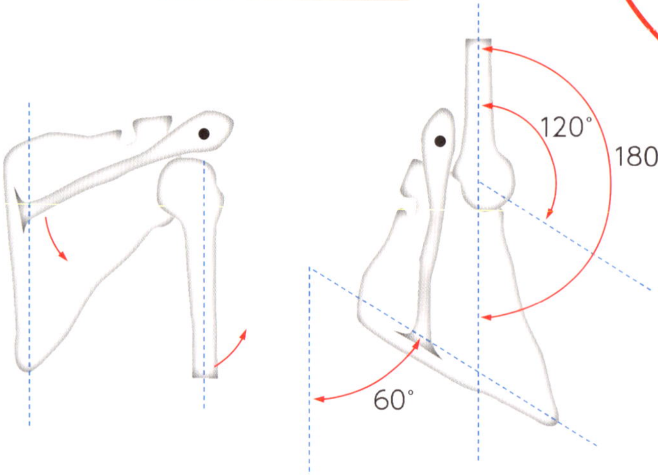

肩関節の運動と名称

内転

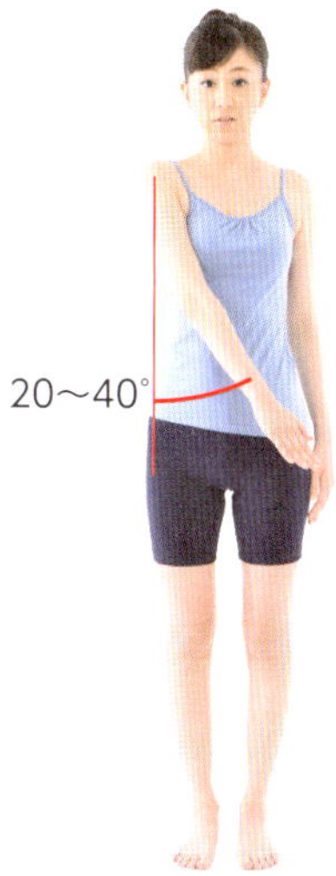

外転

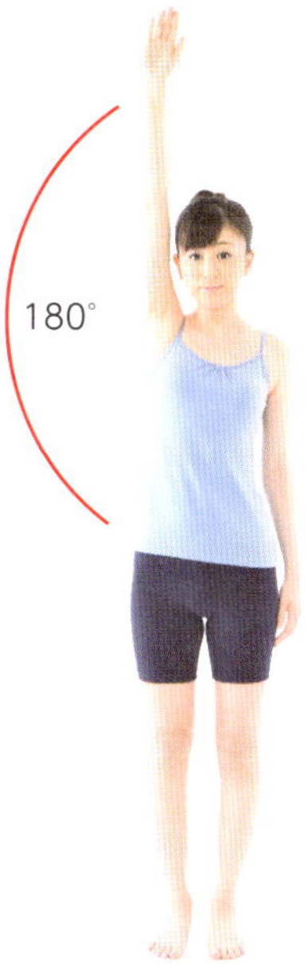

内旋

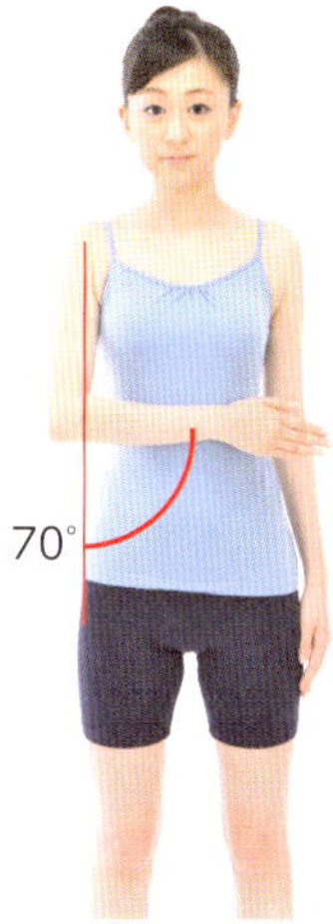

屈曲

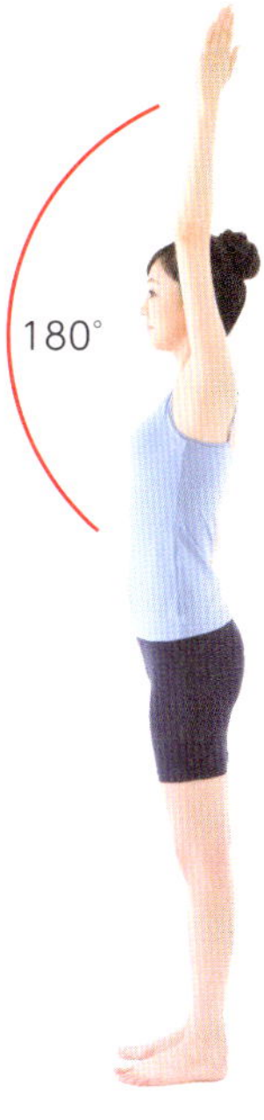

伸展

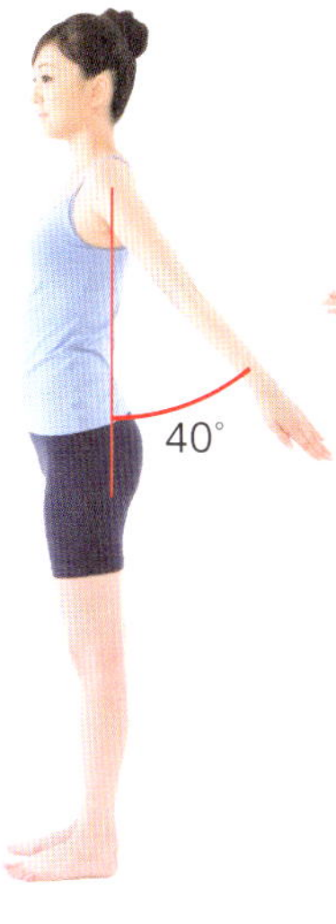

外旋

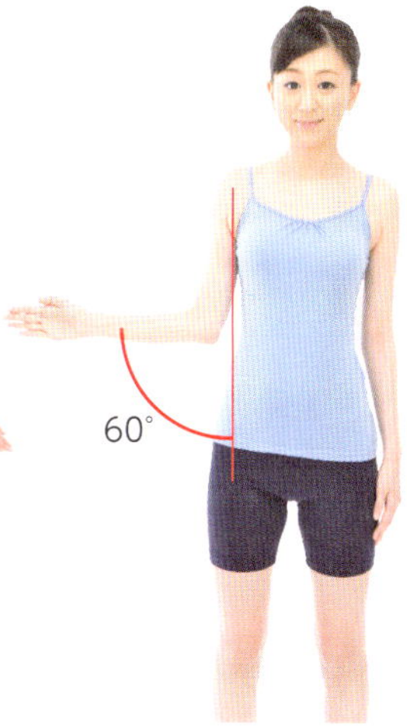

肩関節のしくみ

Structure of shoulder joint

静的・動的安定化機構

広い可動域をもつ一方で、球関節とも呼ばれ骨と骨の接触面が小さい肩甲上腕関節は、最も脱臼しやすい不安定な関節となっています。このような関節に安定性を与えるために、「静的安定化機構」と「動的安定化機構」と呼ばれる2つの組織が存在します。

●**静的安定化機構**　思うようには動かすことができないものの、それ自体が関節窩に対して骨頭を一定の方向に制動する働きをになう組織やしくみで、関節包（靱帯）、関節唇、関節窩の傾斜、関節腔の内圧などがあります。関節唇は、繊維軟骨性の組織が関節窩を縁のように取り巻くことで関節窩の深さを補い、関節腔の内圧は、まわりより低い（陰圧）ため、骨頭と関節窩の間の吸引力として働き、肩関節の安定性を高めています。

●**動的安定化機構**　肩甲上腕骨に作用する筋群をさし、三角筋や上腕二頭筋、回旋筋腱板を構成する棘上筋・棘下筋・肩甲下筋・小円筋などがあります、これらの筋は、それぞれの筋が収縮することで関節窩に対して骨頭を一定の方向に押しつけ、関節がロックされる「ロッキングメカニズム」によって安定化を図っています。

動的安定機構の筋群

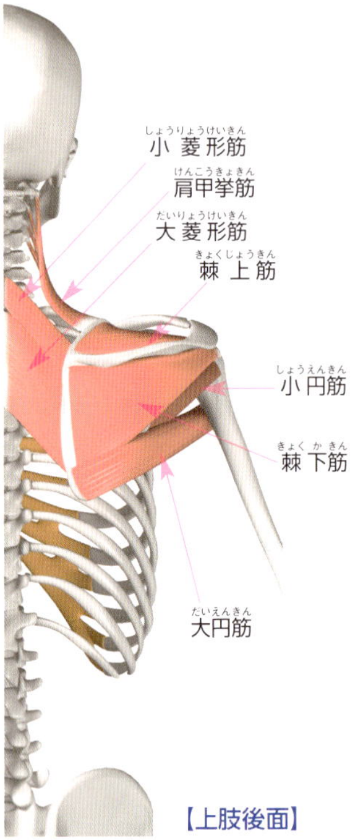
小菱形筋
肩甲挙筋
大菱形筋
棘上筋
小円筋
棘下筋
大円筋

【上肢後面】

静的安定化機構をになう組織

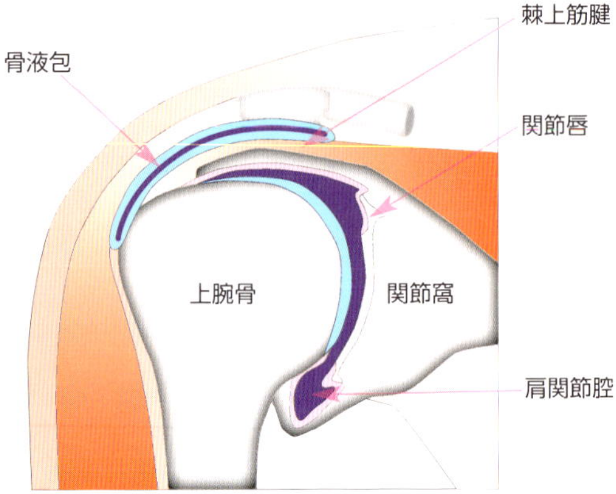
棘上筋腱
骨液包
関節唇
上腕骨
関節窩
肩関節腔

肩甲上腕関節の靱帯

Ligaments of glenohumeral joint

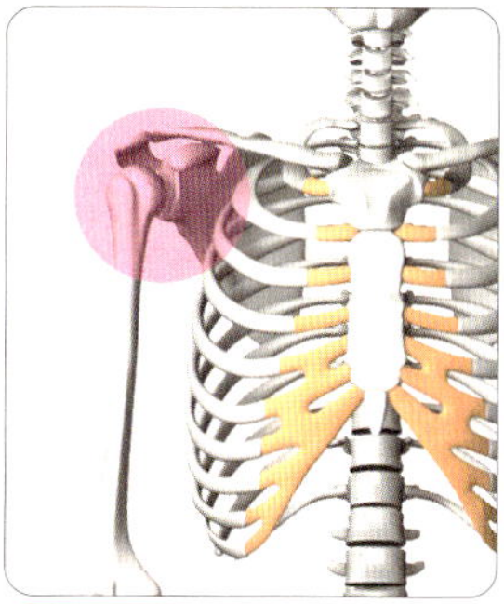

肩甲上腕関節の靱帯

肩甲上腕関節（肩関節）の靱帯

関節包という袋に包まれて、その関節包の一部が肥厚して索状になったものが関節上腕靱帯である。上、内、下の3区分に分けられる。関節窩の周りには、関節唇という硬い線維性の組織が付着し、ここから上腕骨に向かって、関節包および関節上腕靱帯が走行している。

肩関節前面（右）

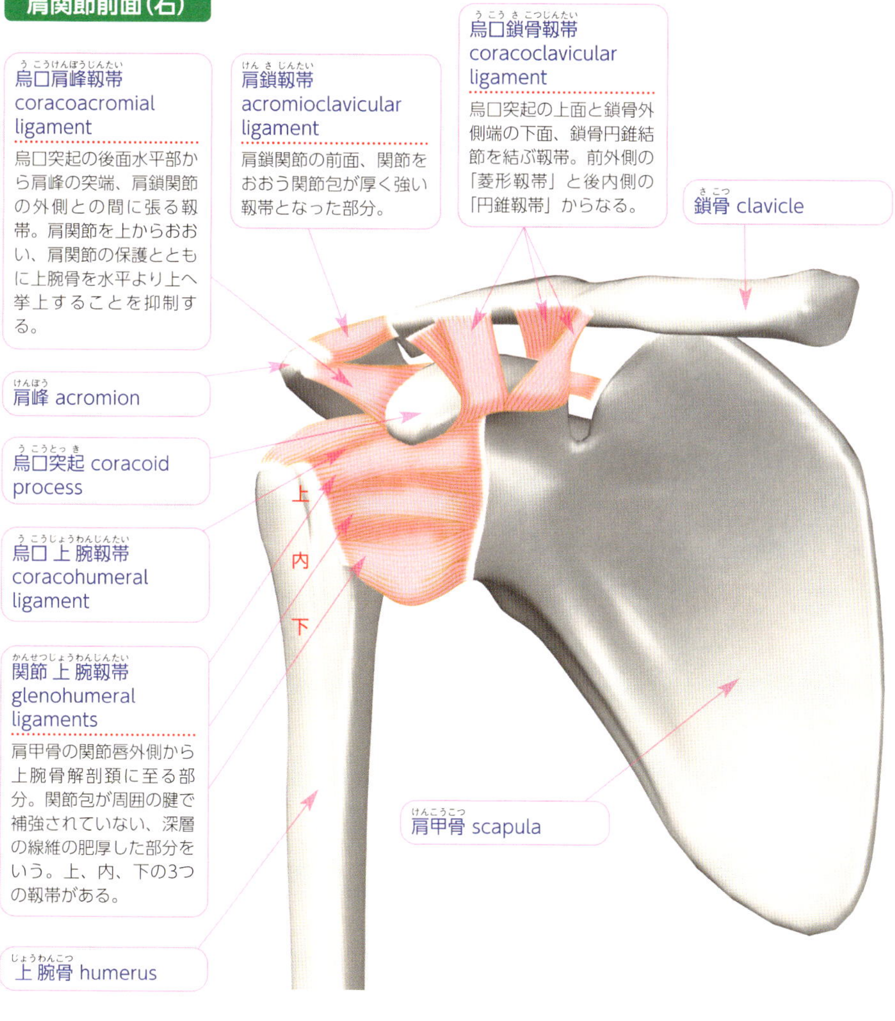
烏口肩峰靱帯 coracoacromial ligament
烏口突起の後面水平部から肩峰の突端、肩鎖関節の外側との間に張る靱帯。肩関節を上からおおい、肩関節の保護とともに上腕骨を水平より上へ挙上することを抑制する。
肩鎖靱帯 acromioclavicular ligament
肩鎖関節の前面、関節をおおう関節包が厚く強い靱帯となった部分。
烏口鎖骨靱帯 coracoclavicular ligament
烏口突起の上面と鎖骨外側端の下面、鎖骨円錐結節を結ぶ靱帯。前外側の「菱形靱帯」と後内側の「円錐靱帯」からなる。
鎖骨 clavicle
肩峰 acromion
烏口突起 coracoid process
烏口上腕靱帯 coracohumeral ligament
関節上腕靱帯 glenohumeral ligaments
肩甲骨の関節唇外側から上腕骨解剖頚に至る部分。関節包が周囲の腱で補強されていない、深層の線維の肥厚した部分をいう。上、内、下の3つの靱帯がある。
上
内
下
肩甲骨 scapula
上腕骨 humerus

肩鎖関節の靱帯

Ligament of acromioclavicular joint

肩鎖関節の靱帯

肩鎖関節は鎖骨と肩甲骨が接しているところにある平面関節で、関節包がゆるく、前面が強く厚くなって肩鎖靱帯をつくっている。また、肩鎖靱帯の内側にある烏口突起靱帯（菱形靱帯と円錐靱帯）とは一定の位置を保ち、関節がずれることを防ぎ、胸鎖関節とは共同で、肩甲骨が関節の運動に伴って動くことを可能にしている（肩甲上腕リズム）。

上肢上面（右）

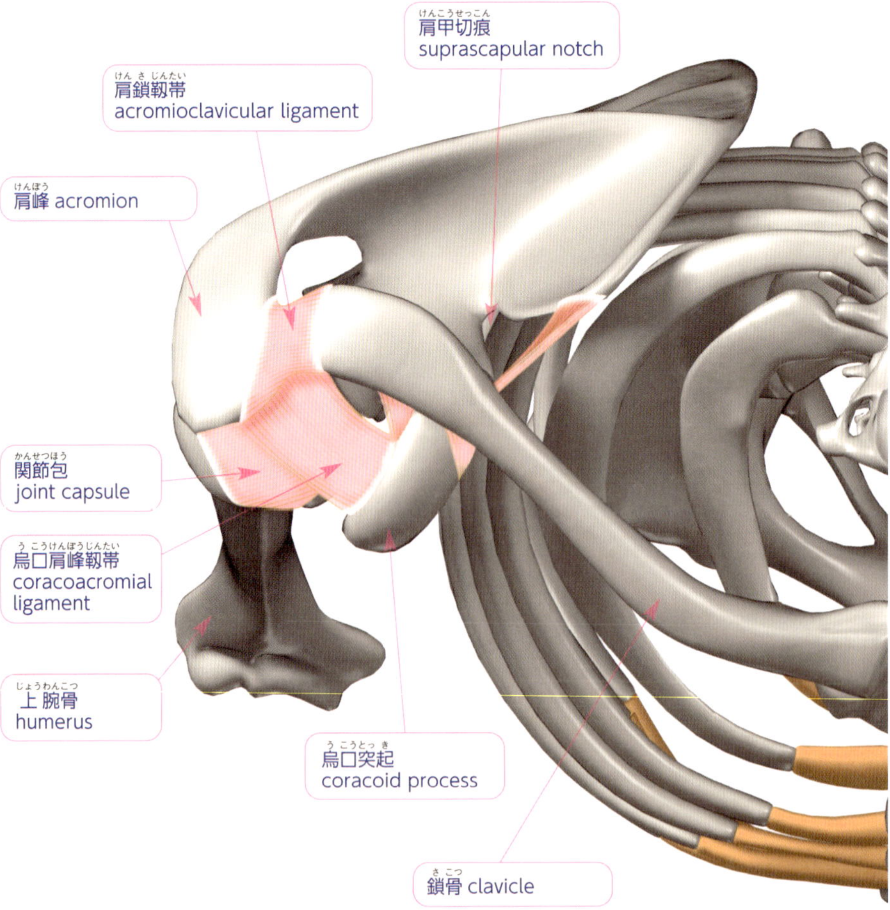

肩甲切痕
suprascapular notch
肩鎖靱帯
acromioclavicular ligament
肩峰 acromion
関節包
joint capsule
烏口肩峰靱帯
coracoacromial ligament
上腕骨
humerus
烏口突起
coracoid process
鎖骨 clavicle

胸鎖関節の靭帯

Ligaments of sternoclavicula joint

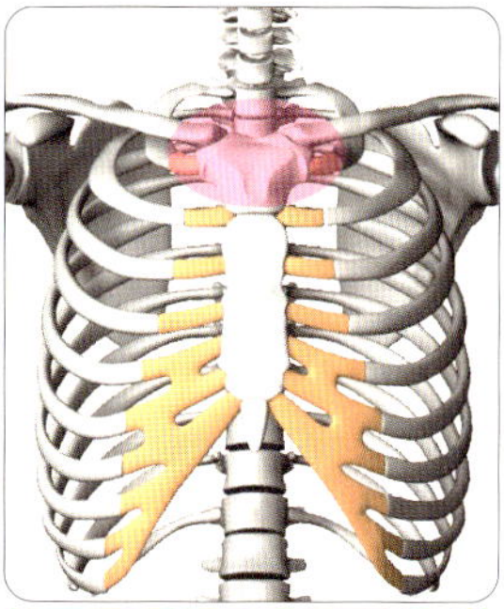

胸鎖関節の靭帯

胸鎖関節の靭帯

胸鎖関節とは、胸骨の鎖骨切痕と鎖骨の間にある関節で、関節包や複数の靭帯によって支えられている。もともと可動性は小さいが関節内の関節円板によって関節運動を円滑にしたり関節への衝撃を緩和している。

関節円板の位置

関節円板 articular disk

関節腔内に関節円板があり、関節腔を完全に二分する。関節円板の構造は表層部が線維軟骨様、中心部が腱様である。関節面の適合性をよくする働きがある。

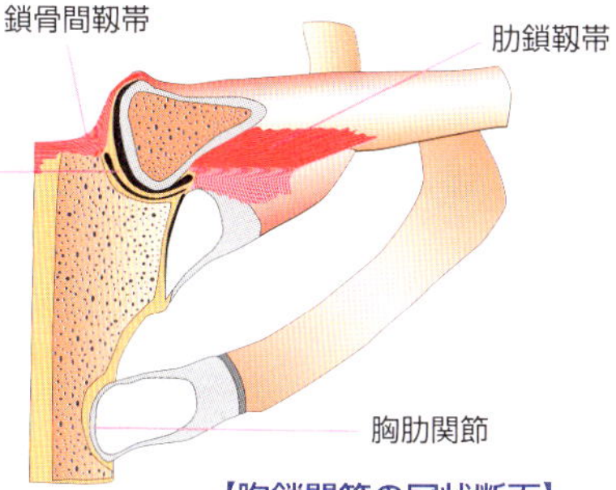

【胸鎖関節の冠状断面】

胸鎖関節前面

肋鎖靭帯 costoclavicular ligament

鎖骨の下面の肋鎖靭帯圧痕に付着する強い靭帯で、その内側部は関節包に接する。

鎖骨間靭帯 interclavicular ligament

胸骨の鎖骨切痕より上に突出した両側の鎖骨胸骨端を結ぶ靭帯。鎖骨の肩峰端が押し下げられたとき胸骨端が挙上されるのを制限する。

前胸鎖靭帯 anterior sternoclavicular ligament

胸骨柄前面と鎖骨胸骨端の前面を結ぶ靭帯。関節包の前面を補強する。

肋骨 rib

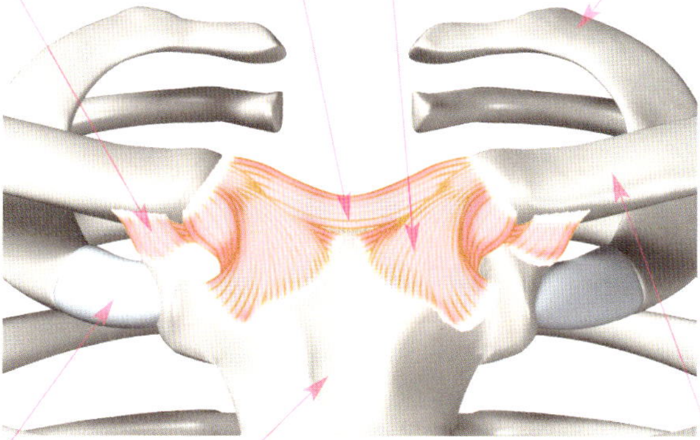

肋軟骨 costal cartilage

胸骨柄 manubrium of sternum

鎖骨 clavicle

肘・前腕の関節

The elbow & foream joint

肘関節の種類

肘関節から前腕を構成するのは、上腕骨・尺骨・橈骨という3つの骨で、これらは互いに関節をつくり、全体をひとつの関節包でおおわれた複関節を形成しています。

上腕骨と尺骨からなる腕尺関節と、上腕骨と橈骨からなる腕橈関節、さらに尺骨と橈骨からなる近位（上）橈尺関節のうち、一般的には腕尺関節と腕橈関節の２つを肘関節といいます。連結する遠位（下）橈尺関節とともに肘関節とは異なる運動を行う上橈尺関節は、前腕として区別されています。

腕尺関節は、上腕骨の滑車と尺骨の滑車切痕によるかみ合わせがよく、安定性の高い蝶番関節で、腕橈関節は、上腕骨の小頭と橈骨頭上面の関節窩による球関節です。

上肢前面(右)

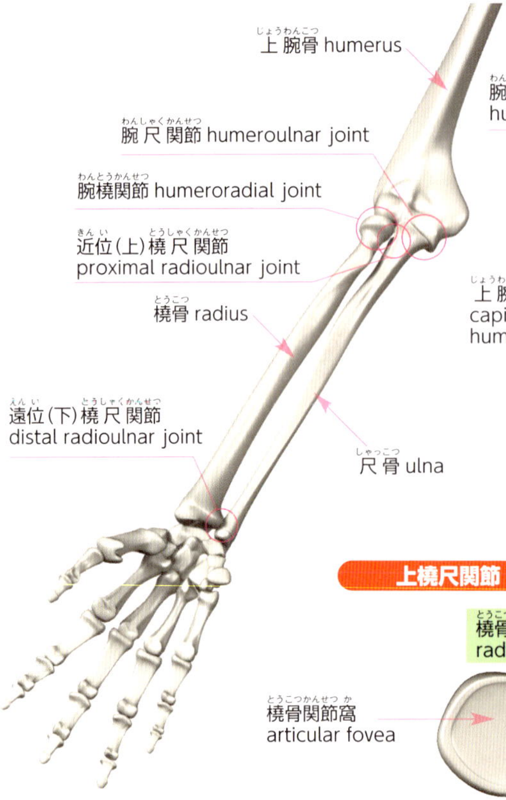
上腕骨 humerus
腕尺関節 humeroulnar joint
腕橈関節 humeroradial joint
近位(上)橈尺関節
proximal radioulnar joint
橈骨 radius
遠位(下)橈尺関節
distal radioulnar joint
尺骨 ulna

腕橈関節と腕尺関節

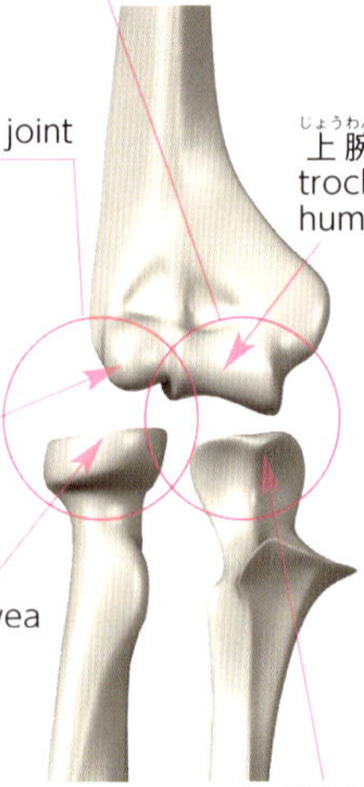
腕尺関節
humeroulnar joint
腕橈関節
humeroradial joint
上腕骨滑車
trochlea of
humerus
上腕骨小頭
capitellum of
humerus
橈骨関節窩
articular fovea
尺骨滑車切痕
trochlear notch

上橈尺関節

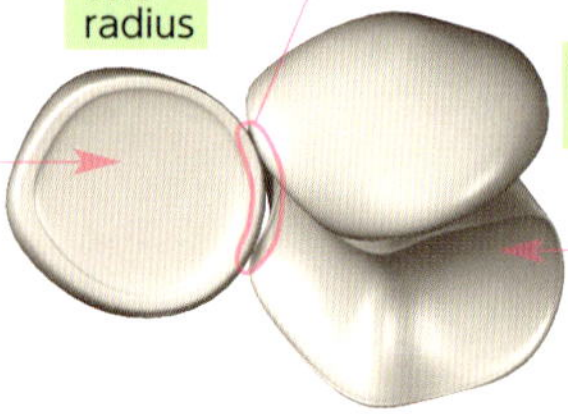
上橈尺関節
porximal radioulnar joint
橈骨
radius
尺骨
ulna
橈骨関節窩
articular fovea
滑車切痕
trochlear notch

肘関節のしくみ

Structure of elbow joint

肘関節の肘角

肘関節は、腕を伸ばした伸展位で回外すると、前額面上で約10～15度外側に反っています（外反）。これを生理的外反といい、この角度を「肘角」といいます。この肘角のおかげで手に荷物を提げて物を運んでも腿部にあたらずにすむことから、「キャリーアングル（運搬角）」とも呼ばれます。一般に、男性より子どもや女性のほうが肘角が大きい傾向があり、成人男性で約10度、子どもや女性では15度を超えることもあります（生理的外反）。この外反が正常な位置を超えて20度以上になると「外反肘」といい、また、逆に肘よりも内側に入った場合は「内反肘」といいます。

どちらも、多くの場合上腕骨の下端（肘）の外側で起こった骨折（外顆骨折）の後遺症が原因と思われます。この部分での骨折は、骨が成長していく先端の部分である成長線（骨端線）にかかるために、変形が起こりやすいのです。外見が問題となるだけで、日常生活のうえでの機能が問題となることは、あまりありません。しかし、肘の変形が原因となって、手のしびれが起こることがあり、手術が必要になる場合もあります。

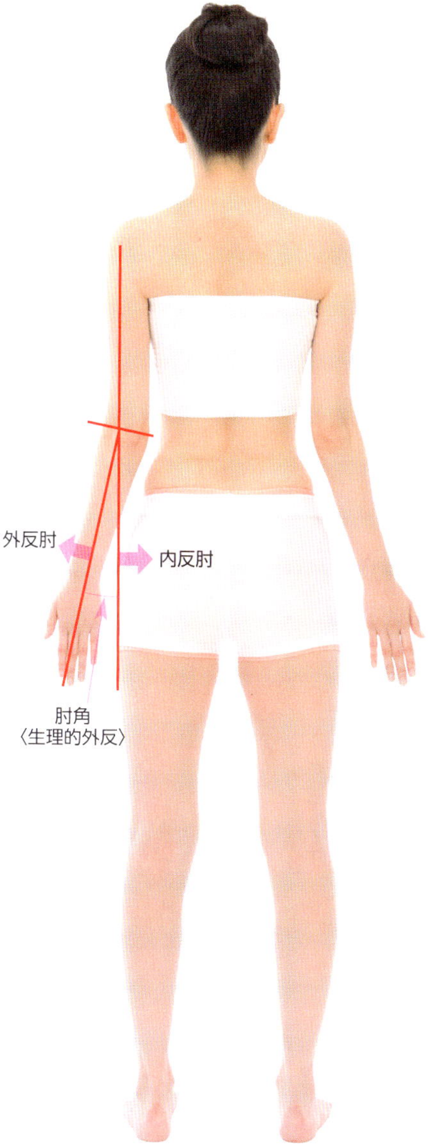

前腕と肩関節の連動

ドライバーを回したり、電球を回したり、ドアを開けたり閉めたりする場合、肘を90度曲げた屈曲位における前腕の可動域は、回内・回外とも90度、合わせても180度しかありません。しかし、通常の運動時には前腕の回内動作と肩関節の内旋、回外動作と外旋が連動して起こることが多く、このため、肘を伸ばした状態で腕を回すと、前腕の回内・回外角度に肩の内旋・外旋角度が加わるため、ほぼ360度の捻転が可能となっています。

肘関節の靭帯

Ligaments of elbow joint

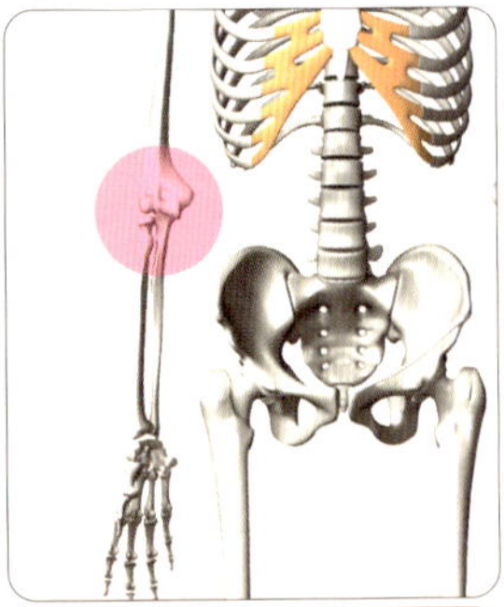

肘関節の靭帯

肘関節の靭帯

肘関節を構成するのは上腕骨、尺骨、橈骨の3つの骨で、互いに関節をつくり全体を関節包で覆われている。3つの靭帯があり回内や回外などの動きを制御している。

肘関節前面

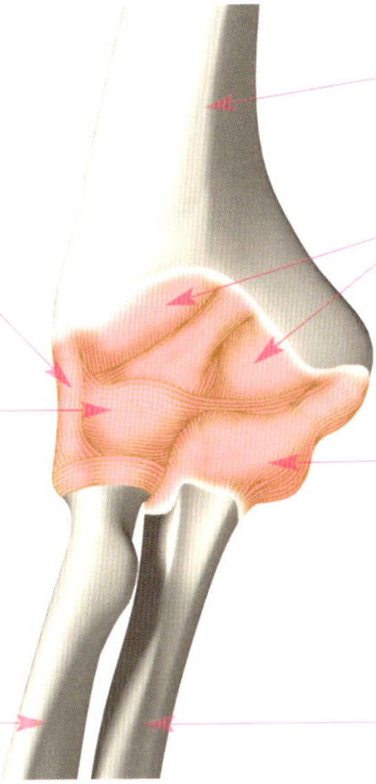

外側側副靭帯
radial collateral ligament
上腕骨外側顆から起こり、前方は橈骨輪状靱帯と癒着して橈骨切痕前縁から鈎状突起下縁に、後方は橈骨切痕後縁から回外筋稜につく線維束。
橈骨輪状靭帯
anular ligament of radius
橈骨頭を輪状に取り巻く靭帯。尺骨の橈骨切痕前縁から起こり、一回りして後縁について橈骨頭を尺骨につなぎとめる。内面は軟骨性となり、上橈尺関節の関節窩の一部となる。
橈骨 radius
上腕骨 humerus
関節包 joint capsule
肘関節の関節包は前後面は柔軟だが、両側は強固。
内側側副靭帯
ulnar collateral ligament
上腕骨内側上顆から起こり、扇状に広がって前方は尺骨の鈎状突起、後方は肘頭の内側縁につく。
尺骨 ulna

肘関節外側面

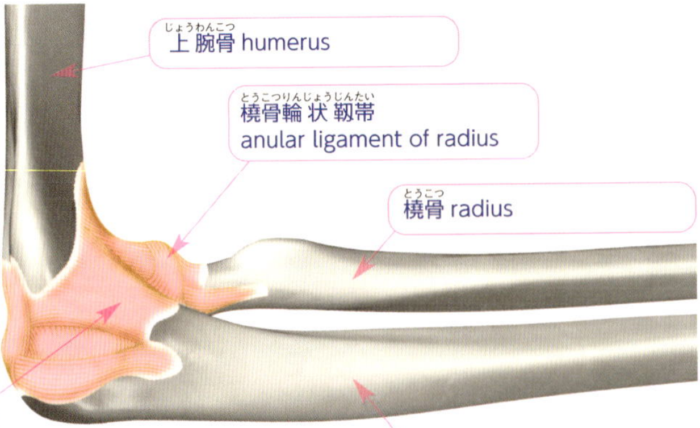

上腕骨 humerus
橈骨輪状靭帯
anular ligament of radius
橈骨 radius
外側側副靭帯
radial collateral ligament
尺骨 ulna

肘・前腕の運動

Movements of the elbow & foream joint

肘関節の運動

肘関節のおもな運動は伸展と屈曲で、伸展では約10度、屈曲では約145度の可動域があります。肘関節の動きのメインとなる腕尺関節は、屈曲と伸展の運動のみ可能です。腕橈関節は、運動の自由度が高く、屈曲伸展のほか、前腕の回内・回外運動を行い、腕尺関節（屈伸）だけでなく、上橈尺関節（回内・回外）にも連動して動きます。

屈曲

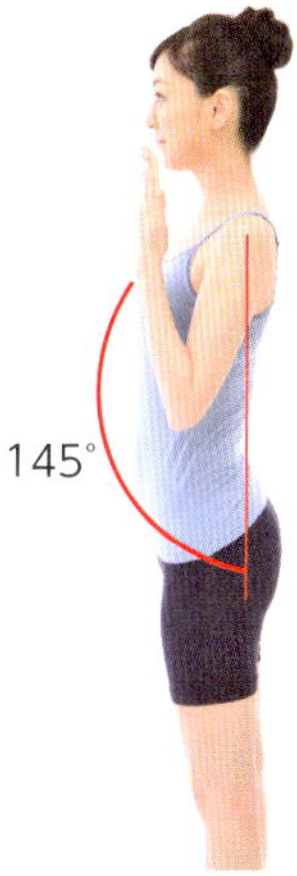

伸展

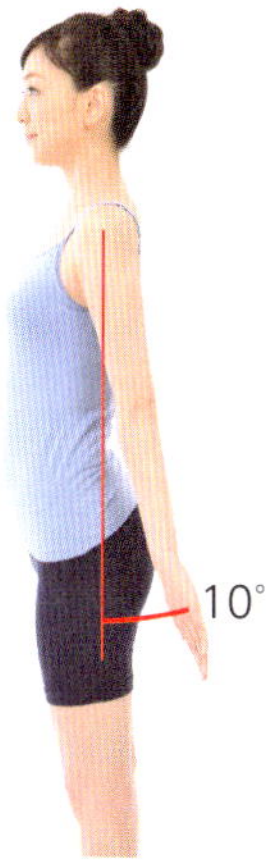

肘関節の動き

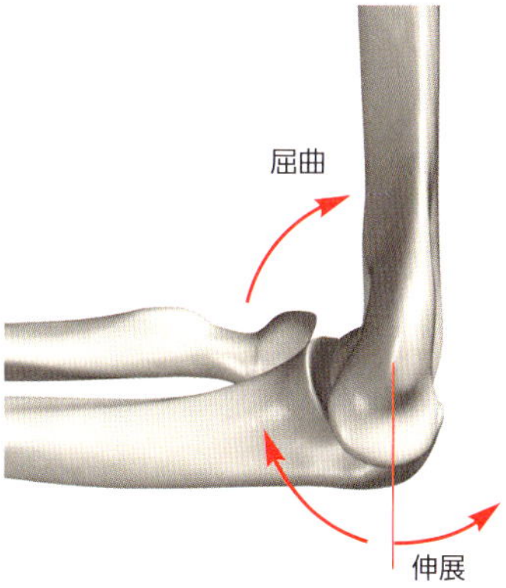
屈曲
伸展

回外

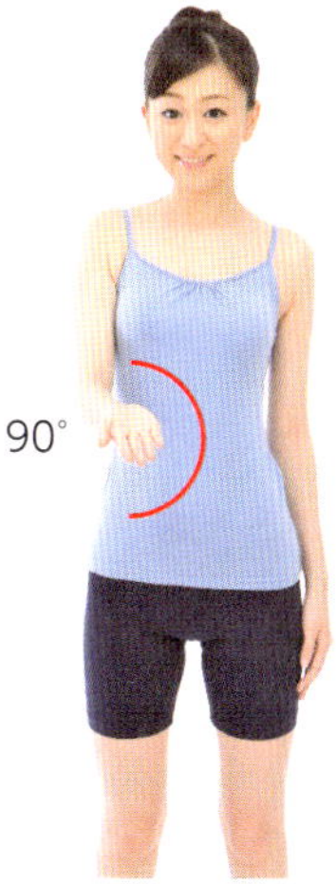

回内

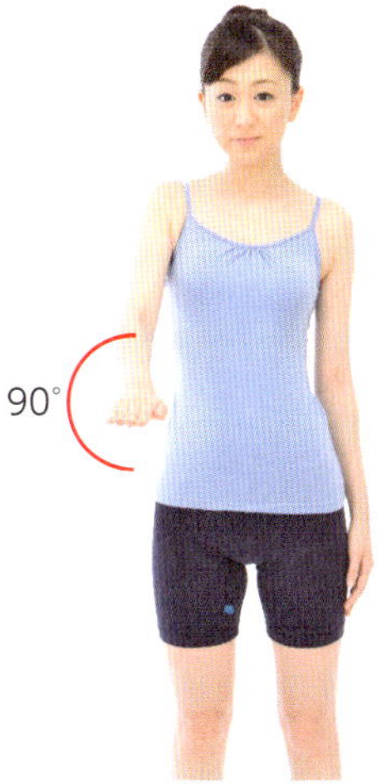

上橈尺関節の動き

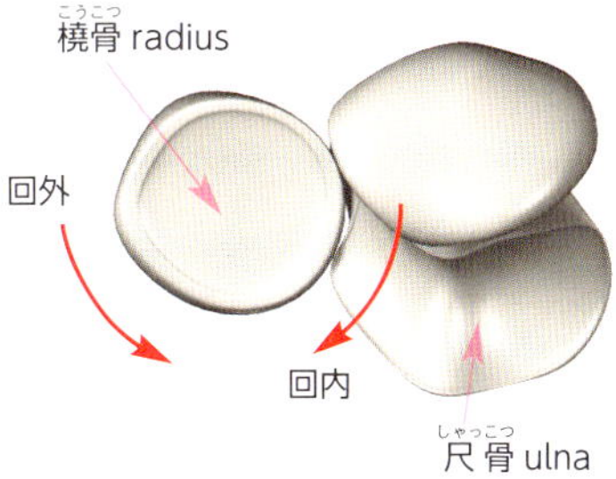
橈骨 radius
回外
回内
尺骨 ulna

橈尺関節・骨間膜

Radioulnar joint & interosseous membrane

橈尺関節のメカニズム

前腕の橈骨と尺骨がつくる2つの関節のうち、近位端（肘側）にあるものを上橈尺関節、遠位端（手首側）のものを下橈尺関節という。上下の橈尺関節はともに1軸性の車軸関節で、連動して前腕の回内・回外を可能にする。回内と回外の軸は上腕骨小頭から斜めに走り、橈骨関節窩の中心を通って尺骨の茎状突起にまで至っている。基本的には尺骨のまわりを橈骨が回る形で行われている。

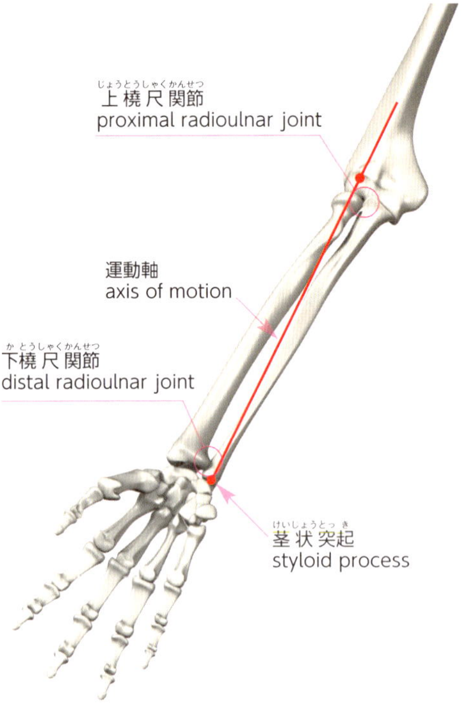

上橈尺関節
proximal radioulnar joint
運動軸
axis of motion
下橈尺関節
distal radioulnar joint
茎状突起
styloid process

回内時の橈骨の動き

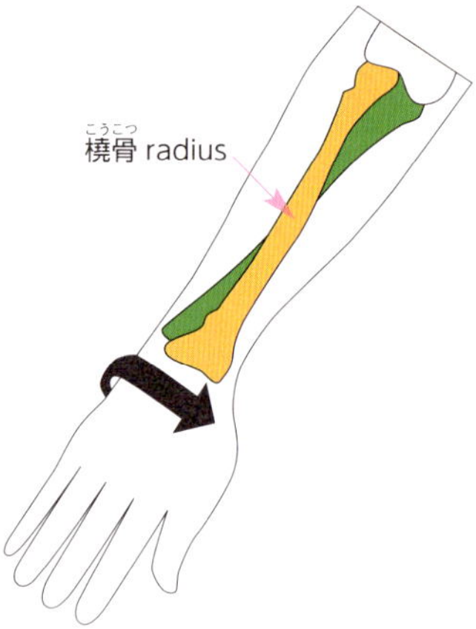

橈骨 radius

前腕骨間膜 Interosseous membrane

尺骨と橈骨との骨間縁を互いに連結するのは、橈骨から尺骨に向かって斜め下（下部では逆になる）に走る骨間膜と呼ばれる薄く丈夫な線維性の膜です。前腕の運動である回内・回外でも運動の安定性を保つほか、一方で骨間膜のすぐ上を走る斜索とともに、過度な内外・回外を制限する働きもします。

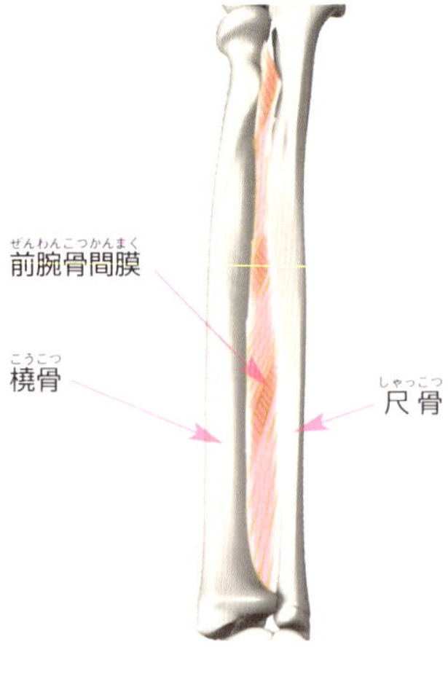

前腕骨間膜
橈骨
尺骨

手関節・指節間関節

The wrist & interphalangeal joint

手関節と指節関節の骨・関節

手関節は、８つの手根骨に橈骨と尺骨を含めた10個の骨で構成され、橈骨手根関節・手根中央関節・下橈尺関節からなる手首の複関節です。橈骨手根関節は橈骨と豆状骨以外の近位の手根骨からなり、手根中央関節は豆状骨以外の７個の手根骨で構成されている。

手指には、５個の基節骨、４個の中節骨、５個の末節骨が５本の指の骨を構成し、それらが手根中手関節（５個）、中手指節関節（５個）、指節間関節（９個）を構成している。

手の背面（甲部）

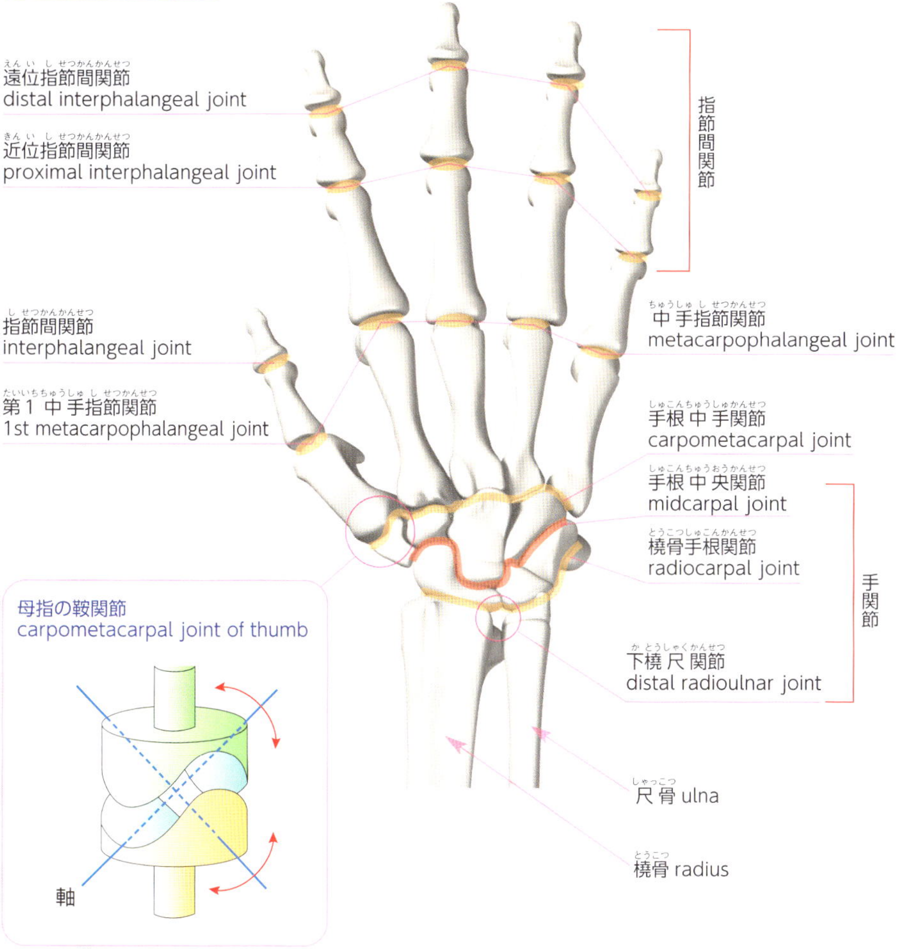
遠位指節間関節
distal interphalangeal joint
近位指節間関節
proximal interphalangeal joint
指節間関節
指節間関節
interphalangeal joint
第１中手指節関節
1st metacarpophalangeal joint
中手指節関節
metacarpophalangeal joint
手根中手関節
carpometacarpal joint
手根中央関節
midcarpal joint
橈骨手根関節
radiocarpal joint
手関節
下橈尺関節
distal radioulnar joint
尺骨 ulna
橈骨 radius
母指の鞍関節
carpometacarpal joint of thumb
軸

手関節の運動

Movements of wrist joint

手関節の運動

手関節は、掌屈（屈曲）・背屈（伸展）・尺屈（内転）・橈屈（外転）などの運動が可能です。指節間関節は、指の屈曲と屈伸だけが可能で、指の間を開閉する外転と内転の運動は中手指節関節（MP関節）が主体となります。

背屈と掌屈は橈骨手根関節と手根中央関節の２つの関節の運動であるのに対し、橈屈、尺屈は橈骨手根関節のみの運動です。

母指の手根中手関節は大菱形骨と第１中手骨の鞍関節で、手根中手関節はその可動域が広いことから、さまざまな手の把持動作が可能となります。

橈骨手根関節と手根中央関節による背屈と掌屈

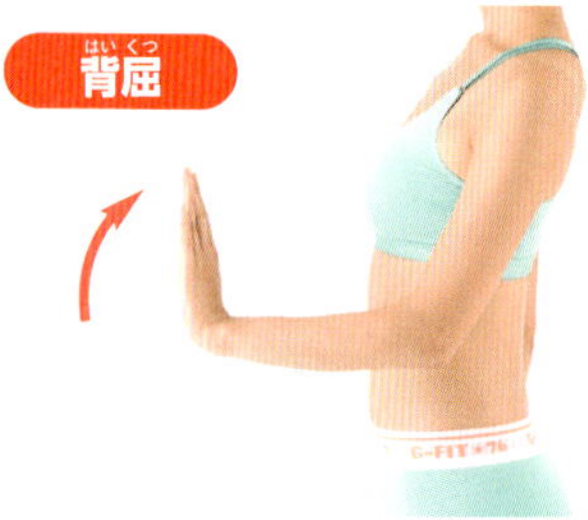

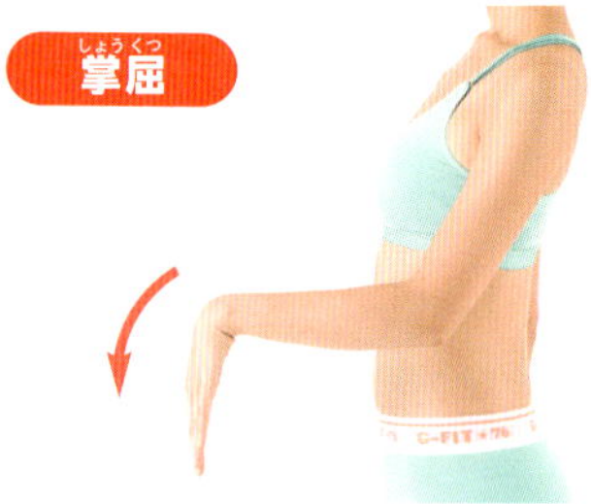

橈骨手根関節による橈屈と尺屈

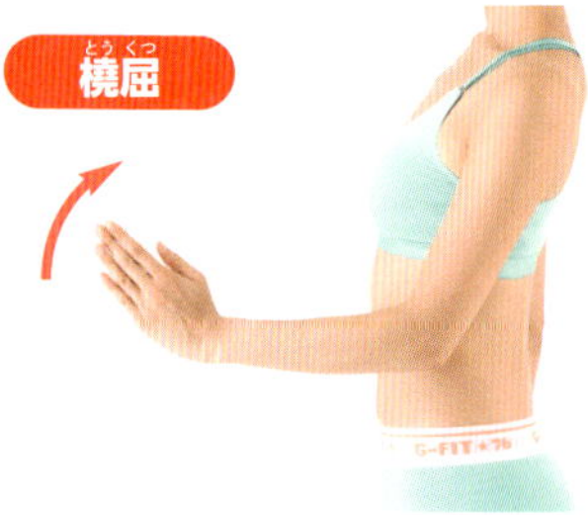

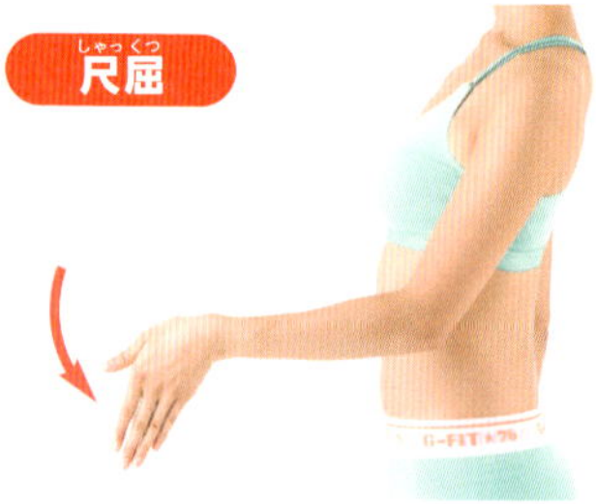

母指の手根中手関節による把持動作

①つまむ動作

母指と示指（人差し指）の指腹でつまむ動作

②握る動作

母指とほかの４本の指で握る動作

③はさむ動作

母指の指腹と示指の橈側面（親指側）によってはさむ動作

④引っかける動作

母指以外の４本の指によって引っかける動作

③の動作例

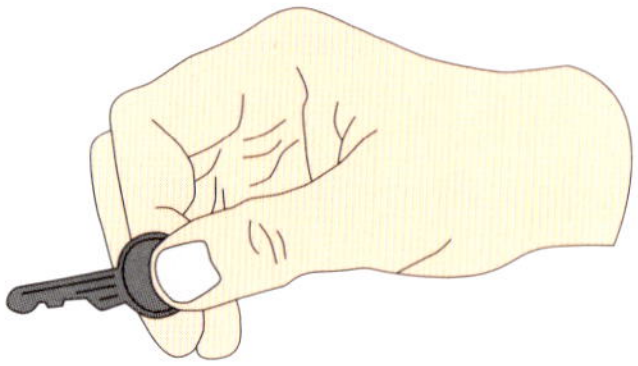

手の靱帯

Joint of hand

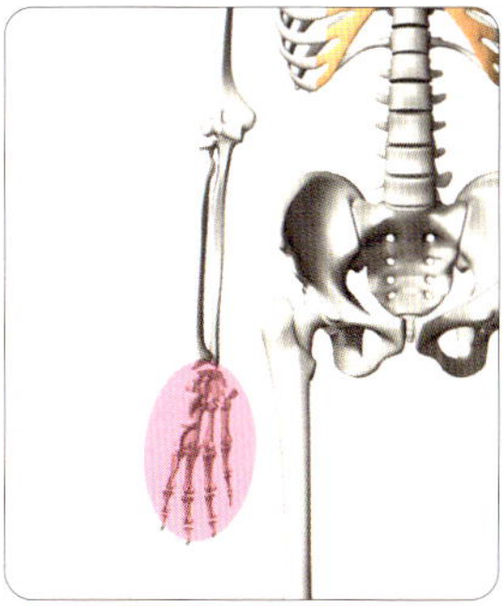

手の靱帯

手の関節と靱帯

手首の関節は、橈骨と舟状骨・月状骨・三角骨という３つの手根骨からなる橈骨手根関節のことをいいます。これらの骨は、掌側と背側の両面から、掌側橈骨手根靱帯や外側手根側副靱帯、背側手根間靱帯などで結ばれるほか、間に関節円板があるために手根骨とは直接連結していない尺骨との間も、掌側尺骨手根靱帯や内側手根側副靱帯、掌側・背側橈尺靱帯などで固く結ばれています。手根骨と中手骨の手根中手関節は、掌側および背側の手根中手靱帯でそれぞれ補強されています。

また、第２～第５中手骨間の掌側には、帯状の深横中手靱帯がつきます。この靱帯は、中手指間関節につくところでは掌側靱帯の線維と混じり合い、手指の線維鞘と固く結ばれ、骨とは直接接合しません。

手の靱帯掌側

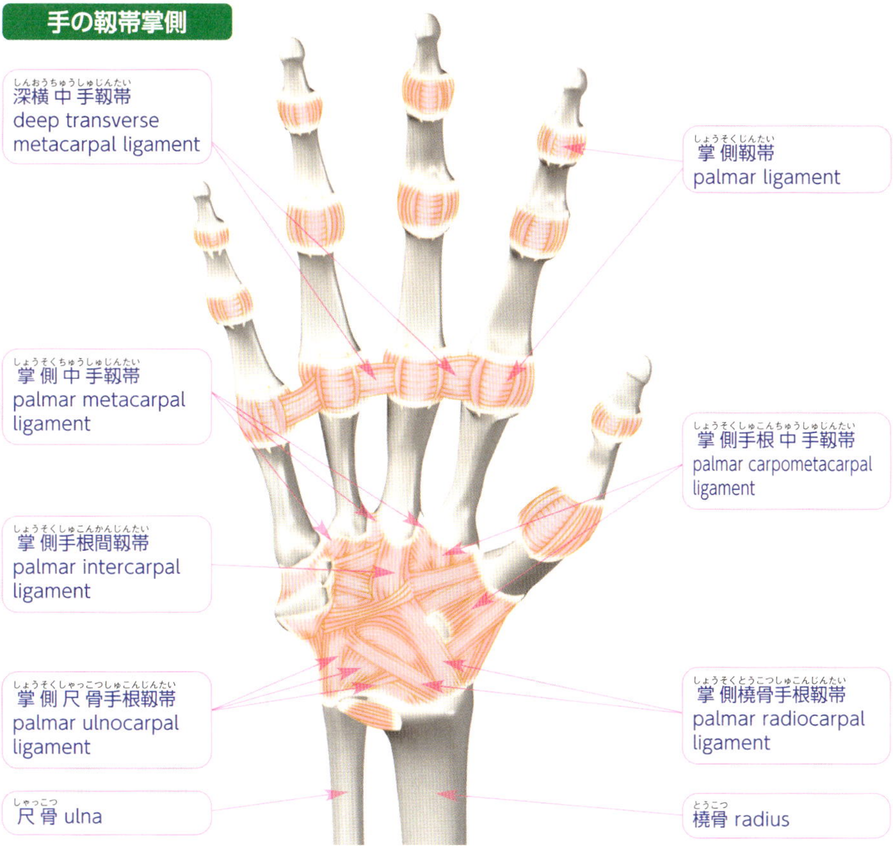

深横中手靱帯
deep transverse metacarpal ligament
掌側靱帯
palmar ligament
掌側中手靱帯
palmar metacarpal ligament
掌側手根中手靱帯
palmar carpometacarpal ligament
掌側手根間靱帯
palmar intercarpal ligament
掌側尺骨手根靱帯
palmar ulnocarpal ligament
掌側橈骨手根靱帯
palmar radiocarpal ligament
尺骨 ulna
橈骨 radius

指骨の靭帯

中手骨から先の指骨との関節には、中手骨と指骨の基節骨による中手指節関節と、基節骨と中節骨、中節骨と末節骨、基節骨と末節骨（母指）による指節間関節があります。指節間関節は、近位指節間関節（いわゆる第２関節）と遠位指節間関節（いわゆる第１関節）に分かれますが、基節骨と末節骨しかない母指の関節は単に指節間関節とだけ呼び、近位·遠位の区別はありません。それぞれの関節は関節包でおおわれ、その両側には側副靭帯、掌側には掌側靭帯がついて、複雑な手の動きを妨げない程度に関節を固定しています。

手の靭帯背面(右)

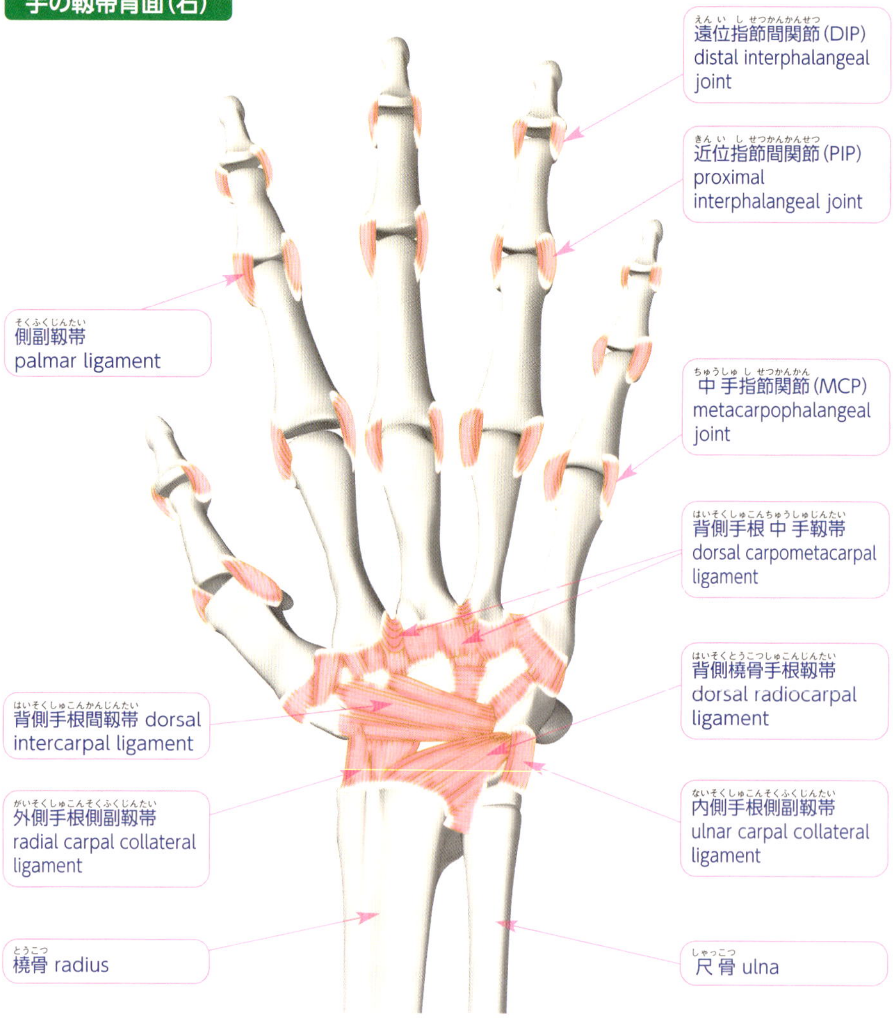

遠位指節間関節(DIP) distal interphalangeal joint
近位指節間関節(PIP) proximal interphalangeal joint
側副靭帯 palmar ligament
中手指節関節(MCP) metacarpophalangeal joint
背側手根中手靭帯 dorsal carpometacarpal ligament
背側橈骨手根靭帯 dorsal radiocarpal ligament
背側手根間靭帯 dorsal intercarpal ligament
外側手根側副靭帯 radial carpal collateral ligament
内側手根側副靭帯 ulnar carpal collateral ligament
橈骨 radius
尺骨 ulna

上肢を支える筋

Muscles of upper limbs

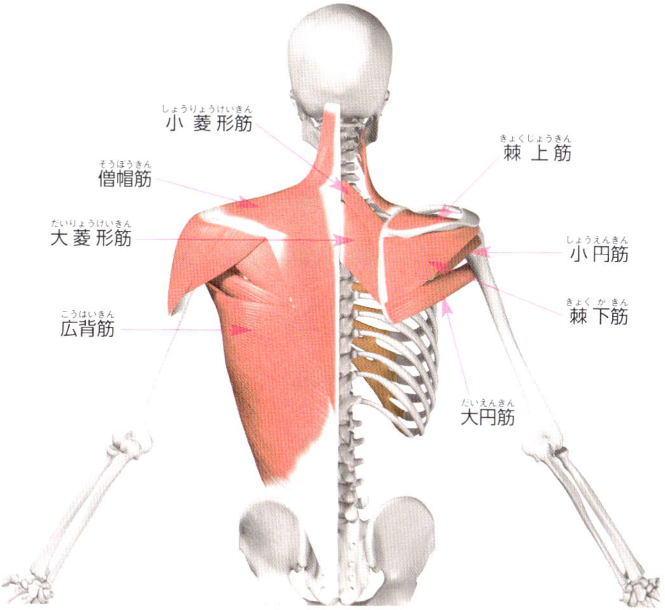

棘上筋・棘下筋・小円筋・大円筋

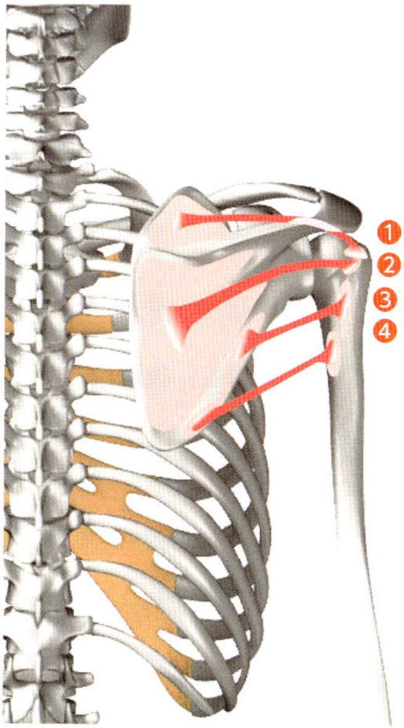

❶棘上筋（きょくじょうきん）

起始：肩甲骨の棘上窩

停止：上腕骨の大結節上端

❷棘下筋（きょくかきん）

起始：肩甲骨の棘下窩

停止：上腕骨の大結節

❸小円筋（しょうえんきん）

起始：肩甲骨の外側縁

停止：上腕骨の大結節後部

❹大円筋（だいえんきん）

起始：肩甲骨の下角

停止：上腕骨の小結節稜

上腕二頭筋、上腕筋

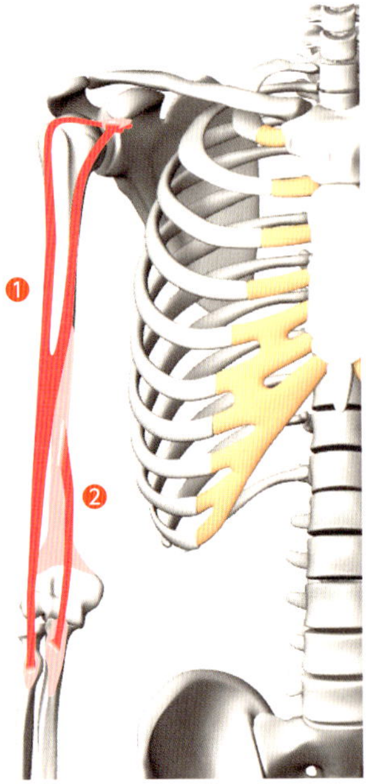

❶ 上腕二頭筋（じょうわんにとうきん）

起始：長頭　肩甲骨の関節上結節

短頭：肩甲骨の烏口突起

停止：橈骨粗面。上腕二頭筋腱膜

❷ 上腕筋（じょうわんきん）

起始：上腕骨の遠位3分の２の前面

停止：尺骨の粗面

鎖骨下筋・小胸筋

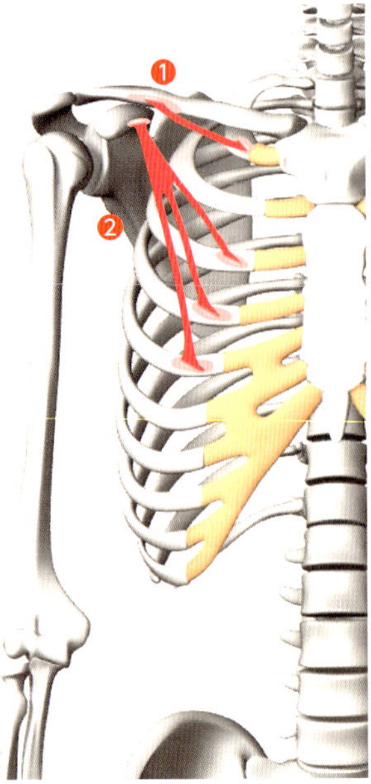

❶ 鎖骨下筋（さこつかきん）

起始：第１肋骨肋軟骨結合部

停止：鎖骨外側3分の1下面

❷ 小胸筋（しょうきょうきん）

起始：第3～５肋骨の前面

停止：肩甲骨の烏口突起

Part 3

体幹の骨と関節

体幹の骨と関節

Trunk bone & joint

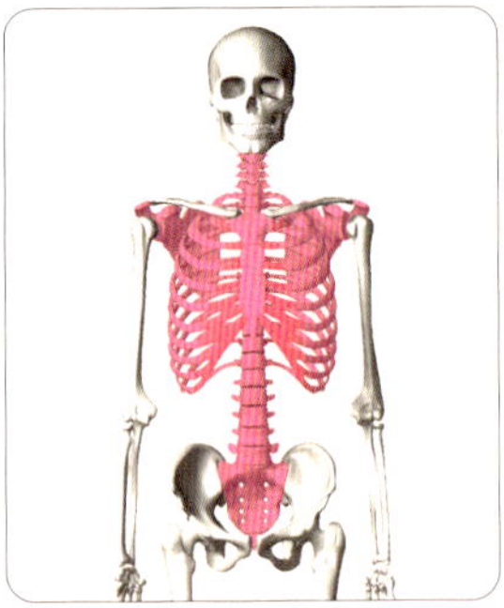
体幹

体幹の構造

身体の中軸部である体幹は、「脊柱」と「胸郭」に大別される。脊柱は頚椎、胸椎、腰椎、仙骨、尾骨からなり、頭部を支え体幹も支えている。胸郭は1個の胸骨と12対の胸椎・肋骨で構成され、肺や心臓の臓器を保護している。さらに仙骨は骨盤を形成し、身体を支える土台の役目をしている。

体幹前面

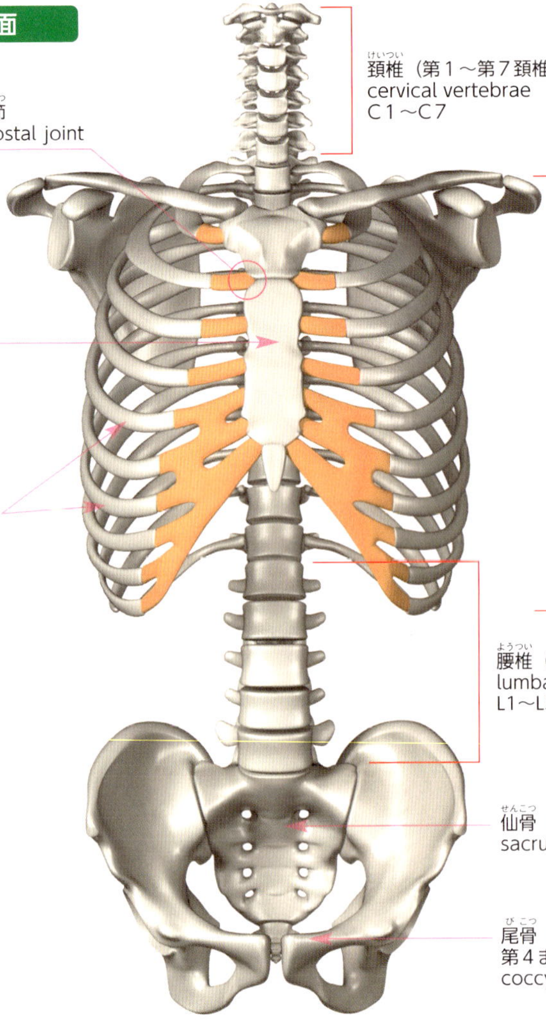
頚椎（第1～第7頚椎）
cervical vertebrae
C1～C7
胸肋関節
sternocostal joint
胸骨
sternum
胸郭 thorax
肋骨 ribs
腰椎（第1～第5腰椎）
lumbar vertebrae
L1～L5
仙骨（第1～第5仙椎）
sacrum
尾骨（第1～第3尾椎、第4または第5尾椎）
coccyx

体幹後面

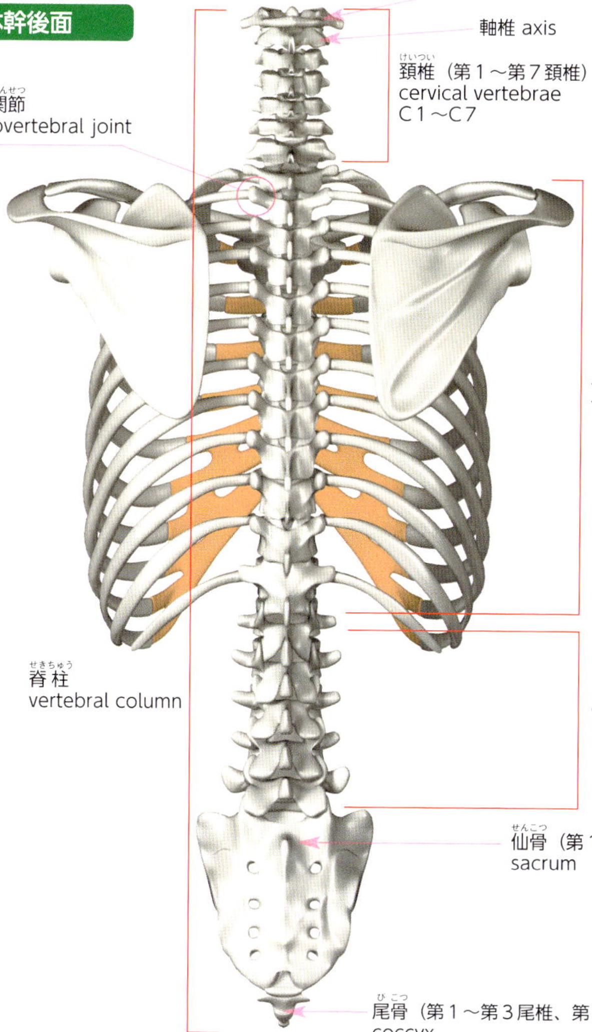

環椎 atls
軸椎 axis
頸椎（第１～第７頸椎）
cervical vertebrae
C１～C７
肋椎関節
costovertebral joint
胸 椎（第１～第12胸椎）
thoracic vertebrae
T1～T12
脊 柱
vertebral column
腰椎（第１～第５腰椎）
lumbar vertebrae
L1～L5
仙骨（第１～第５仙椎）
sacrum
尾骨（第１～第３尾椎、第４または第５尾椎）
coccyx

脊柱（せきちゅう）

Vertebral column

脊柱の構造

いわゆる「背骨」のことで、背側中央にあって身体を支える。頚椎７個、胸椎12個、腰椎５個の24個の可動性の椎骨と、仙骨と尾骨からなる骨格。脊椎とは脊椎骨（椎骨）ともいわれ脊柱を構成する骨のこと。

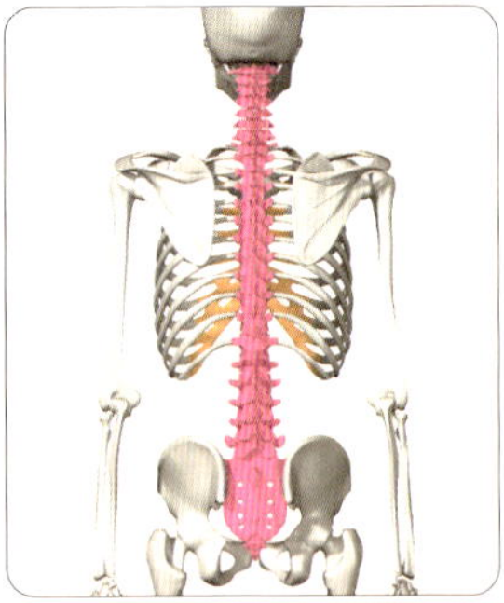

脊柱

脊柱側面

頚椎（けいつい） cervical vertebrae

脊柱上部の７個の椎骨で、いわゆる「首の骨」。

胸椎（きょうつい） thoracic vertebrae

頚椎に続く12個の椎骨。椎体は、下にいくほど大きくなる。肋骨と連結するための関節面をもつ。

腰椎（ようつい） lumbar vertebrae

胸椎に続く５個の椎骨。腰の部分にあたり、５つの椎体はどれも椎骨の中では最も強大。

仙骨（せんこつ） sacrum, sacra（複）

腰椎と尾椎の間にある５個の椎骨（仙椎）が、成長とともに結合して１個の仙骨となる。

尾骨（びこつ） coccyx, coccyges（複）

脊柱の最下部にあり、３～５個の尾椎と呼ばれる椎骨が結合したもの。「尾てい骨」とも呼ばれる。

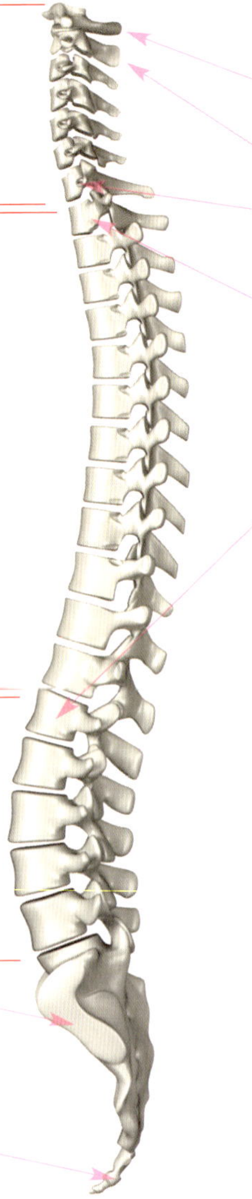
環椎（第1頚椎）atlas
軸椎（第2頚椎）axis
隆椎（第7頚椎）
promiment bertebra
第1胸椎 1st thoracic verterbra
第1腰椎 1st lumbar vertebra

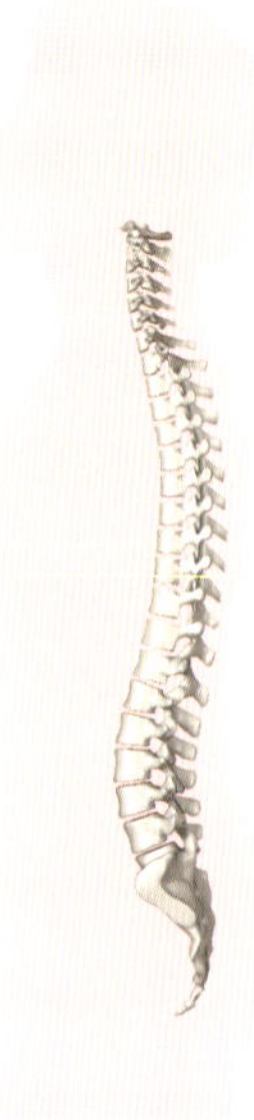

椎骨の構造

脊柱を構成する個々の骨のことで、32～34個の椎骨が椎間板を介して連結している。頸椎、胸椎、腰椎の24個の椎骨のうち、第1、第2頸椎以外は共通した構造をもつ。

椎骨上面（胸椎）

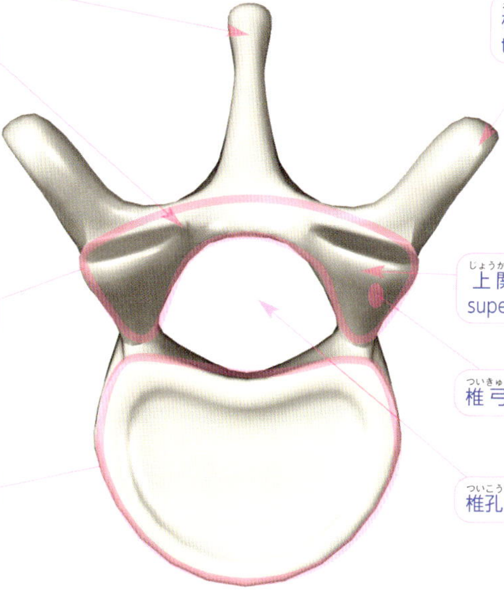
棘突起 spinous process
椎弓板 lamina
椎弓 vertebral arch
椎体 vertebral body
横突起 transverse process
上関節突起 superior articular process
椎弓根 pedicle
椎孔 vertebral foramen

椎骨側面（胸椎）

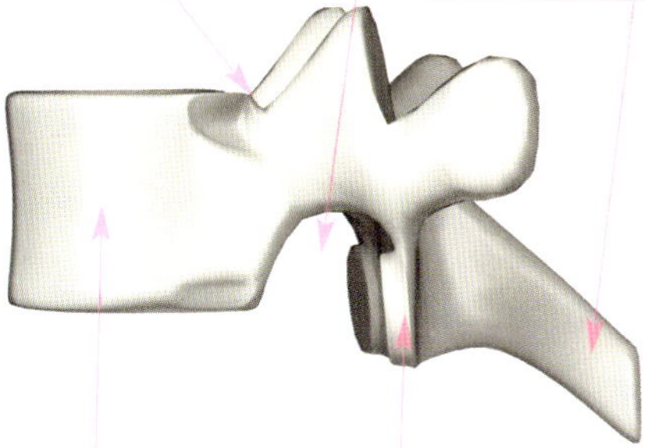
下椎切痕 inferior vertebral notch
上椎切痕 superior vertebral notch
棘突起 spinous process
椎体 vertebral body
下関節突起 inferior articular process

2つの椎骨側面

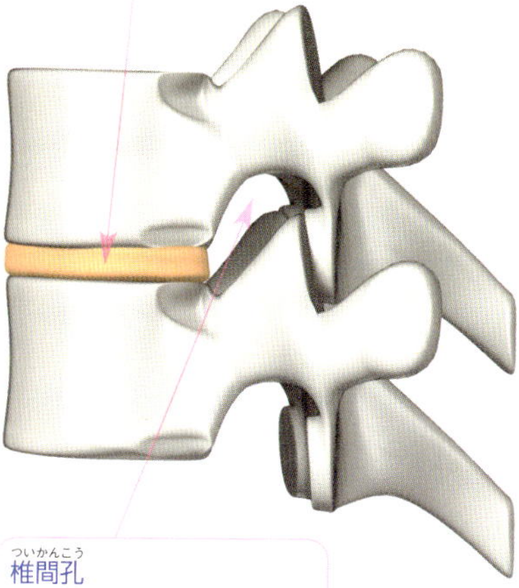
椎間円板 intervertebral disc
椎間孔 intervertebral foramen

頚椎

Cerbical vertebrae

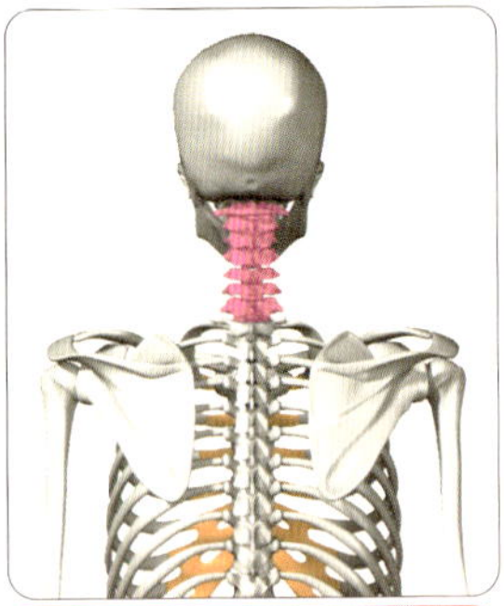

頚椎

頚椎の構造

脊柱の上部、7個の椎骨で構成された「首の骨」。首の回旋や前後屈など、脊柱の中でも最も可動性が高く、そのため第1、第2頚椎は特徴的な構造をもつ。

頚椎側面

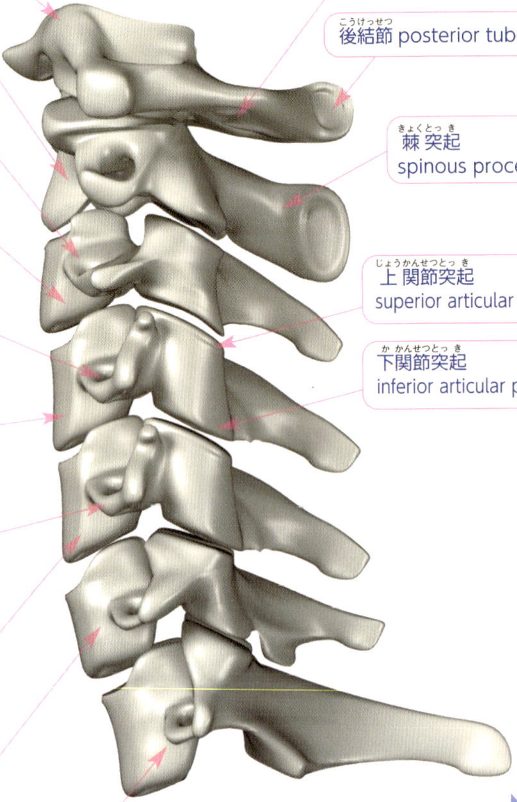

第1頚椎(環椎)
1st cervical vertebra (atlas)
第2頚椎(軸椎)
2nd cervical vertebra (axis)
脊髄神経溝
groove for spinal nerve
第3頚椎
3rd cervical vertebra
後結節 posterior tubercle
第2～第7頚椎の横突孔より後方の部分。横突起に相当する。
第4頚椎
4th cervical vertebra
前結節 anterior tubercle
第2～第7頚椎の横突孔より前方の部分。本来は肋骨に相当するものが椎骨に結合したもの。
第5頚椎
5th cervical vertebra
第6頚椎
6th cervical vertebra
第7頚椎（隆椎） 7th cervical vertebra (prominent bertebra)
脊柱の上から7番目、頚椎の最も下に位置し、頚椎の中では棘突起も最大で、下の胸椎に似た形となっている。可動域が大きい。頚を前に曲げたときに隆起するのはこの頚椎である。
後弓 posterior arch
後結節 posterior tubercle
棘突起
spinous process
上関節突起
superior articular process
下関節突起
inferior articular process
背側

第６頸椎上面

第６頸椎斜め下面

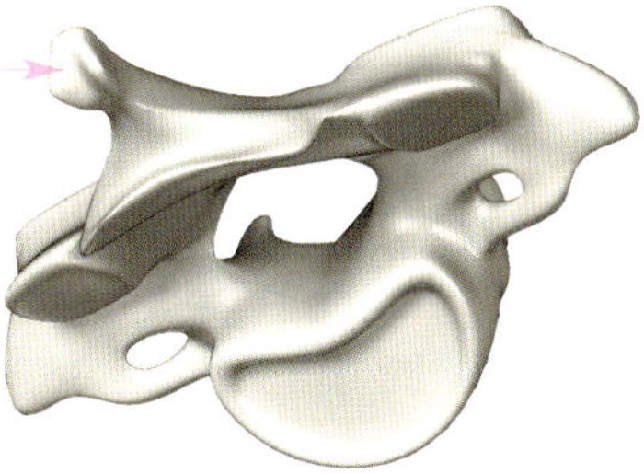

棘突起 spinous process

椎孔の後下方に突き出した突起。第３～第６頸椎ではほぼ同じ形状をしているが、下位になるほど長く突き出す。第２～第６頸椎では、先が二股になっている。

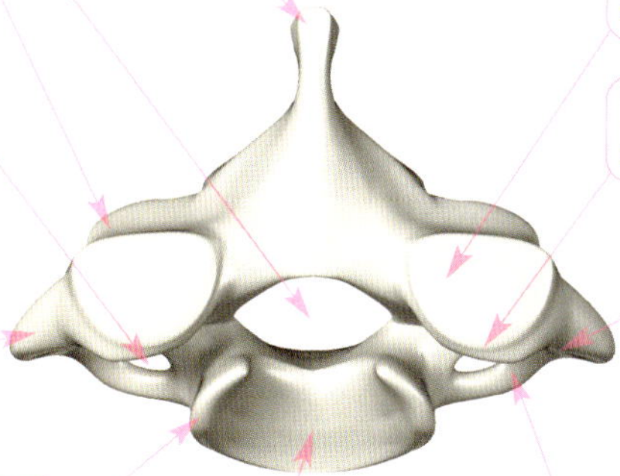

椎孔 vertebral foramen

椎体と椎弓に囲まれた孔。椎孔が上下に連続して脊柱管を構成して脊髄を通す。

下関節突起 inferior articular process

横突孔 transverse foramen

頸椎の横突起にある孔。椎骨動脈と椎骨静脈が通る。

横突起 transverse process

椎弓の側面から左右の外側に向かって突き出た一対の突起。

鈎状突起 uncinate process

第３～７頸椎体の上面では側縁の後部が上方に向かって突出し鈎状突起（椎体鈎）と呼ばれる。

椎体 vertebral body

上関節面 superior articular surface

上関節突起 superior articular process

後結節 posterior tubercle

第2～第7頸椎の横突孔より後方の部分。横突起に相当する。

前結節 anterior tubercle

第2～第7頸椎の横突孔より前方の部分。本来は肋骨に相当するものが椎骨に結合したもの。

第７頸椎上面

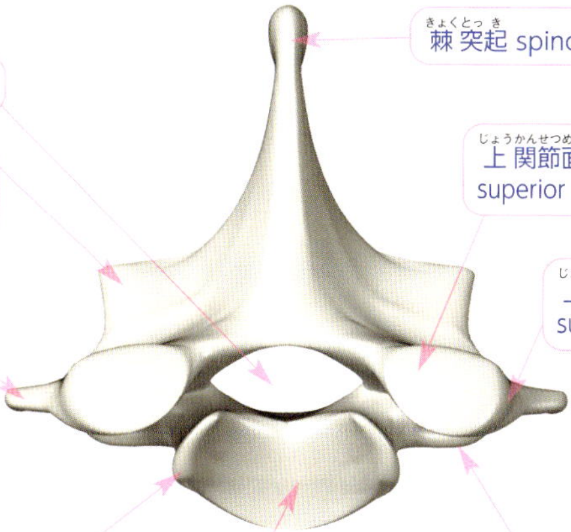

棘突起 spinous process

椎孔 vertebral foramen

下関節突起 inferior articular process

横突起 transverse process

上関節面 superior articular surface

上関節突起 superior articular process

鈎状突起 uncinate process

椎体 vertebral body

前結節 anterior tubercle

環椎(第1頸椎)・軸椎(第2頸椎)

Atlas・Axis

環椎の構造

脊柱の一番上に位置する椎骨で、一般的な椎骨にある椎体や棘突起がなくリング状をしている。

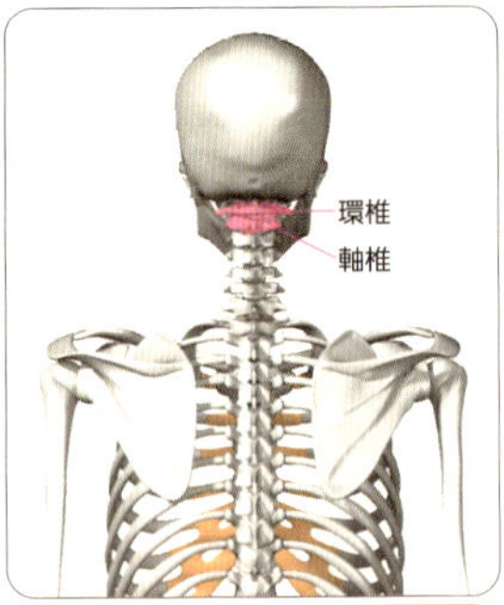

環椎・軸椎

環椎上面

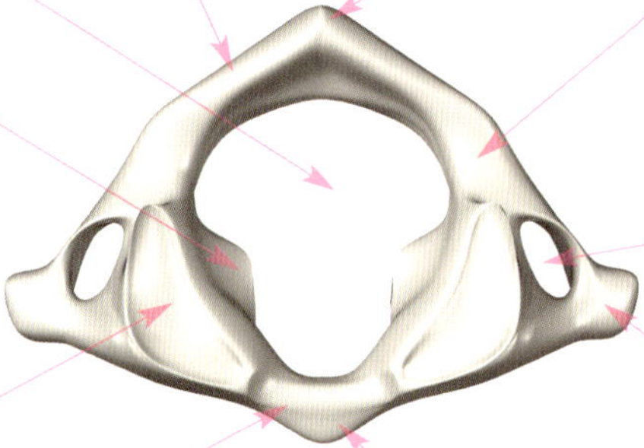

椎孔
vertebral foramen
環椎中央に大きく開いた孔。

後弓
posterior arch of atlas
環椎の大きな椎孔の後方部分。一般的な椎骨の椎弓に相当する。

後結節
posterior tubercle
後弓中央部にある小隆起で、棘突起が退化したもの。

椎骨動脈溝 groove for vertebral artery
環椎の後弓の外側塊へ向かう部位の上面にある溝。椎骨動脈および後頭下神経が通る。

外側塊
lateral mass of atlas
環椎の前弓と後弓を結合する外側部分。一般的な椎骨に見られる上下関節突起に相当し、肥厚して欠如する椎体の代わりに頭蓋を支える。

横突孔
transverse foramen
左右の横突起にある孔。

横突起
transverse process

上関節窩
superior articular facet
外側塊の上面にある長楕円形のくぼみ。後頭骨と関節する。

前弓
anterior arch of atlas
環椎の大きな椎孔の前方部分。後弓に比べて短い。

前結節
anterior tubercle
前弓の前面中央から下方に向けて突き出た小さな突起。

環椎下面

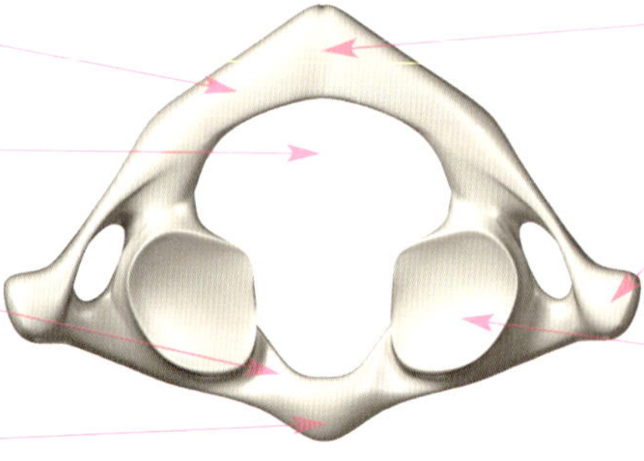

後弓
posterior arch of atlas

椎孔
vertebral foramen

前弓
anterior arch of atlas

前結節
anterior tubercle

後結節
posterior tubercle

横突起
transverse process

下関節窩
inferior articular facet
外側塊の下面、軸椎の上関節面と関節する円形で平坦な面。

軸椎の構造

脊柱の上から２番目に位置する椎骨で、環椎同様、ほかの椎骨とは形状が異なる。椎体の頭側面から上方に向かって突き出た「歯突起」が特徴。

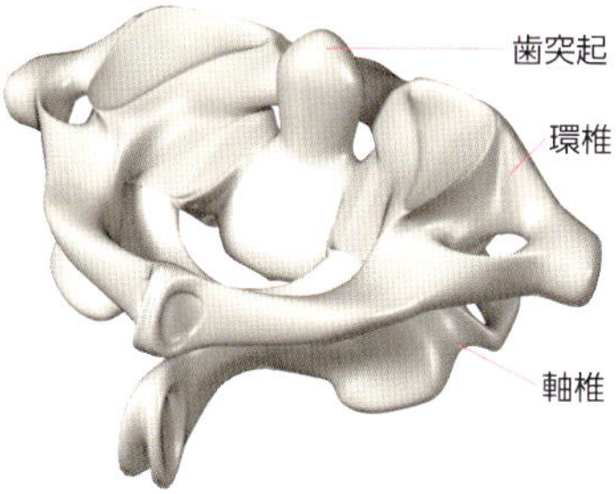

軸椎前面

歯突起 dens

椎体の頭側面から上方向かって突き出ている犬歯のような形をした突起。歯突起の前面にある前関節面は軸椎の歯突起窩に、後面にある交換節面は環椎横靱帯と対向する。

歯突起尖 apex of dens

歯突起の尖端、歯尖靱帯の付着点。

前関節面 anterior articular surface

環椎の後弓の外側塊へ向かう部位の上面にある溝。椎骨動脈および後頭下神経が通る。

上関節面 superior articular surface

椎体の上面、環椎の下関節面と接する平坦な部分。

椎体 vertebral body

横突起 transverse process

下関節面 inferior articular surface

第3頚椎の上関節面と接する部分。

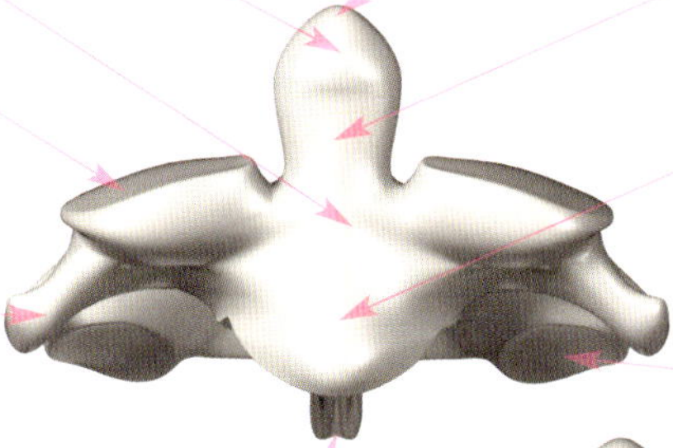

軸椎背面

棘突起 spinous process

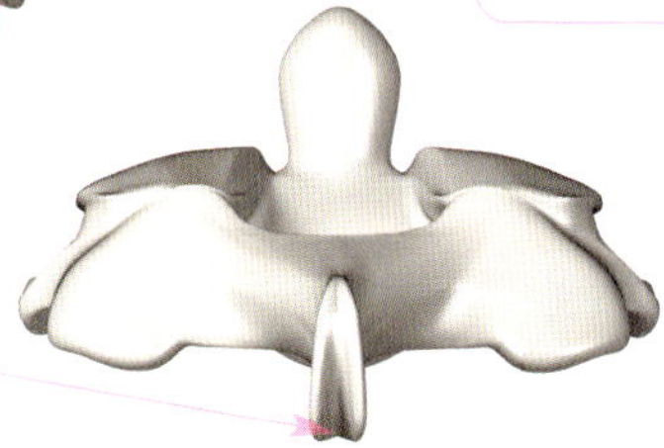

軸椎側面

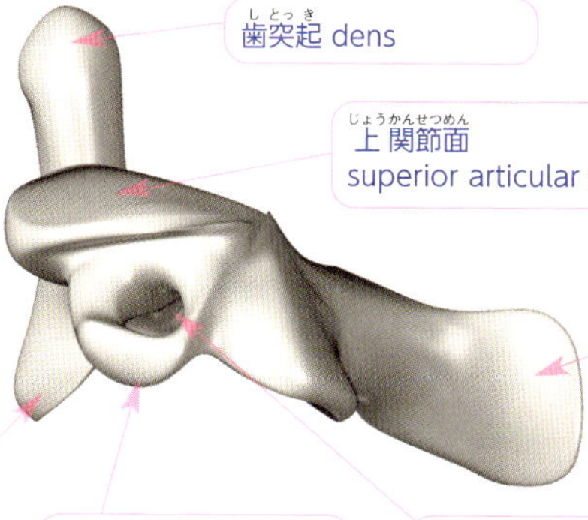

歯突起 dens

上関節面 superior articular surface

棘突起 spinous process

椎体 vertebral body

横突起 transverse process

横突孔 transverse foramen

胸椎

Thoracic vertebrae

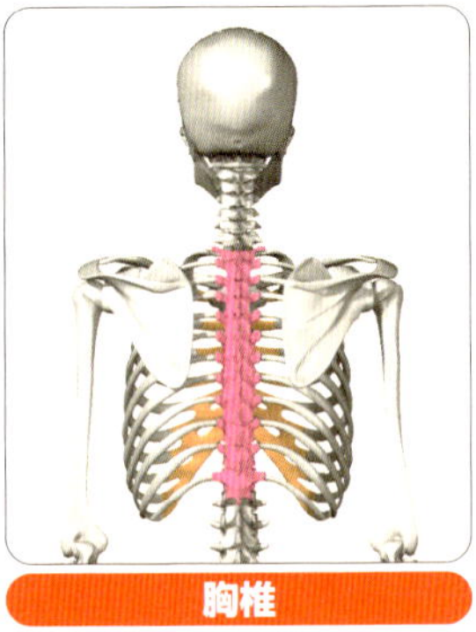
胸椎

胸椎の構造

頚椎に続く12個の椎骨のこと。肋骨、胸骨とともに胸郭を構成し、側面にある「肋骨窩」で肋骨と関節する。

胸椎側面図

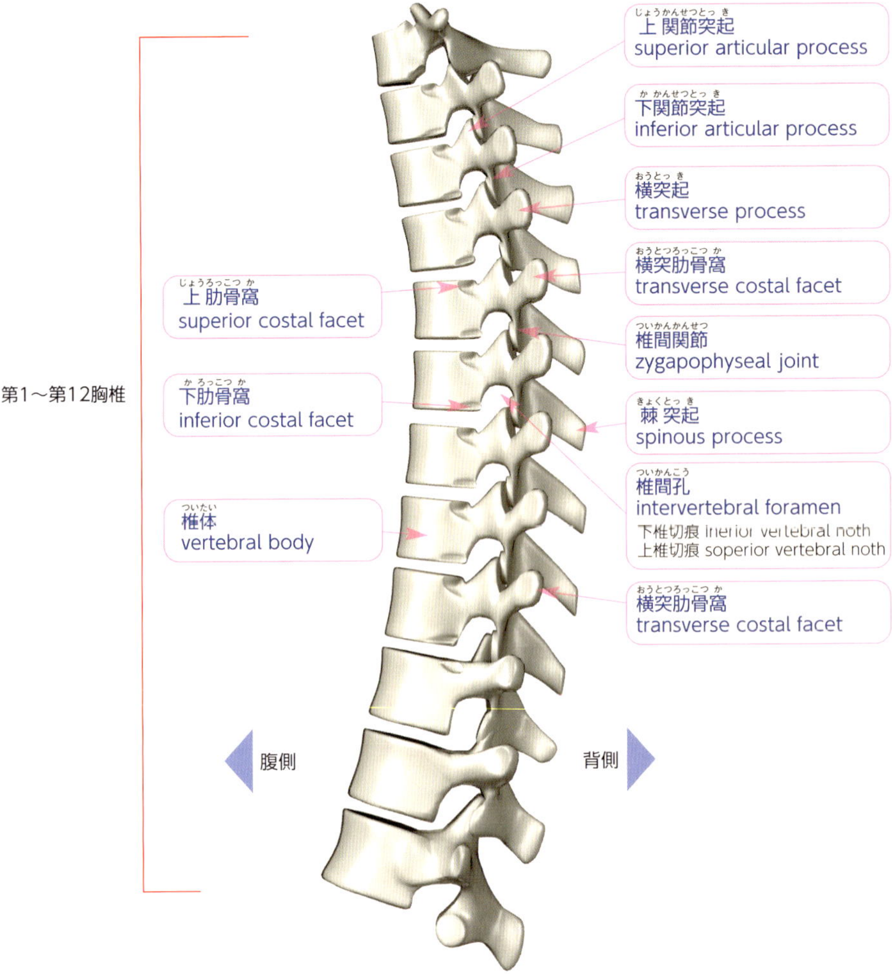
上関節突起
superior articular process
下関節突起
inferior articular process
横突起
transverse process
横突肋骨窩
transverse costal facet
椎間関節
zygapophyseal joint
棘突起
spinous process
椎間孔
intervertebral foramen
下椎切痕 inerior vertebral noth
上椎切痕 soperior vertebral noth
横突肋骨窩
transverse costal facet
上肋骨窩
superior costal facet
下肋骨窩
inferior costal facet
椎体
vertebral body
第1〜第12胸椎
腹側
背側

胸椎上面

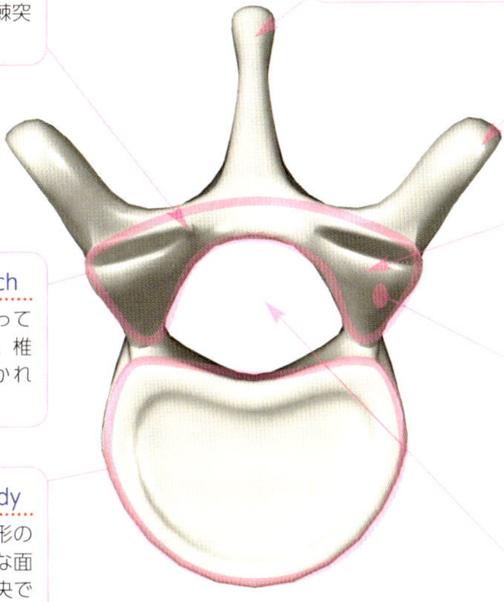

椎弓板 lamina
椎弓根によって椎体に連結された、横突起と棘突起の間の板状の骨。

棘突起 spinous process
椎弓の後方中央から下方に向かう長い突起。

横突起 transverse process
椎弓の側面から左右の外側に向かって突き出た一対の突起。

上関節突起 superior articular process
椎弓の根元近くから上に向かって突き出た一対の突起。下にある椎骨の下関節突起とともに椎間関節を構成する。

椎弓 vertebral arch
椎体から後方に向かって出るアーチ状の部分。椎弓根と椎弓板に分かれる。

椎弓根 pedicle
椎弓の椎体と接する部分。上下にある上椎切痕と下椎切痕によって上下から狭められ、そのため椎弓根は椎体後面の上端寄りにつくように見える。

椎体 vertebral body
椎骨前面の短い円柱形の部分。上下端は平らな面をつくり、側面は中央でややくびれている。

椎孔 vertebral foramen
椎体と椎弓に囲まれた孔。椎孔が上下に連続して脊柱管を構成して脊髄を通す。

胸椎側面

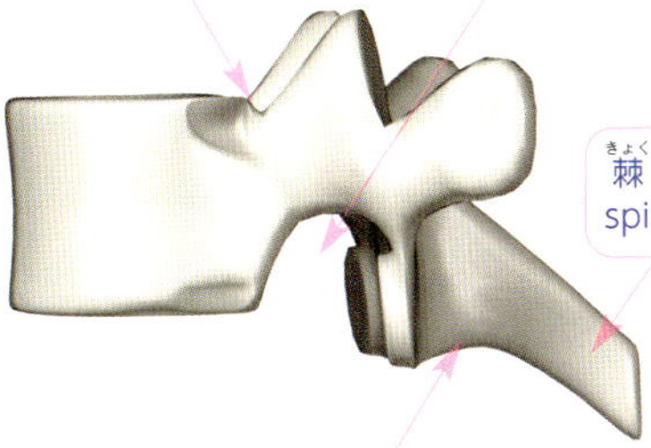

上椎切痕 superior vertebral notch
椎弓根の上縁にある切れ込み。

下椎切痕 inferior vertebral notch
椎弓根の下縁にある切れ込み。

棘突起 spinous process

下関節突起 inferior articular process
椎弓の根元近くから下方に突き出た一対の突起。

椎間孔 intervertebral foramen
上の椎骨の下椎切痕と下の椎骨の上椎切痕の間にできる孔。脊髄神経が通る。

2つの胸椎側面

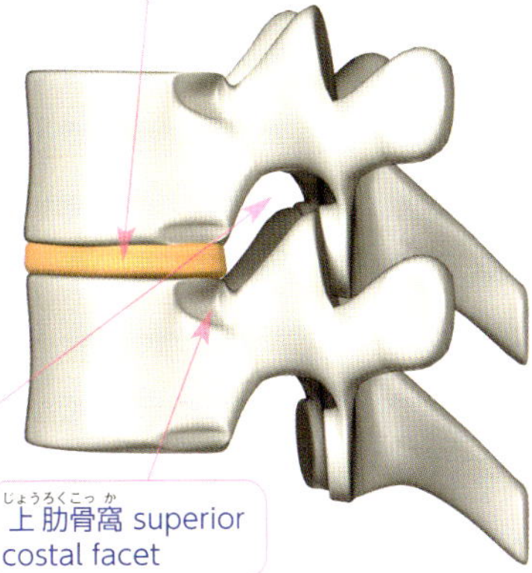

椎間円板 intervertebral disc
繊維軟骨でおおわれた円柱状の板で、椎骨と椎骨の間に挟まってクッションの働きをする。椎間板ともいう。

上肋骨窩 superior costal facet

腰椎

Lumbar vertebrae

腰椎の構造

胸椎の下、いわゆる腰の部分に位置する5個の椎骨で、椎骨の中で最も大きい。椎体の幅は下位のものほど大きく、高さは第３、第４腰椎で最大となる。

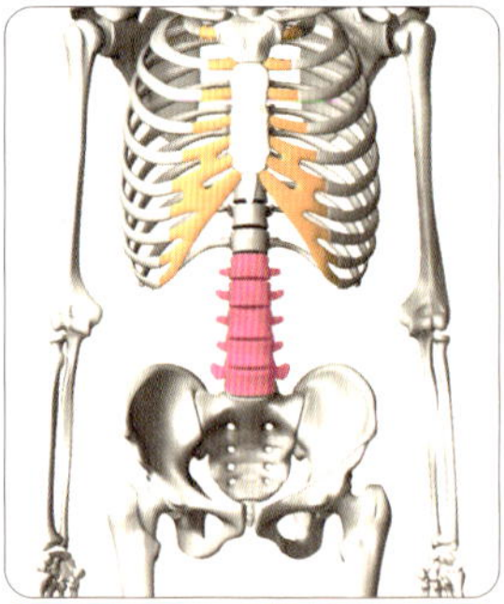

腰椎

腰椎側面

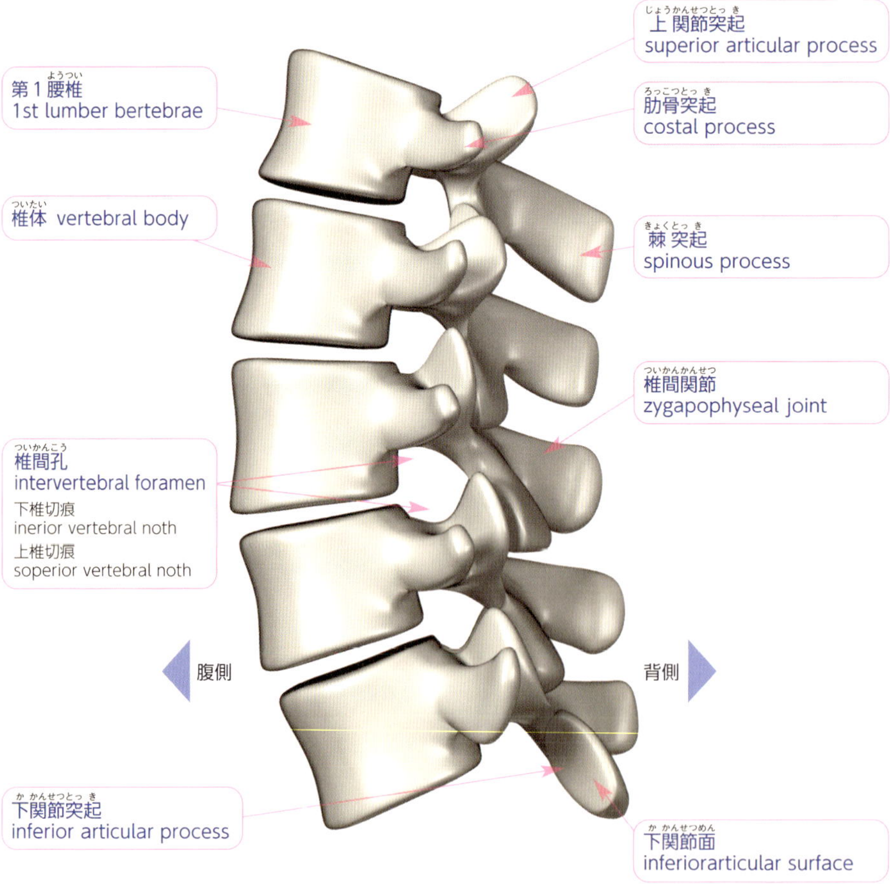

上関節突起
superior articular process
第１腰椎
1st lumber bertebrae
肋骨突起
costal process
椎体 vertebral body
棘突起
spinous process
椎間関節
zygapophyseal joint
椎間孔
intervertebral foramen
下椎切痕
inerior vertebral noth
上椎切痕
soperior vertebral noth
腹側
背側
下関節突起
inferior articular process
下関節面
inferiorarticular surface

腰椎上面

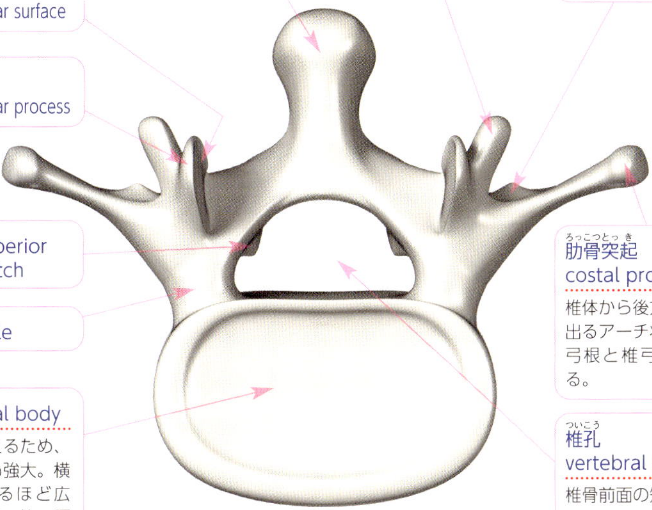

棘突起 spinous process
後方に突き出た短い突起。幅が広く、四角な板状となっている。

乳頭突起 mamillary process
上関節突起の外側上部から後ろに突出する突起。その一部は横突起の変形したもの。

副突起 accessory process
肋骨突起の根元にある、下後方に突き出した小さな棘状の隆起。本来の横突起が変形したもの。

上関節面 superior articular surface

上関節突起 superior articular process

上椎切痕 superior vertebral notch

椎弓根 pedicle

肋骨突起 costal process
椎体から後方に向かって出るアーチ状の部分。椎弓根と椎弓板に分かれる。

椎体 vertebral body
重い体重を支えるため、椎骨の中で最も強大。横幅は下位になるほど広く、厚みは第3、第4腰椎で最大となる。

椎孔 vertebral foramen
椎骨前面の短い円柱形の部分。上下端は平らな面をつくり、側面は中央でややくびれている。

腰椎椎間板ヘルニアと腰椎分離症

腰椎は脊椎の中では最も大きな負荷がかかる部位で、椎間板の中の髄核が飛び出し、神経を圧迫する「椎間板ヘルニア」や、椎弓部に亀裂が入り分離してしまう「分離症」、腰椎が前方にすべる「すべり症」などが起こることがある。

椎間板ヘルニアの症状

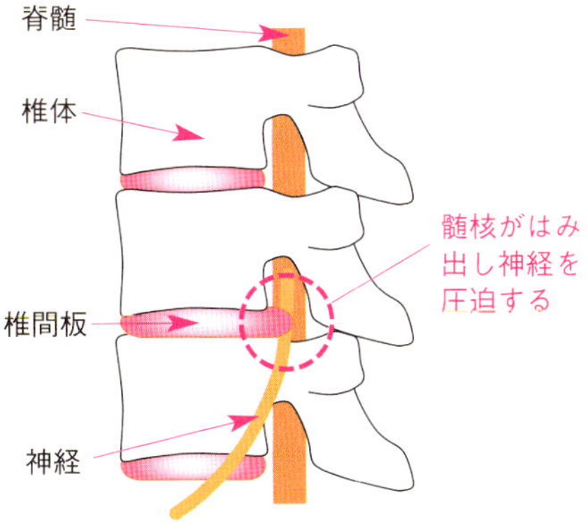

脊髄
椎体
椎間板
神経
髄核がはみ出し神経を圧迫する

腰椎分離症の症状

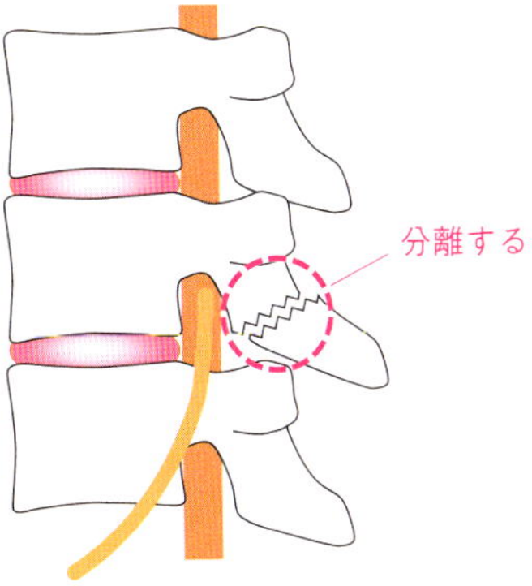

分離する

仙骨・尾骨

Sacrum・Coccyx

仙骨・尾骨の構造

腰椎に続いて脊柱のいちばん下に位置する仙骨は、出生児には分離していた５個の仙椎が癒合したもの。その下の尾骨は３～５個の尾椎が癒合したもので、成人では仙骨とも癒合する。寛骨とともに骨盤を構成する。

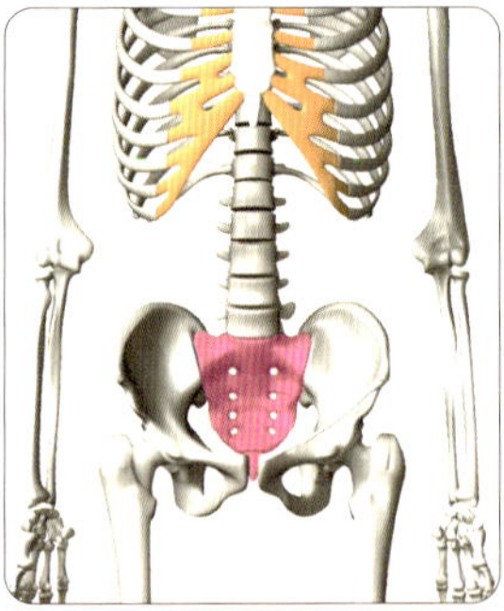

仙骨・尾骨

仙骨・尾骨前面

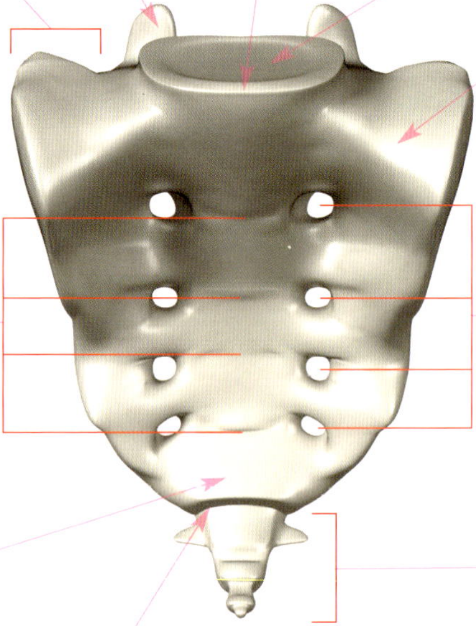

外側部 lateral part
前後の仙骨孔より外側にある部分。横突起、肋骨およびこれらに付着する靭帯の遺残。

上関節突起 superior articular process
仙骨管の両側にある左右一対の突起。第５腰椎の下関節突起と関節する。

岬角 pormontory
仙骨底の前縁、前方に大きく張り出した部分。

仙骨底 base of sacrum
仙骨の上端、第５腰椎と接する幅広い部分。中央は第１仙骨の椎体状面にあたる。

仙骨翼 ala (wing) of sacrum
仙骨底の外側、左右に張り出した部分。横突起と肋骨遺残からできたもの。

横線 transverse ridge (lines)
仙骨前面に平行して入る、4本の横線。5個の仙椎が癒合したつなぎ目。

前仙骨孔 anterior sacral foramina
４本の横線の両端にある４対の孔。仙骨神経前枝の出口。

仙骨尖 apex of sacrum
仙骨の下端。第５仙椎の椎体からなる横楕円形の下端面で、尾骨と結合する。

尾骨 coccyx, coccyges (複)
仙骨の下、脊柱下端部にあり、通常３～５個の小さな尾椎からなる。小児では分離しているが、成長とともに各尾骨間および仙骨とも癒合する。

尾骨角 coccygeal horn (cornu)
仙骨の尾骨角と接する部分。上関節突起に相当する。

仙骨・尾骨後面

仙骨管 sacral canal
脊柱管の下端に相当する、仙骨の上端面後側の第１仙骨の椎孔にあたる三角形の孔。椎間孔を介して、前・後仙骨孔と通じる。

耳状面 auricular surface
仙骨の側面は上部が厚く、下部は薄くなっているが、上部は幅広く耳状の面になっている。寛骨と連続する。

正中仙骨稜 median sacral crest
正中線上にある、波状の凸凹の隆線。各仙椎の棘突起とその間にある靭帯が骨化し癒合したもの。

中間仙骨稜 intermediate sacral crest
正中仙骨稜の両側にあり、関節突起と周囲の靭帯が骨化、癒合して生じたもの。

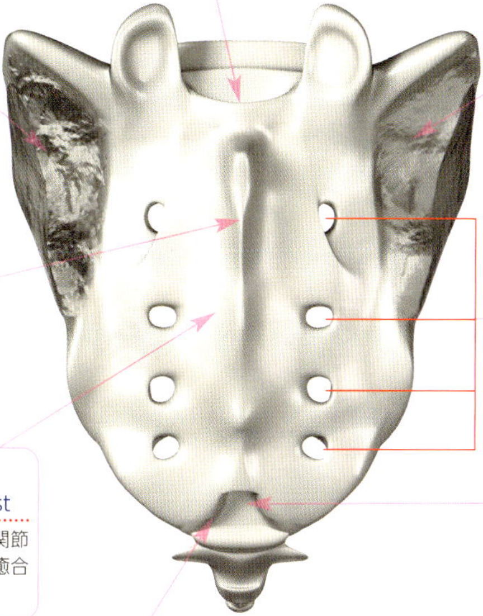

仙骨粗面 sacral tuberosity
腸骨と仙骨を結ぶ靭帯が付着し粗面となる、耳状面の後縁に囲まれる部分。

後仙骨孔 posterior sacral foramina
中間仙骨稜の外側にある４対の孔。

仙骨裂孔 sacral hiatus
仙骨管の下方への開口部。通常、第3、または第４仙椎の高さにある。

仙骨角 sacral horn
中間仙骨稜の下端に下方に伸びたところ。

仙骨・尾骨上面

仙骨管 sacral canal

上関節突起 superior articular process

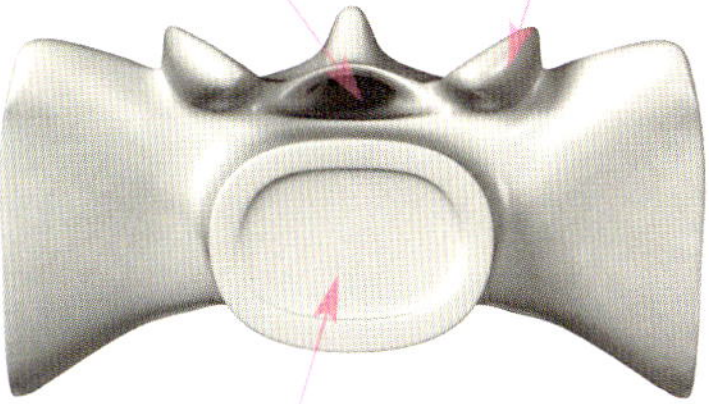

仙骨底 base of sacrum

仙骨・尾骨側面

岬角 pormontory

耳状面 auricular surface

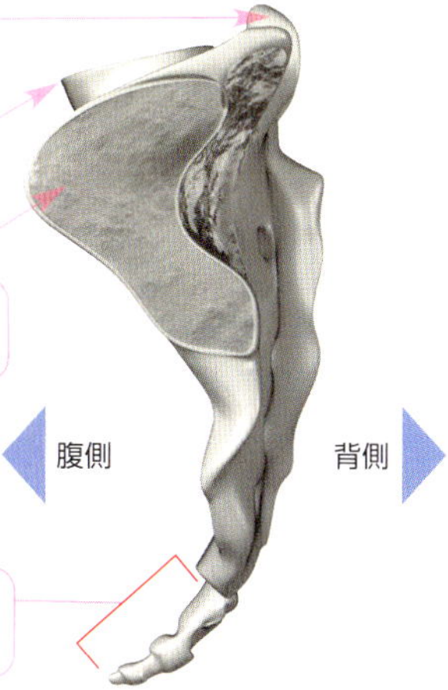

尾骨 coccyx, coccyges(複)

胸郭

Thorax

胸郭の構造

体幹の上半分に位置し、心臓や肺などの内臓を保護する。12個の胸椎と、それぞれの胸椎につく12対24本の肋骨、胸の中央に位置する胸骨で構成される。

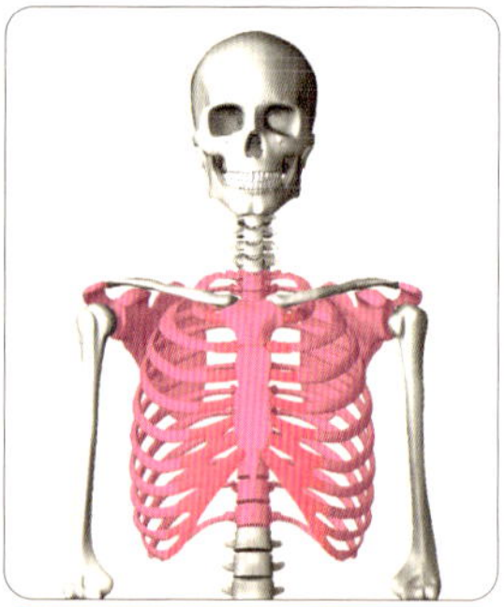

胸郭

胸郭前面

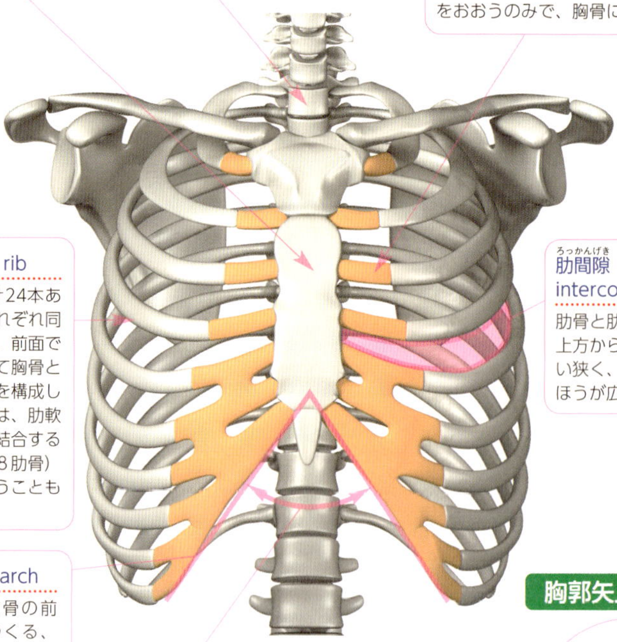

胸骨 sternum

胸椎 thoracic vertebra

肋軟骨 cotal cartilage

肋骨と胸骨を結合する軟骨。ただし、第11、第12の肋軟骨は短く、肋骨の末端をおおうのみで、胸骨には達しない。

肋骨（肋硬骨）rib

左右に12対、計24本あり、背面ではそれぞれ同じ番号の胸椎と、前面では肋軟骨を介して胸骨とつながり、胸郭を構成している。狭義では、肋軟骨が直接胸骨と結合する真肋（第1～第8肋骨）だけを肋骨ということもある。

肋間隙 intercostal space

肋骨と肋骨の間の空間。上方から下方にいくに従い狭く、後方より前面のほうが広くなる。

肋骨弓 costal arch

第7～第10肋軟骨の前部が連結してつくる、下方へ向かって隆起する弓状線。

胸骨下角 infrasternal angle

左右の肋骨弓が、剣状突起の上端を挟んで合うところ。約70～80度の角をつくる。

胸郭矢上断面図

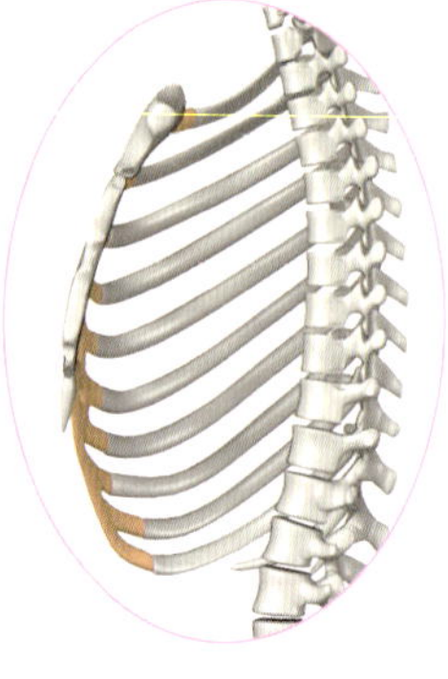

胸郭後面

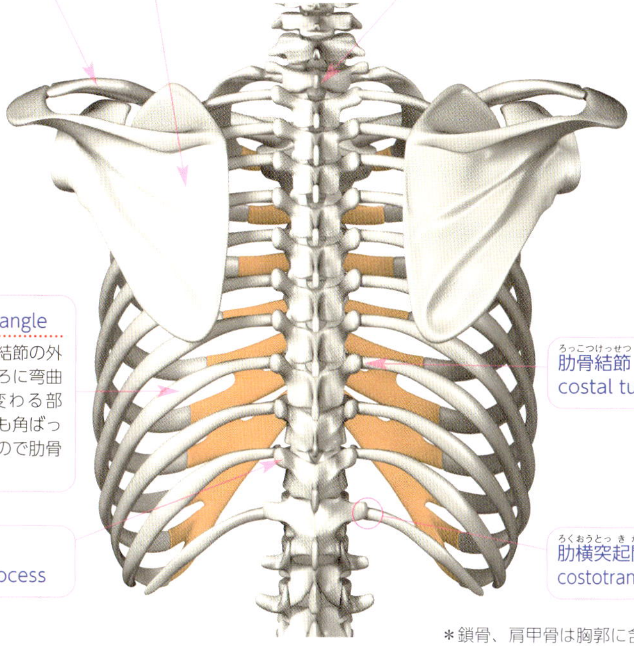

鎖骨 clavicle

肩甲骨 scapula

第１ 胸 椎突起　1st spinous process

肋骨角 costal angle

肋硬骨上方肋骨結節の外側方数cmのところに弯曲の方向が急に変わる部分。多少なりとも角ばった突出をつくるので肋骨角とよばれる。

横突起
transverse process

肋骨結節
costal tubercle

肋横突起関節
costotransverse joint

＊鎖骨、肩甲骨は胸郭に含まれません。

胸郭右上面

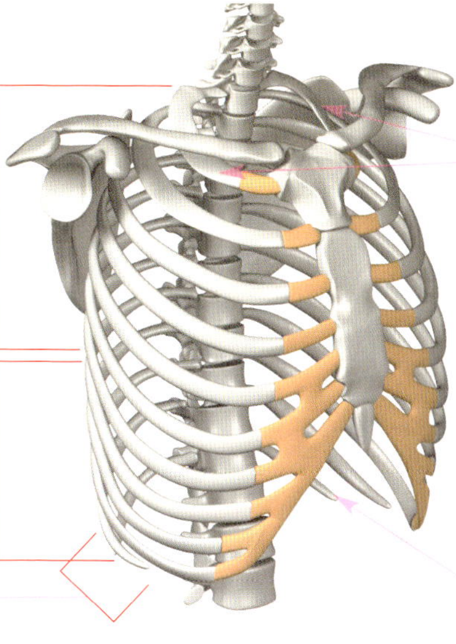

真肋 true ribs

肋骨につく肋軟骨が直接胸骨と結合する第１～第７までの肋骨。

仮肋 false ribs

肋軟骨がほかの肋軟骨を介してはじめて胸骨と結合する第８以下の肋骨。偽肋ともいう。

浮遊肋 floating ribs

肋骨の中でも肋軟骨が短く、胸骨に達しない第11、第12肋骨のこと。

第１肋骨　1 st rib

第 12 肋骨 12st rib

胸骨

Sternum

胸骨の構造

胸郭の中央に位置する縦長の扁平骨。肋軟骨を介して肋骨と連結する。胸骨柄、胸骨体、剣状突起という3つの部位に分かれる。

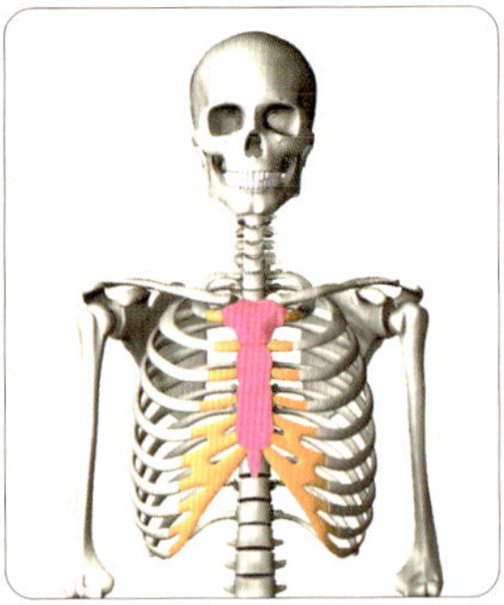

胸骨

胸骨前面

胸骨側面

頚切痕 jagular notch

胸骨の上端部、左右の鎖骨切痕に囲まれた部分にある浅いくぼみ。

鎖骨切痕 clavicular notch

頚切痕の両側で、外方向に向く大きな切れ込み。鎖骨と関節する。

胸骨柄 mamubrium of sternum

胸骨の上4分の1を占める部分。胸骨柄の上縁は第2胸椎の下縁の高さにある。

胸骨角 sternal angle

胸骨柄と胸骨体が結合する部位で、前方に角張って突出する。左右にある切れ込みには、第2肋骨がつく。

胸骨体 body of sternum

胸骨柄の下にあり、扁平で細長い部分。側面には肋軟骨と関節するため、6対の切痕がある。

剣状突起 xiphoid process

胸骨体の下部にある薄い偏平な突起。ほぼ軟骨でできており、老人になって骨化する。

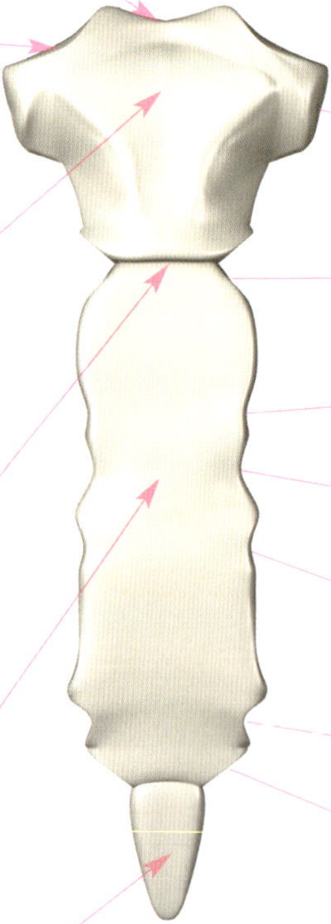

肋骨切痕 costal notch

胸骨柄と胸骨体の外側縁にある、肋骨と関節する7対の切痕。

第1肋骨切痕 1st costal notch

第2肋骨切痕 2nd costal notch

第3肋骨切痕 3rd costal notch

第4肋骨切痕 4th costal notch

第5肋骨切痕 5th costal notch

第6肋骨切痕 6th costal notch

第7肋骨切痕 7th costal notch

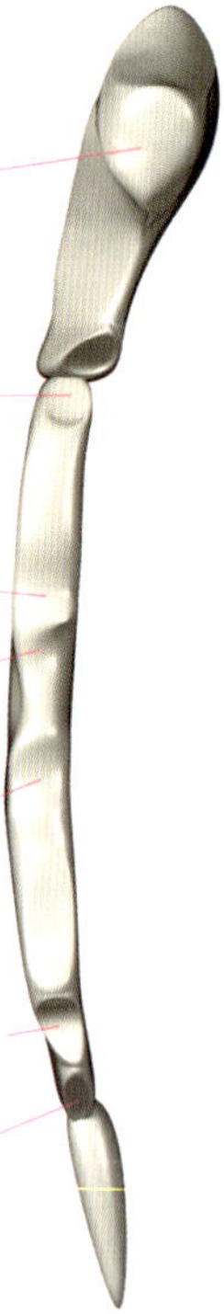

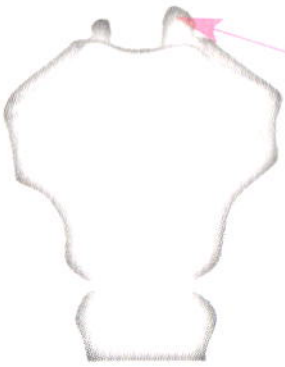

胸上骨 suprasternal bones

頚切痕両側の上方への隆起が、胸骨から独立した小さい骨になったもの。

肋骨

Ribs

肋骨の構造

左右に12本、計24本あり、後側ではそれぞれ同じ番号の胸椎と、前側では肋軟骨を介して胸骨とつながり、胸郭を構成している。第1～第7までを真肋、第8～第12までの肋骨を仮骨という。

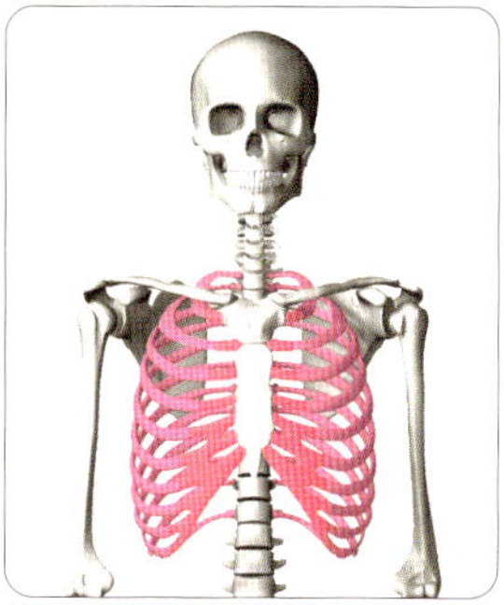

肋骨

胸郭前面

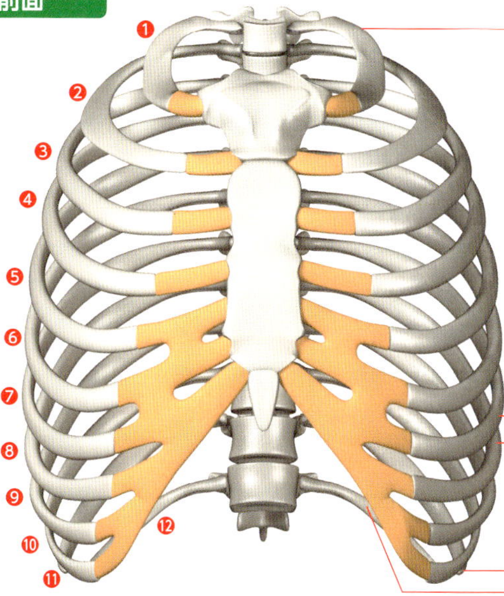

真肋 true ribs

肋骨につく肋軟骨が直接胸骨と結合する第1～第7までの肋骨。

仮肋 false ribs

肋軟骨がほかの肋軟骨を介してはじめて胸骨と結合する第8以下の肋骨。偽肋ともいう。

浮遊肋 floating ribs

肋骨の中でも肋軟骨が短く、胸骨に達しない第11、第12肋骨のこと。

右側第1・第2肋骨上面

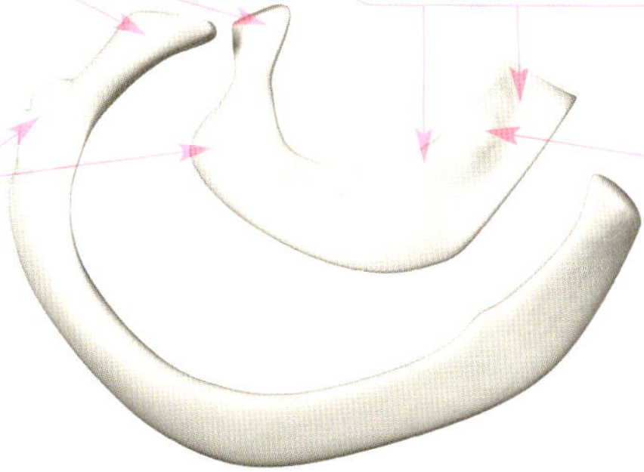

肋骨頭 head of rib

肋骨後端のふくらみで、肋骨頭関節面により胸椎につく。

肋骨結節 tubercle of rib

肋骨頸から肋骨体に続く外方にふくれた部分。同じ番号の胸椎の横突起につく。

鎖骨下動脈溝 groove for subclavian artery

前斜角筋結節の前側にある鎖骨下静脈の通路。

前斜角筋結節 tubercle for scalenus anterior

第1肋骨の上面中央、内縁近くにあり前斜角筋がつく小さな隆起。「リスフラン結節」ともいわれる。

右側肋骨内側面

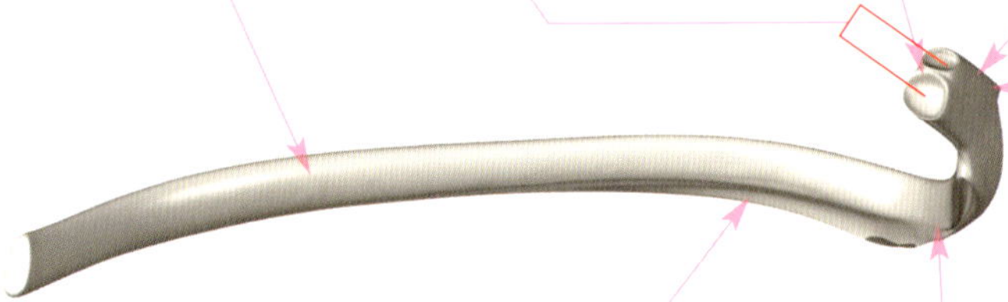

肋骨体 body of rib
肋骨結節よりも前外側部の長い部分。扁平で上縁は丸みを帯びている。

肋骨頭関節面 articular facet of head of rib
肋骨頭の先端、胸椎横突起との関節面。第2～第10肋骨では、上下2面に分かれ、それぞれ上・下方の椎骨につく。

肋骨頭稜 crest of head of rib
肋骨関節面を上下2面に分ける稜。第1、第12、第13の3本の肋骨にはなく、関節面は単一な平面となっている。

肋骨頭 head of rib

肋骨頸稜 crest of neck of rib
肋骨頸の上縁、特に鋭い縁の部分。

肋骨溝 costal groove
肋骨体の下縁に沿って走る浅く長い溝。前端に近づくにつれ徐々に浅く、不明瞭になる。肋間神経や肋間動静脈が走る。

肋骨角 angle of rib
肋骨結節の外側数cmのところで肋骨が大きく弯曲する部分。肋骨後面に角張った突出をつくるため、この名がある。

肋骨後側面

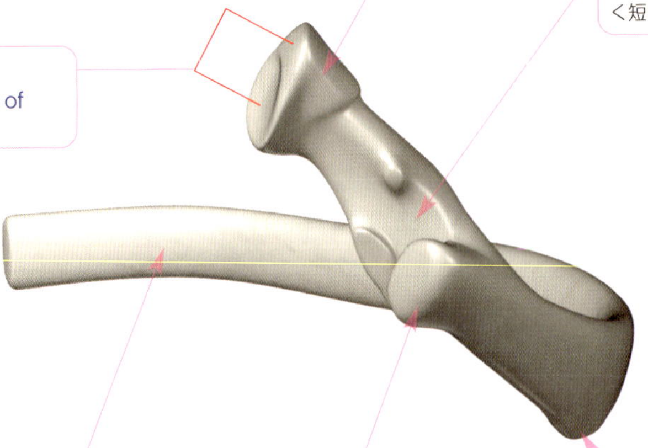

肋骨頭 head of rib

肋骨頸 neck of rib
肋骨頭と肋骨頸の間の細く短い部分。

肋骨頭関節面 articular facet of head of rib

肋骨体 body of rib

肋骨結節 tubercle of rib

肋骨角 angle of rib

COLUMN

頚部の筋のストレッチ

長時間パソコンや携帯電話に向かっていると手がしびれたり肩こり、頭痛がする場合に胸郭出口症候群(きょうかくでぐちしょうこうぐん)と診断されることがあります。

この病気は鎖骨周辺の末梢神経が血管に圧迫されて起こる病気です。首を前から支える胸鎖乳突筋(きょうさにゅうとつきん)や斜角筋群(しゃかくきんぐん)はこの肩こりや頭痛に深いかかわりを持ちます。斜角筋という首の筋肉の間の圧迫が原因の場合は斜角筋症候群と呼ばれています。頚部は細く弱い部位ですが、大人ですと約4キロもあるといわれる頭部を支えるだけでも常に緊張しやすい部位なので、日ごろからストレッチなどで頚部の筋をほぐすことをおすすめします。ただし、無理なストレッチはさけてください。

【首の前のストレッチ】

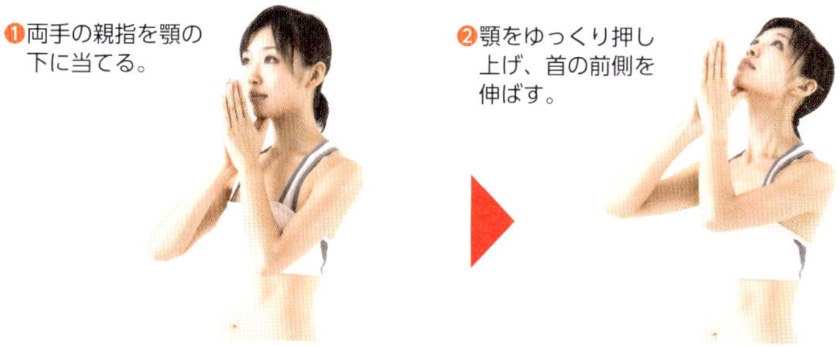

❶両手の親指を顎の下に当てる。
❷顎をゆっくり押し上げ、首の前側を伸ばす。

注意：首を後ろに倒しすぎて痛めないように、背筋は反らさずまっすぐに。

【胸鎖乳突筋と前・中・後斜角筋】

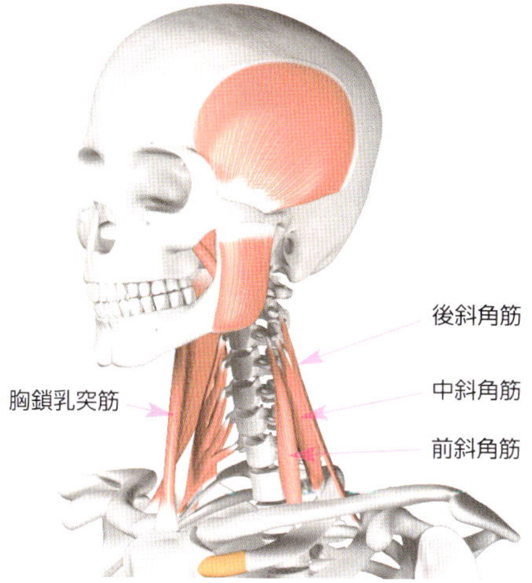

後斜角筋
胸鎖乳突筋
中斜角筋
前斜角筋

脊椎の正しいカーブ（アライメント）

Alignment

生理的弯曲とアライメント

約30個の骨からなる脊柱は､「生理的弯曲」というゆるやかなカーブを描いています｡このカーブは､頚椎や腰椎では前方に凸（前弯）し､胸椎と仙骨・尾骨では後方に凸（後弯）して､垂直に加わる荷重を分散し､重い頭部を支える負担をやわらげています｡

この弯曲が大きすぎても小さすぎても､荷重の分散がうまくいかず､さまざまな問題の原因となります｡生理的弯曲を維持し､仙骨の仙骨底（腰椎と接する部分）が水平から30度くらいに傾いているのが､理想といわれています｡

立位での理想的なアライメント（骨の配列）は､重心線とほぼ同じです｡矢状面では､耳垂のやや後方から肩峰（けんぽう）・大転子・膝蓋骨後面・腓骨外顆前方を結んだ線が､前額面後面では後頭隆起・椎骨棘突起・殿裂（でんれつ）・両膝関節内側の中心・両脛骨内果間の中心を結ぶ線が地面と垂直になる位置です｡この姿勢が身体への負担が少なく､筋の収縮も最小限となる､〝正しい〟姿勢です｡

正しいアライメント

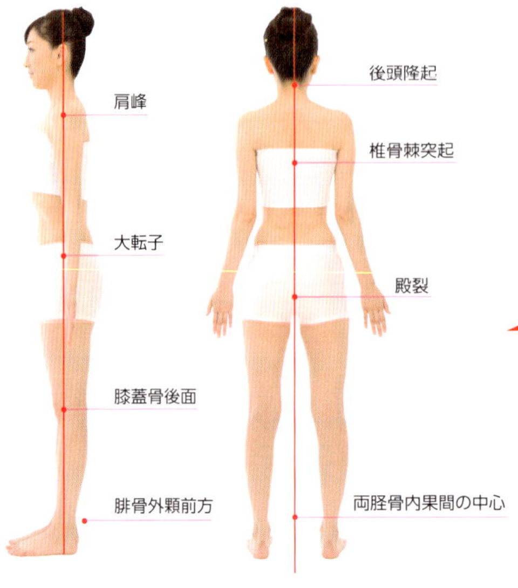

肩峰
大転子
膝蓋骨後面
腓骨外顆前方
後頭隆起
椎骨棘突起
殿裂
両脛骨内果間の中心

脊柱の生理的な弯曲

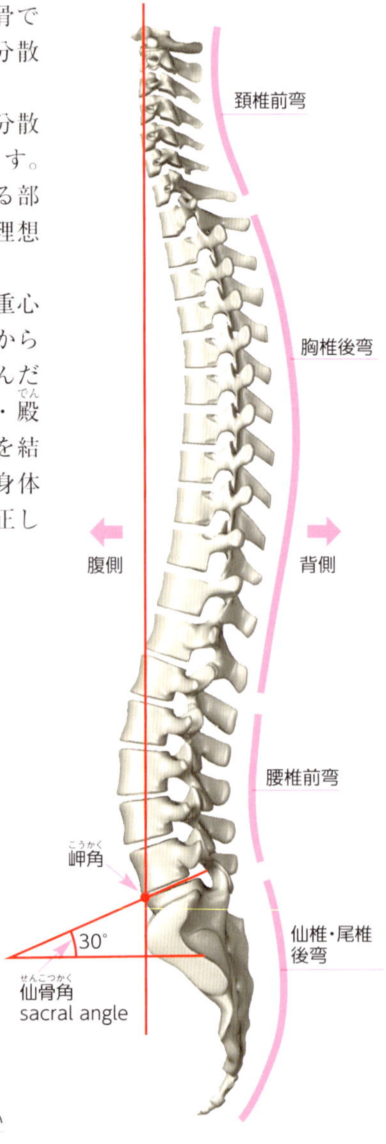

頚椎前弯
胸椎後弯
腹側
背側
腰椎前弯
岬角（こうかく）
30°
仙骨角（せんこつかく）
sacral angle
仙椎・尾椎
後弯

バランスの悪い姿勢と脊椎

生理的弯曲の異常

バランスの悪い姿勢を続けていると、生理的弯曲にゆがみが出てきます。こうした状態が長期間続くと、全体的に弯曲が少ない「平背」、胸椎の後弯が強い「円背」（俗にいう猫背）、腰椎の過度な前弯と胸椎の後弯が大きい「円凹背」、頚椎の前弯が少ない「ストレートネック」などを生じます。これらの症状は、筋や靱帯、骨、椎間板などの負荷を大きくし、痛める原因となります。

また、前額面上の異常には、脊柱が側方に曲がったりねじれたりする「側弯」があります。一般的な機能性弯曲には、腰痛などの痛みを回避するために生じる「疼痛性弯曲」や、左右の足の長さの不均衡などから生じる「代償性弯曲」などが見られます。

バランスの悪い姿勢の脊椎

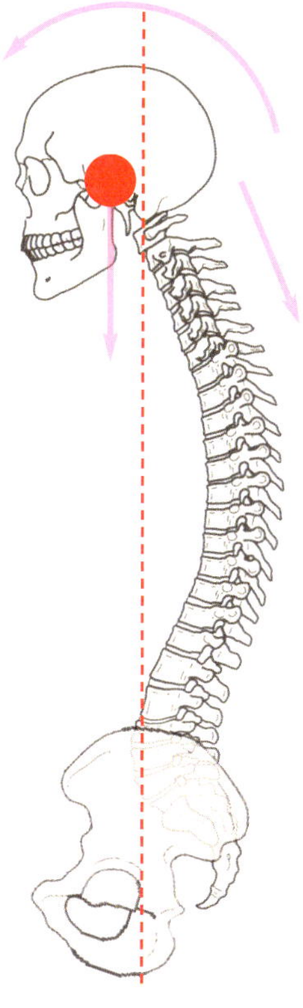

▲バランスの悪い姿勢の脊椎のカーブ

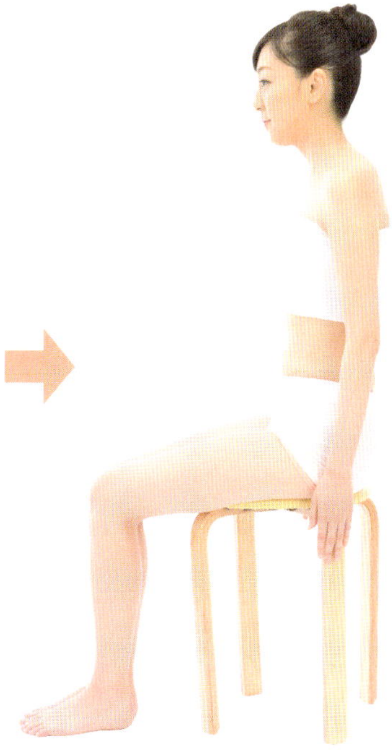

▲バランスの悪い姿勢

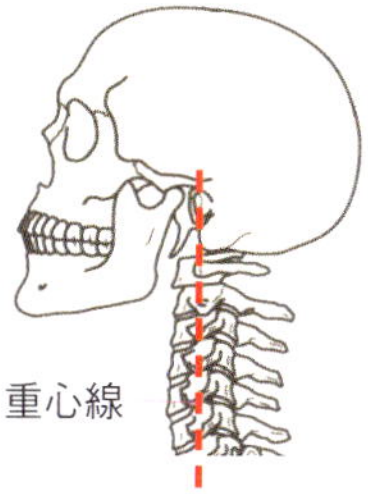

【正常なカーブ】

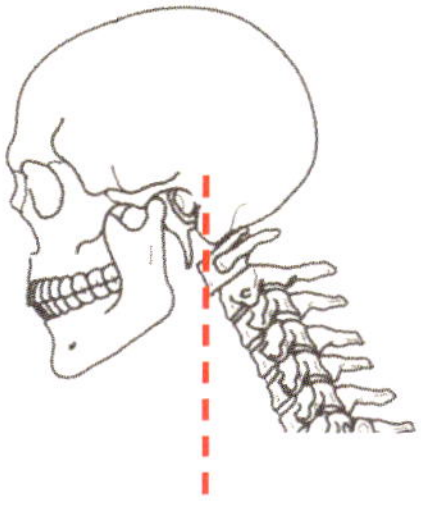

【ストレートネック】

▲ストレートネックの頚椎のカーブ

脊椎の運動

Movement of vertebral column

各脊椎の可動域

頚椎・胸椎・腰椎は屈曲、伸展、回旋、側屈運動が可能です。それぞれひとつひとつの椎骨は可動域が小さいのですが、深いお辞儀をするなど身体を前方屈曲する場合や身体を後方に反らす伸展などの運動は脊柱の各椎骨が連動してある程度の可動域をつくります。

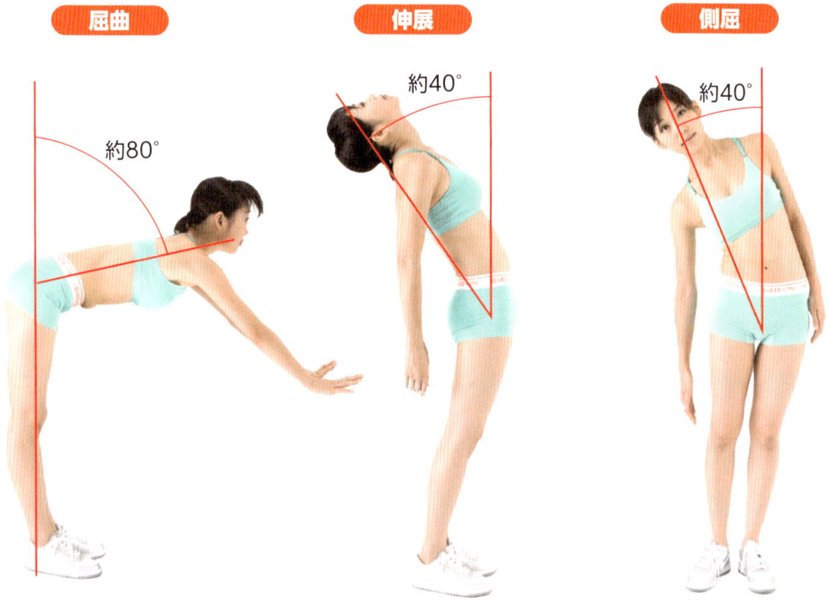

腰椎リズム骨盤

lumbopelvic rhythm

身体を曲げるときは腰椎から骨盤の順に伸ばし、伸ばすときは反対に骨盤から腰椎の順に動かす。この一連の連動する運動の流れを腰椎骨盤リズムといいます。

正常にこの流れをすることは腰の痛みや股関節の痛みをなくし、椎間板の負担もやわらげるのです。

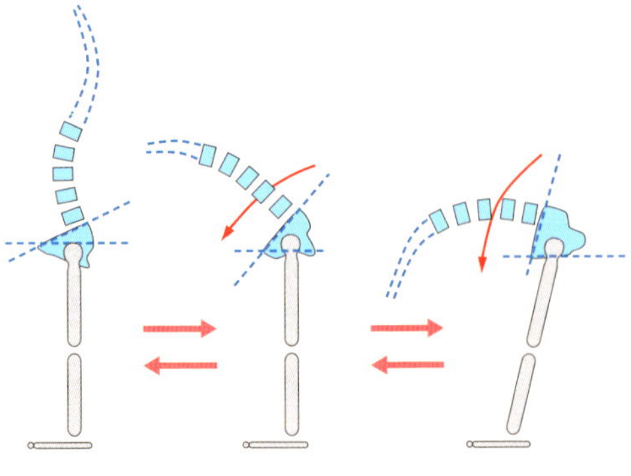

肋椎関節と胸肋関節

Costovertebral joint & sternocostal joint

2つの肋椎関節と胸肋関節

肋椎関節とは、12対の肋骨と胸椎からなる関節のことで、肋骨頭関節と肋横突関節の2つを指します。

- 肋骨頭関節は、胸椎体の肋骨頭と肋骨窩の間の関節です。関節は関節包でゆるくおおわれ、前方は放射状肋骨頭靭帯で椎骨に強く結びついています。
- 肋横突関節は、肋骨結節の関節部と同じ番号の胸椎の横突起先端部との関節で、第11、第12肋骨では肋骨腔がなく、靭帯結合となっています。
- 胸肋関節は、第1～第7の肋骨が前方で肋軟骨となって胸骨の肋骨切痕につく関節ですが、このうち第1肋骨は胸骨に直接結合するため、胸肋軟骨結合と呼ばれます。前面を放射状胸肋靭帯で補強され、第7肋骨では肋骨と剣状突起を結ぶ肋剣靭帯も加わります。

肋椎関節背面

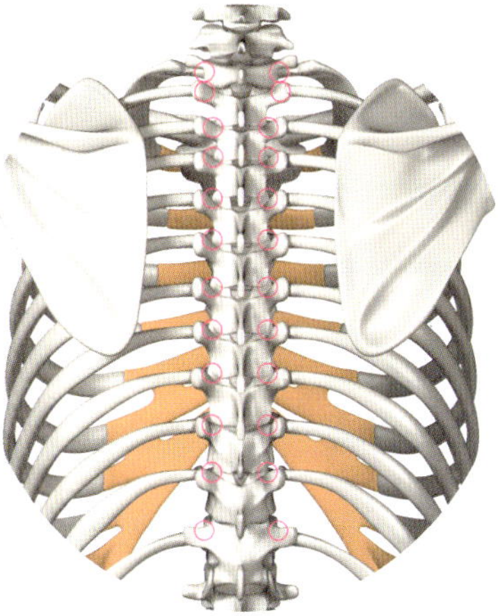

○の12対が肋椎関節です

胸肋関節前面

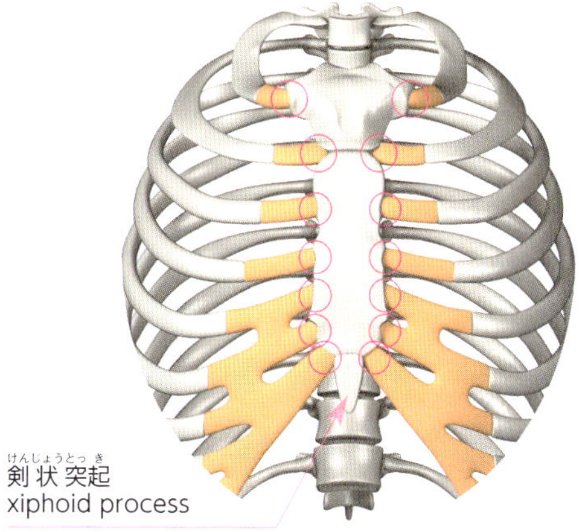
剣状突起
xiphoid process

○の12対の内部が胸肋関節です

【肋横関節を構成する2つの関節】

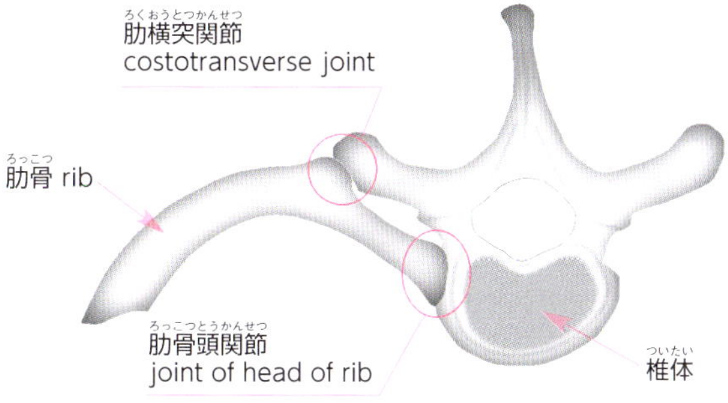
肋横突関節
costotransverse joint
肋骨 rib
肋骨頭関節
joint of head of rib
椎体

脊柱の靭帯

Ligament of vertebral column

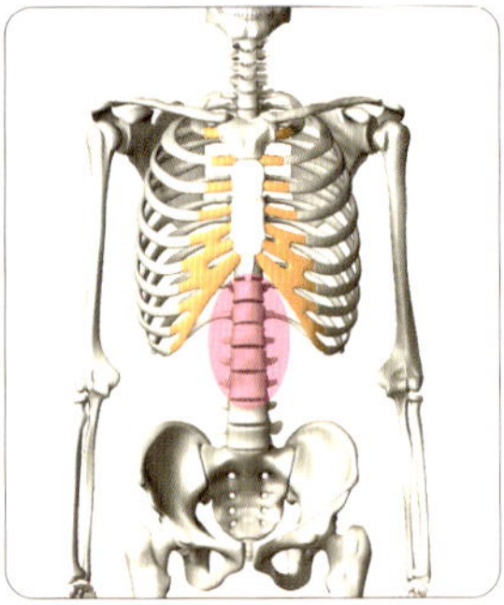

脊柱の靭帯

脊柱の靭帯

身体を支え安定させるために、脊柱がしっかりしていなければならない。脊椎には椎間関節、椎間板、などと一緒に強い線維でできた靭帯が存在する。

脊柱の靭帯正中矢状面（胸椎から腰椎）

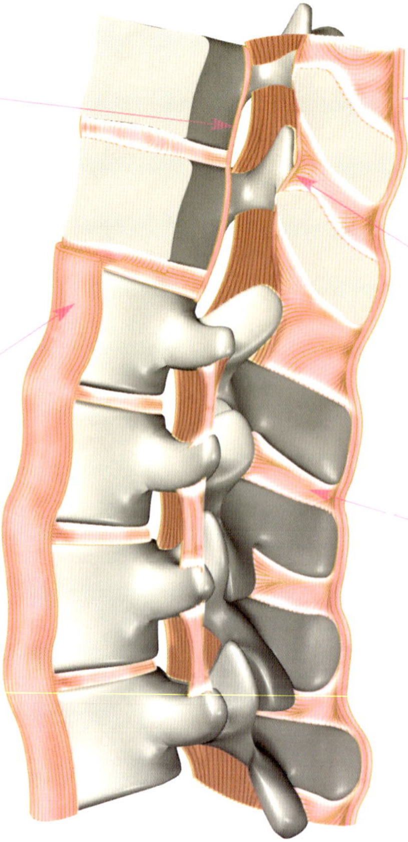

後縦靭帯 posterior longitudinal ligament

大後頭孔前縁の斜台から仙骨管まで、脊柱管の前壁を縦走する帯状の靭帯。下方にいくほど幅が狭くなる。前縦靭帯とともに脊柱を支える。

前縦靭帯 anterior logitudinal ligament

後頭骨底部から環椎前結節を通り、仙骨前面まで、脊柱前面を上下に縦走する帯状の靭帯。上部は厚く狭いが、下位にいくほど薄く、幅広く広がる。

棘上靭帯 supraspinal ligament

第７頚椎棘突起からから仙骨までの棘突起先端間を結ぶ強い線維状の靭帯。

黄色靭帯 ligamenta flava

上方の椎弓下縁前面から下位の椎弓上縁に張る、椎弓間靭帯。弾性線維に富み、黄色いことからこの名がある。

棘間靭帯 interspinal ligament

隣り合う上下の棘突起を結ぶ薄い膜性の靭帯で頚部で弱く腰部で強い。

脊柱の靭帯のしくみ

Structure of vertebral column

脊柱の靭帯のしくみ

脊柱は椎骨が椎間板と靭帯でつながっていることで身体を前に曲げたり、後ろにそらしたりすることができます。靭帯は骨と骨をつなぐしっかりした線維の束で、脊柱にはいくつかの靭帯が存在します。椎骨をつなぐ前・後縦靭帯は幅が広く胫骨から腰椎までをつないでおり、黄色靭帯は膜のような形で、椎弓と椎弓を結んでいます。
椎体の後ろの部分と椎弓根と椎弓がつくっている空間（椎孔）がつながって脊柱管(せきちゅうかん)が形成され、その中を脊髄が走っています。
脊髄とは脳から背骨の中を通って伸びている太い神経のようなもので、人間の身体を動かす様々な指示は脳からこの脊髄を使って全身に伝わるので、とても大切な部分といえます。また、靭帯は骨が過度に動かないように制御する働きを持っていますが、反対に靭帯が硬くなると、関節や脊椎が動きにくくなるのです。
そこで、脊柱が狭くなったり（脊柱狭窄症(せきついきょうさくしょう)）、靭帯が厚くなって骨にかわり脊髄を圧迫すると、手足の痛み、しびれ、腰の痛みなどの症状となってあらわれます。頚椎、胸椎、腰椎にあらわれるこの症状をそれぞれの後縦靭帯骨化症(こうじゅうじんたいこつかしょう)といいます。

脊柱下部の正中矢状面

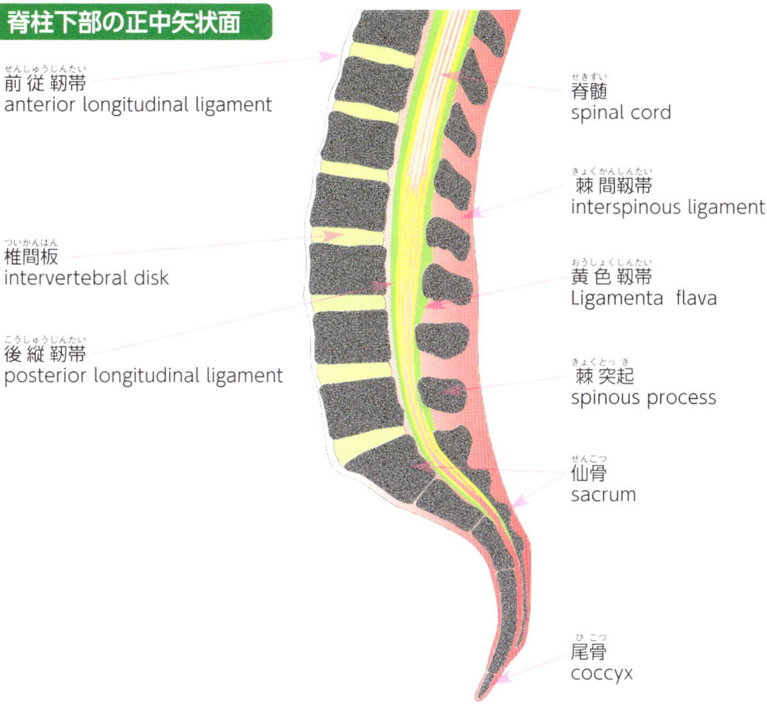
前従靭帯(せんじゅうじんたい)
anterior longitudinal ligament
椎間板(ついかんばん)
intervertebral disk
後縦靭帯(こうじゅうじんたい)
posterior longitudinal ligament
脊髄(せきずい)
spinal cord
棘間靭帯(きょくかんじんたい)
interspinous ligament
黄色靭帯(おうしょくじんたい)
Ligamenta flava
棘突起(きょくとっき)
spinous process
仙骨(せんこつ)
sacrum
尾骨(びこつ)
coccyx

上位頸椎の靭帯

Ligament of upper cerbical vertebrae

環椎後頭関節 atlantooccipital joint

上位の頸椎の関節には環椎後頭関節と環軸関節がある。環椎後頭関節は環椎の上関節面と後頭骨の後頭上顆が接するところで、楕円関節として頭に対して２軸性に働き、矢状軸を中心とする側屈と横軸を中心とする後屈を行う。
環椎後頭関節を補強する靭帯としては、前・後環椎後頭膜があげられる。

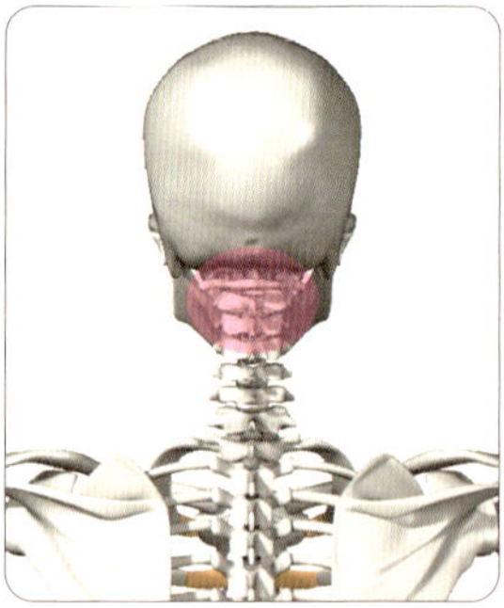

上位頸椎の靭帯

上位頸椎後面

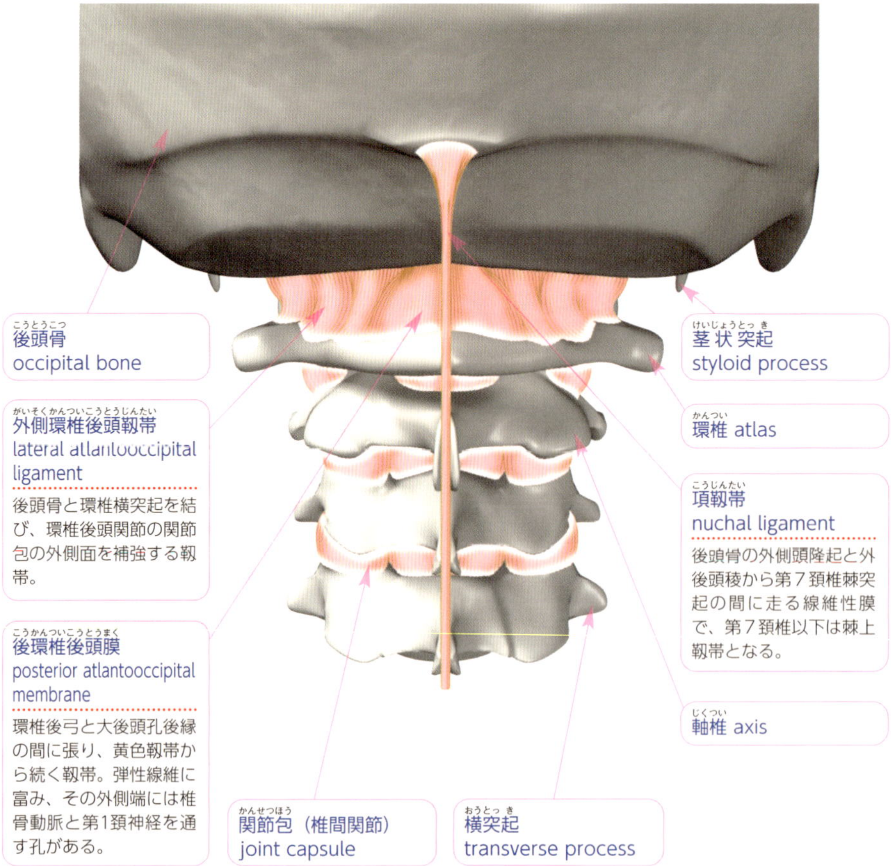

後頭骨
occipital bone
外側環椎後頭靭帯
lateral atlantooccipital ligament
後頭骨と環椎横突起を結び、環椎後頭関節の関節包の外側面を補強する靭帯。
後環椎後頭膜
posterior atlantooccipital membrane
環椎後弓と大後頭孔後縁の間に張り、黄色靭帯から続く靭帯。弾性線維に富み、その外側端には椎骨動脈と第1頚神経を通す孔がある。
関節包（椎間関節）
joint capsule
横突起
transverse process
茎状突起
styloid process
環椎 atlas
項靭帯
nuchal ligament
後頭骨の外側頭隆起と外後頭稜から第７頚椎棘突起の間に走る線維性膜で、第７頚椎以下は棘上靭帯となる。
軸椎 axis

環軸関節 atlantoaxial joint

環軸関節は軸椎の歯突起と環椎の歯突起窩の接する平面関節で翼状靱帯や環椎十字靱帯が補強している。

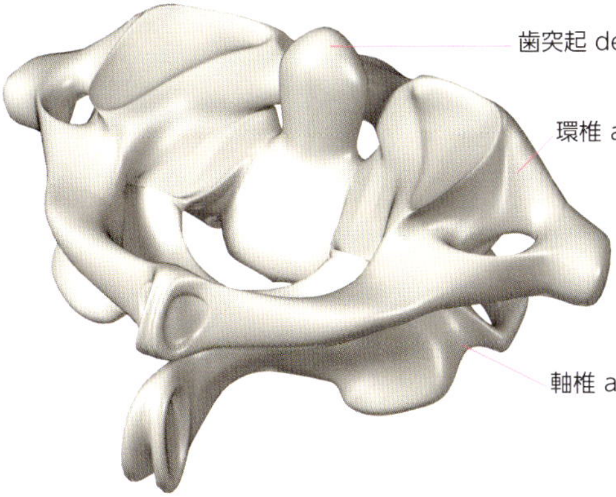

歯突起 dens
環椎 atlas
軸椎 axis

上位頚椎後面切断図

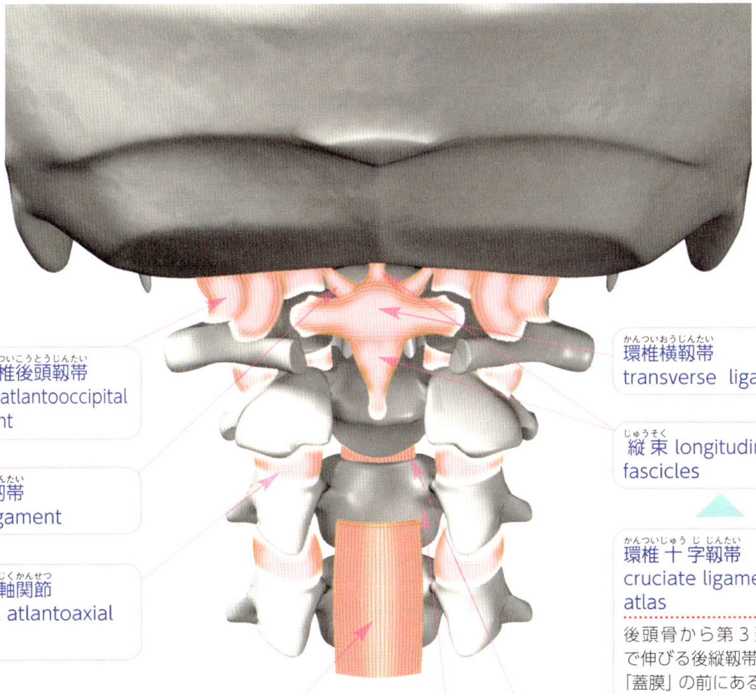

外側環椎後頭靱帯
lateral atlantooccipital ligament
翼状靱帯
alar ligament
外側環軸関節
lateral atlantoaxial joint
後縦靱帯 posterior longitudinal ligament
椎体 vertebral body
椎間円板
intervertebral disc
環椎横靱帯
transverse ligament
縦束 longitudinal fascicles
環椎十字靱帯
cruciate ligament of atlas
後頭骨から第3頚椎まで伸びる後縦靱帯上部の「蓋膜」の前にある、十字型の靱帯。横方向に走る「環椎横靱帯」と、縦方向の「縦束」からなる。

頚椎の運動

Movemennt of cerbical vertebrae

頚椎の運動

頚椎は7つの椎体からなり、第1頚椎（環椎）と第2頚椎（軸椎）は他の頚椎と形態が異なります。また、この2つの椎骨には後頭骨と環椎による環椎後頭関節（かんついこうとうかんせつ）と環椎と軸椎による正中環軸関節（せいちゅうかんじくかんせつ）があります。頚椎は屈曲、伸展、回旋、側屈の運動が可能ですが、屈曲・伸展の動きの約50%は環椎後頭関節が、回旋の約50%は正中環軸関節で行われています。側屈は単なる動きとしてでなく回旋要素との組み合わせで起こっています。さらに、多くの靱帯や筋がその動きに関与しています。

屈曲

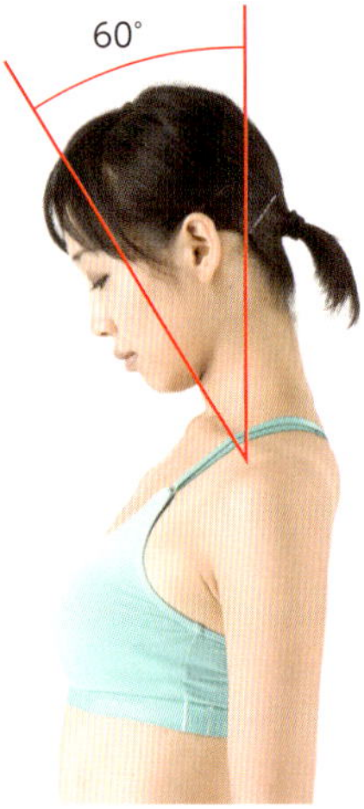

伸展

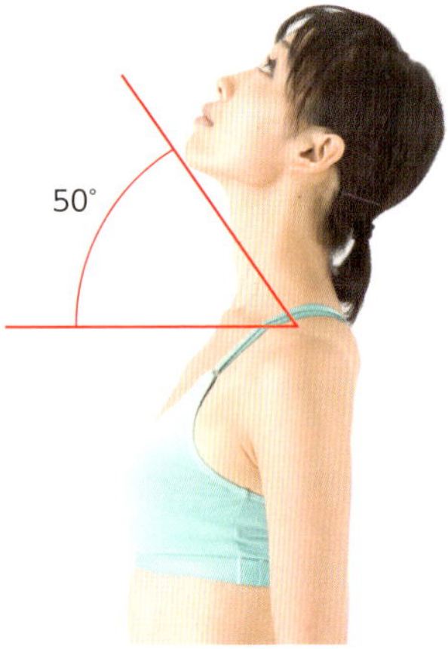

左右の回旋（右）

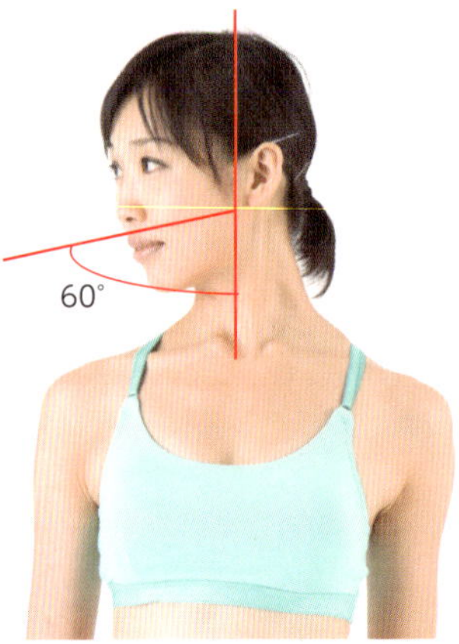

左右の側屈（右）

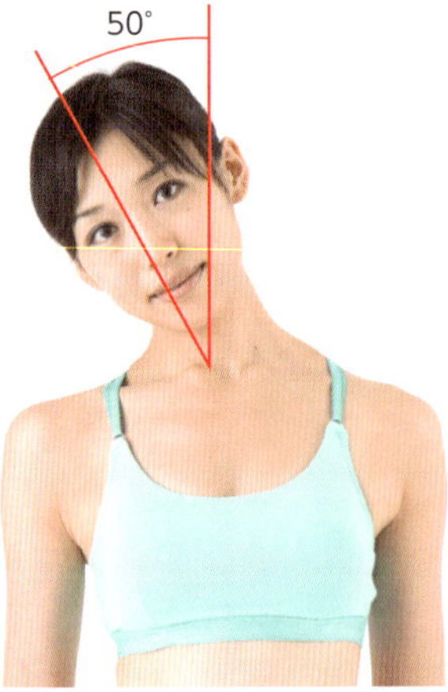

体幹を支える筋

Muscles of trunk bones

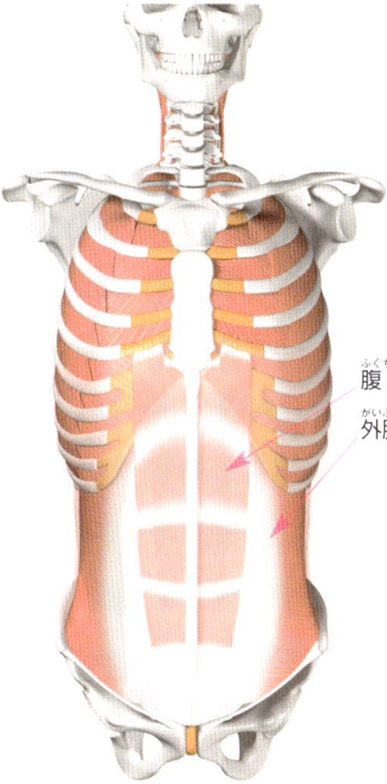

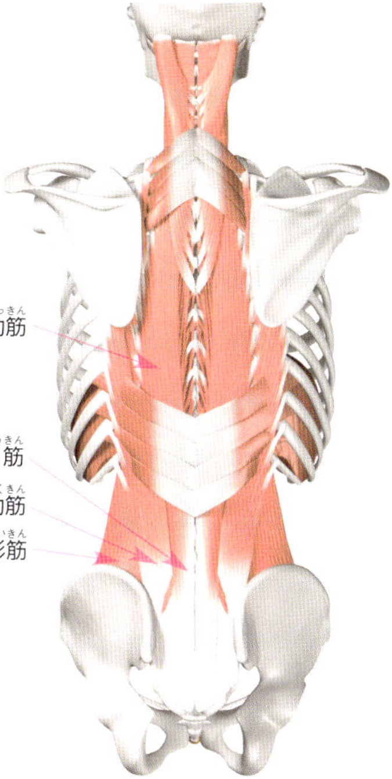

腸腰筋

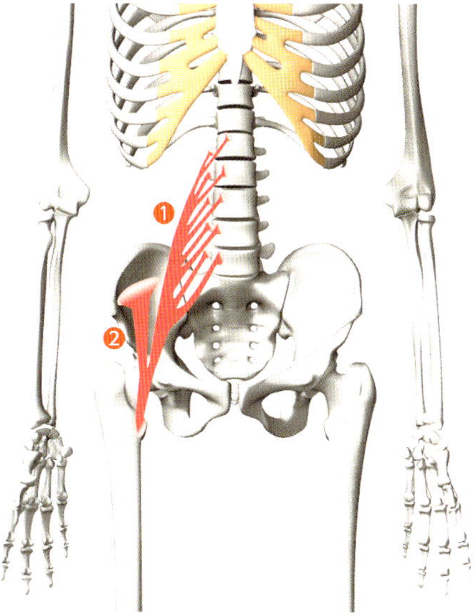

腸腰筋（ちょうようきん）

❶大腰筋（だいようきん）

起始：T12、L1～5椎体と椎間板の側面

停止：大腿骨の小転子

❷腸骨筋（ちょうこつきん）

起始：腸骨窩

停止：大腿骨の小転子

腹直筋・腰方形筋

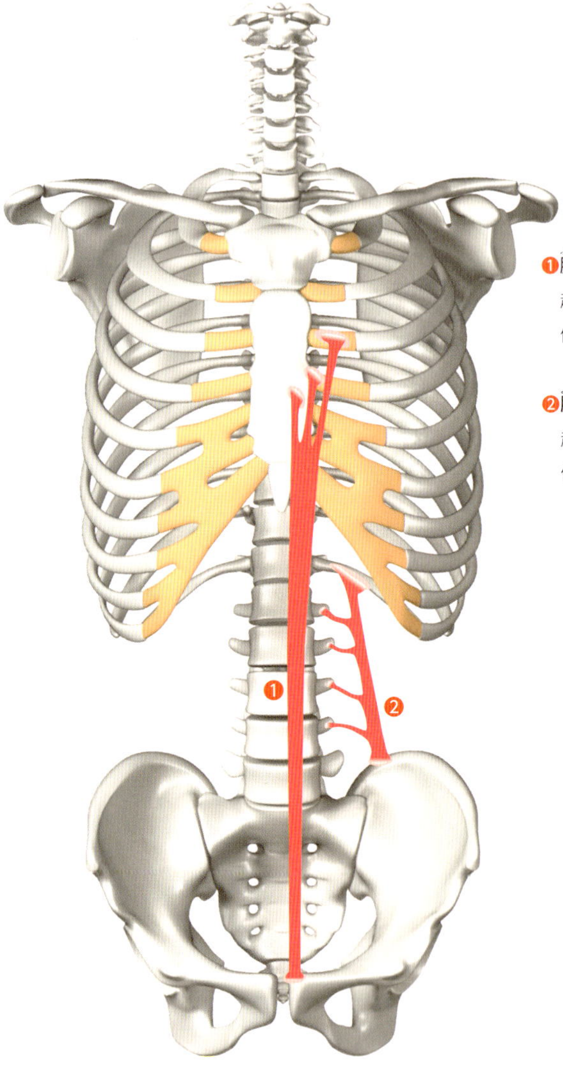

❶腹直筋（ふくちょくきん）

起始：恥骨の恥骨稜、恥骨結合

停止：第5～7肋軟骨、胸骨の剣状突起

❷腰方形筋（ようほうけいきん）

起始：腸骨稜、腸腰靱帯

停止：第12肋骨、Ｌ1～4の肋骨突起

Part 4

下肢の骨と関節

下肢の骨と関節

Lower limb & joint

下肢の構造

下肢骨は、大きく体幹とつながる「下肢帯」と、下肢帯に連結する「自由下肢」に分けられる。下肢帯は3つの骨からなる寛骨で、自由下肢は大腿骨から趾骨まで、片側に8種31個の骨で構成されている。

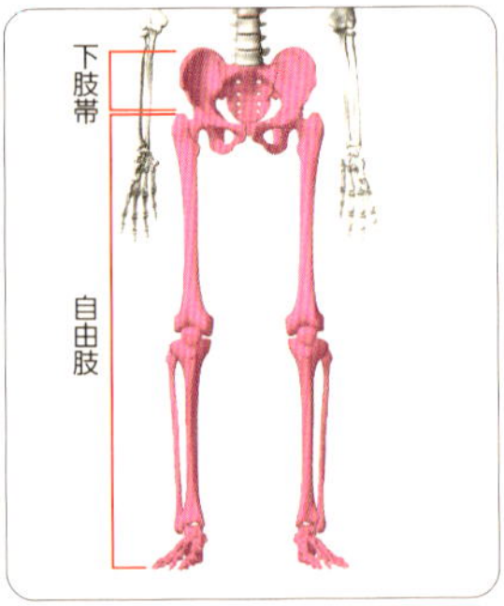

下肢帯・自由下肢

下肢前面

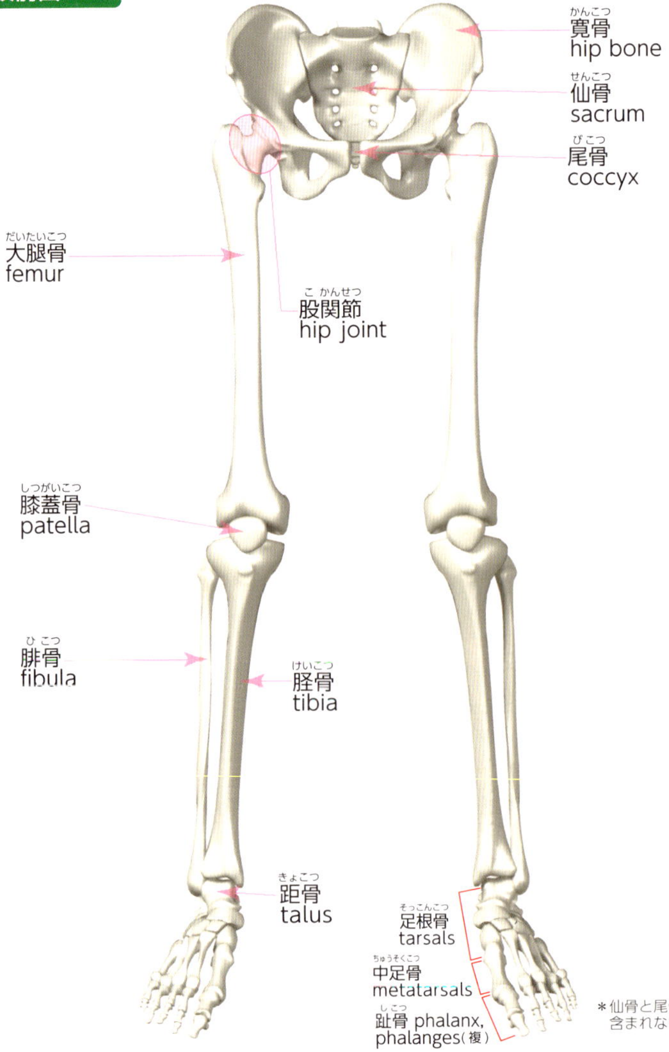

寛骨
hip bone
仙骨
sacrum
尾骨
coccyx
大腿骨
femur
股関節
hip joint
膝蓋骨
patella
腓骨
fibula
脛骨
tibia
距骨
talus
足根骨
tarsals
中足骨
metatarsals
趾骨 phalanx,
phalanges(複)

＊仙骨と尾骨は本来下肢には含まれない

●骨盤………98p	●寛骨……102p	●腸骨……103p
●坐骨……104p	●恥骨……105p	●大腿骨…106p
●脛骨……108p	●腓骨……110p	●膝蓋骨…111p
●踵骨……115p	●距骨……115p	●股関節…116p
●膝関節…120p	●足関節…124p	

下肢後面

- 骨盤（こつばん） pelvis
- 腸骨（ちょうこつ） ilium
- 坐骨（ざこつ） ischium
- 恥骨（ちこつ） pubis
- 大腿骨（だいたいこつ） femur
- 膝関節（しつかんせつ） knne joint
- 腓骨（ひこつ） fibula
- 脛骨（けいこつ） tibia
- 踵骨（しょうこつ） calcaneus
- 足関節（そくかんせつ） foot joint

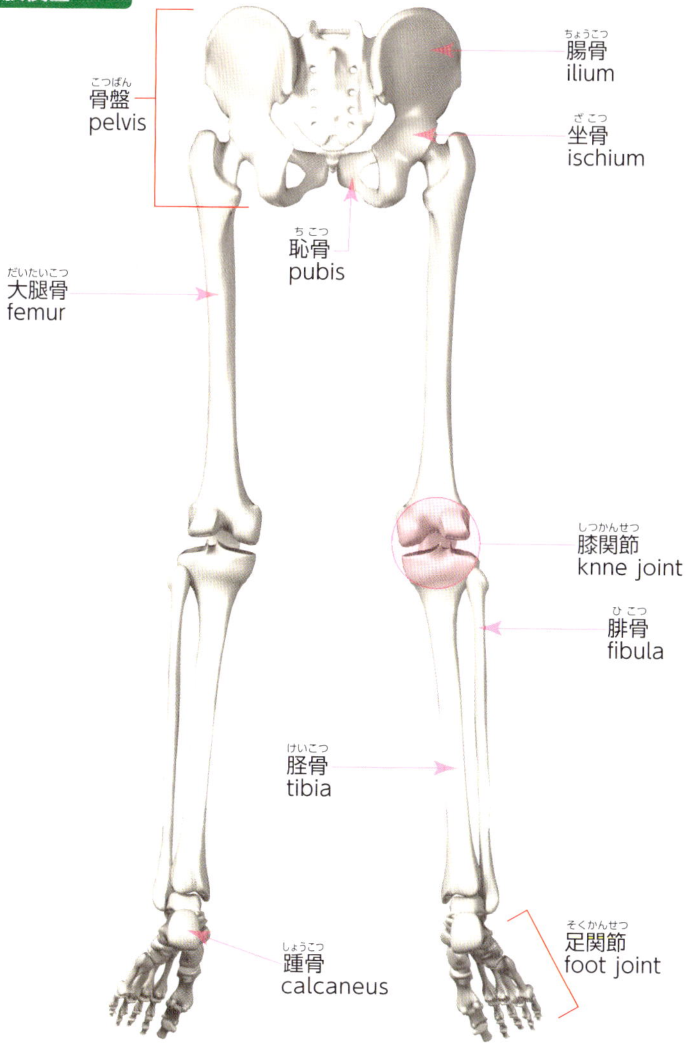

骨盤

Pelvis

骨盤の構造

左右の寛骨と後方中央の仙骨、その下の尾骨で構成され、下腹部の臓器や器官を守り、自由下肢を支える。仙骨の岬角と恥骨結合を通る面の上側は大骨盤、下側は小骨盤に分かれ、その界に分界線がある。骨格だけで比べたとき、もっとも男女差が大きいのが人間の骨盤である。

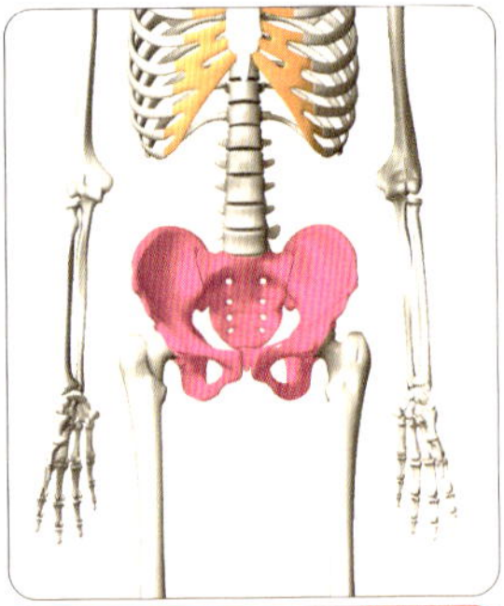

骨盤

骨盤上前面

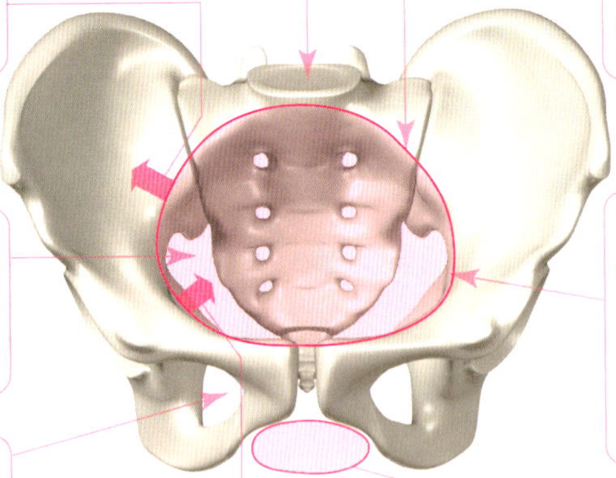

岬角 promontory

第５腰椎と仙骨の境目。分界線とこの岬角によって大骨盤と小骨盤を分ける。

大骨盤 greater pelvis (false pelvis)

分界線より上方の部分。腹腔の下部に属して腹部の内臓を容れる。

分界線 terminal line

仙骨上縁の前端にある岬角から腸骨の弓状線、恥骨櫛を経て恥骨結合の上縁を結んだ稜線。腸骨恥骨線とも呼ばれる。

骨盤腔 pelvic cavity

小骨盤の内側部分で骨盤内臓を収める。底は、骨盤底の筋板で閉鎖される。

骨盤上口 pelvic inlet

小骨盤の上部、骨盤腔の入り口。ちょうど分界線の縁にあたる。真上から見たとき、男性のそれはハート型が多く、女性は楕円形の場合が多い。

閉鎖孔 obturator foramen

寛骨臼のすぐ下にある楕円形ないし鈍三角形の大きな孔。生体では、大部分が閉鎖膜という膜で閉ざされている。

小骨盤 lesser pelvis

分界線より下方の部分。恥骨・坐骨・腸骨に囲まれ、その内側の骨盤腔には泌尿器・生殖器・消化器などの骨盤内臓を容れる。狭義の骨盤のことで、英語では true pelvis とも呼ばれる。

骨盤下口 pelvic outlet

小骨盤の下部、骨盤腔の出口。恥骨の下縁から、坐骨結節、尾骨の下を結ぶ線で、凹凸の多いラインを描く。

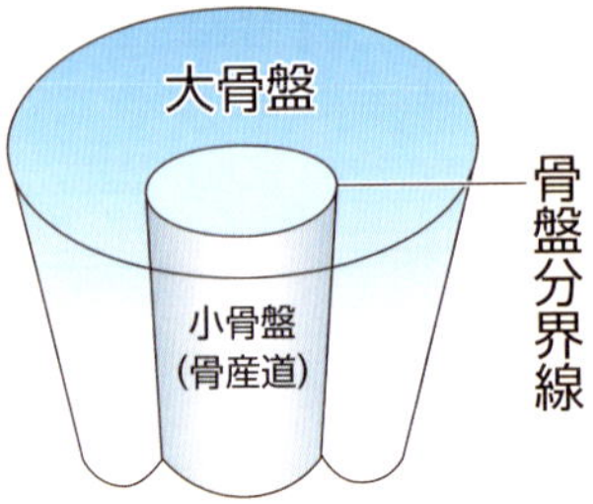

大骨盤
小骨盤
(骨産道)
骨盤分界線

骨盤の径

骨盤計測は分娩の際に赤ちゃんの頭が産道を通過できるか、その大きさを知ることが産科的には重要となる。とくに、骨盤の前後径の中で最も狭い「真結合線」のその広さによって経膣分娩可能かどうかを判断する。

斜 径

前後径 anteroposterior diameter

小骨盤腔の前後の径は、計測法によって「真結合線」、「対角結合線」、「解剖学的結合線」などがある。

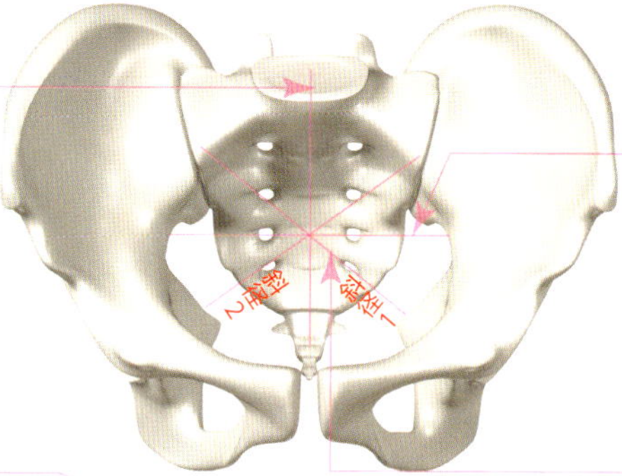

横径 transverse diameter

骨盤上口では分界線間の最も長い距離、骨盤下口では坐骨結節間の最も長い距離をさす。

斜径 oblique diameter

仙腸関節と分界線との交点と、腸恥隆起部の分界線間の直線距離。右仙腸関節と左腸恥隆起部を第1斜径、左仙腸関節と右腸恥隆起部を第2斜径という。

骨盤矢状断面

真結合線（産科学的結合線） true conjugate

恥骨結合の後面にある恥骨後隆起と岬角を結ぶ最短距離。骨盤腔の正中径の中で最も短く、胎児の頭部が産道を通れるかどうかの判断基準とされる。平均は約11cm、9cm以下の場合を狭骨盤という。

解剖学的結合線 anatomical conjugate

岬角中点と恥骨結合上縁中点を結ぶ直線距離。真結合線より少々長い骨盤上口付近の縦径。

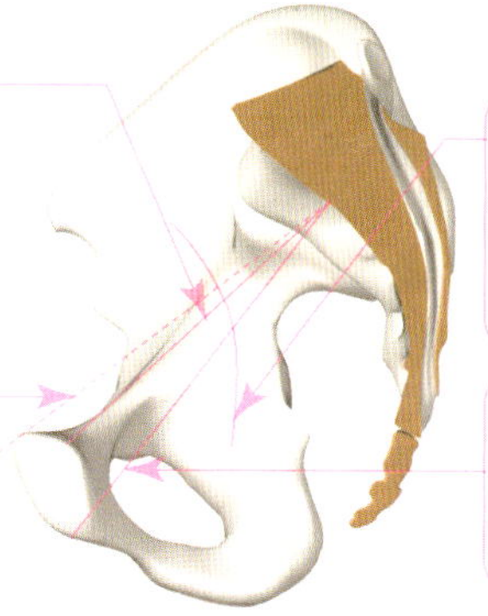

骨盤軸 axis of pelvis

恥骨結節と仙骨前面の間のすべての正中結合線の中点を結ぶ線。仙骨と尾骨の弯曲にほぼ並行する。

対角結合線 diagonal conjugate

岬角中点と恥骨結合下縁中間点の直線距離。

骨盤傾斜 pelvic inclination

解剖学的真結合線が水平面となす角度（約60度）。腰椎点の高さと結合線の高さの差を一辺とし、外結合線を斜辺とする直角三角形を描いたとき、第三辺と斜辺がなす角度。

恥骨下角 subpubic angle

腰椎点または腰点と呼ばれる第5腰椎棘突起先端と恥骨結合上縁の中点を結ぶ直線距離。

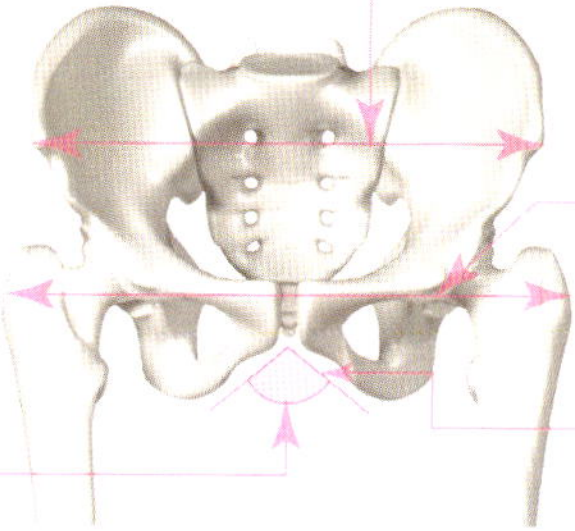

上前腸骨棘間径 interpinous distance

左右の上前腸骨棘間径で最も前下方へ突出している点（前腸棘点または腸棘点）の直線距離。

大転子間径 intertrochanteric distance

左右の大転子の最も外側へ突出している点間の直線距離。

恥骨弓 pubic arch

恥骨と坐骨の弓状をなす下縁のこと。

骨盤における男女の違い

骨盤は、骨格の中で最も性差が大きい骨である。これは、女性の骨盤には子宮や卵巣など、女性特有の臓器がおさめられ、出産の際に胎児が骨盤腔を通ることによる。その形状は、10歳前後まではほとんど差は見られないが、それ以降、女性は身体の成長にともない骨盤も腸骨翼の幅が広く、岬角はあまり突出せずに成長するため、男性に比べて横に広く、縦に短い形状になる。一方、男性の骨盤はがっしりしており、仙骨の岬角が前方に突き出している。また、恥骨結合の下方をなす恥骨下角は、男性で約70度、女性は90～100度と、女性の角度が大きいことも大きな違いのひとつとなっている。

骨盤における男女の違い

骨盤男性前面

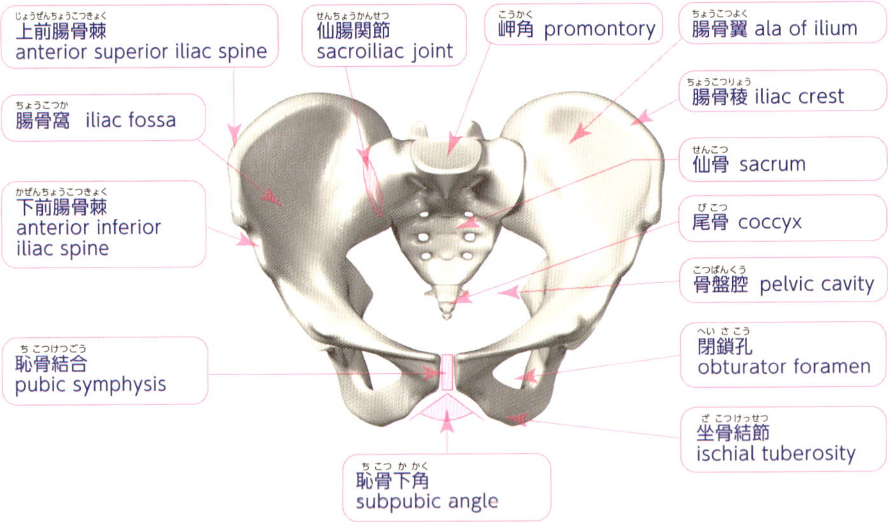
上前腸骨棘
anterior superior iliac spine
仙腸関節
sacroiliac joint
岬角 promontory
腸骨翼 ala of ilium
腸骨稜 iliac crest
腸骨窩 iliac fossa
仙骨 sacrum
下前腸骨棘
anterior inferior iliac spine
尾骨 coccyx
骨盤腔 pelvic cavity
恥骨結合
pubic symphysis
閉鎖孔
obturator foramen
坐骨結節
ischial tuberosity
恥骨下角
subpubic angle

骨盤女性前面

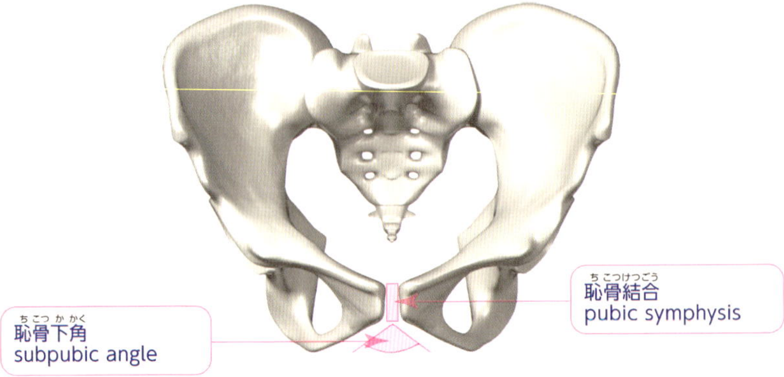
恥骨結合
pubic symphysis
恥骨下角
subpubic angle

後面の違い

男性の腸骨は立って骨盤全体を縦型にしている。女性は外側に広がり、全体を横型にしている。仙骨も女性のほうが幅が広い。

骨盤の男女比

項目	骨盤全体	腸骨翼	恥骨結合
女	低く広い(横型)	外側に広がる	広く短い
男	高く狭い(縦型)	広がりが小さい	狭く長い

項目	恥骨下角	小骨盤	小骨盤入口
女	鈍角(親指と人差し指を開いた角度に近い)	円柱	円形
男	鋭角(人差し指と中指を開いた角度に近い)	漏斗形(じょうごかた)	ハート型

骨盤の開閉とゆがみ

女性は男性に比べて筋肉が少なく、正しい姿勢を維持しにくいために身体がゆがみやすいといわれるが、骨盤の開閉も大きな原因となっている。とくに、女性の場合は排卵の時期に向かって閉じ始め、次の月経に向かって開く月経周期の影響が大きく、この骨盤の柔軟性がゆがみを招きやすくなっている。骨盤のゆがみは背骨のゆがみのもととなるため、注意が必要。なお、男性の骨盤も開閉するが、女性に比べればごくわずかな動きである。

骨盤後面の男女の違い

骨盤男後面

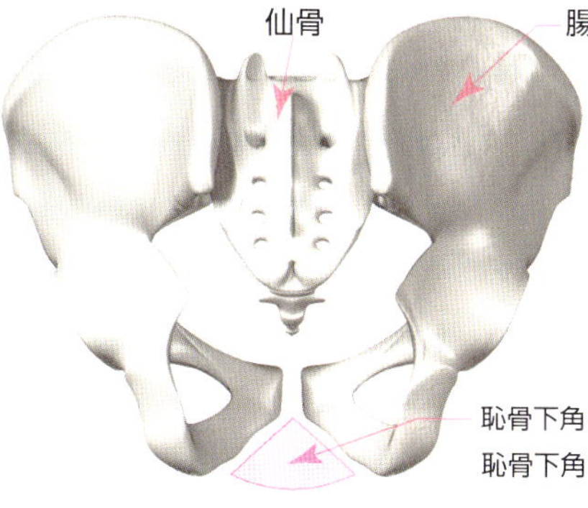

骨盤女後面

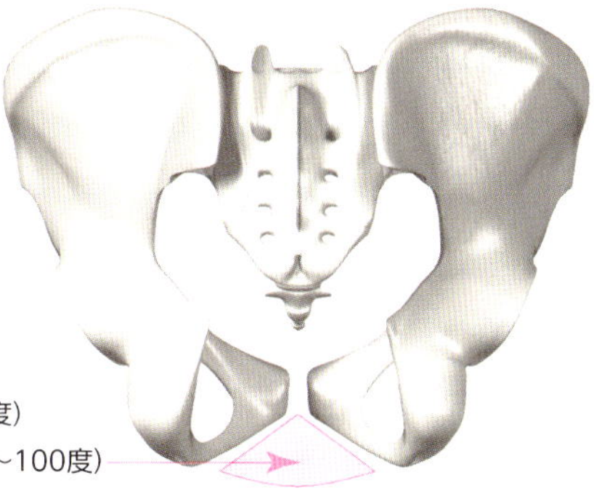

骨盤男上面

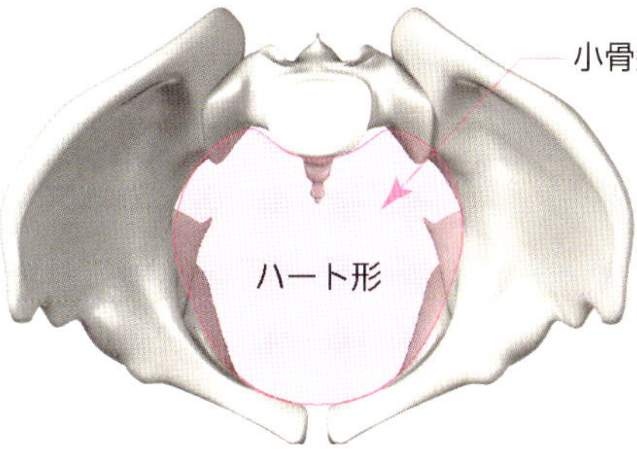

骨盤女上面

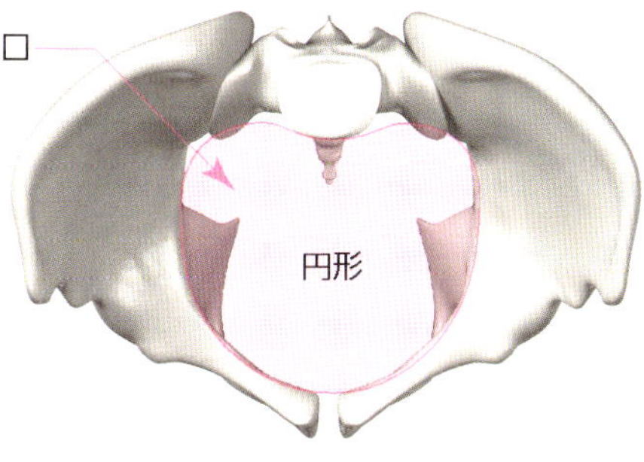

寛骨（腸骨・坐骨・恥骨）

Hip bone (Ilium · Ischium · Pubis)

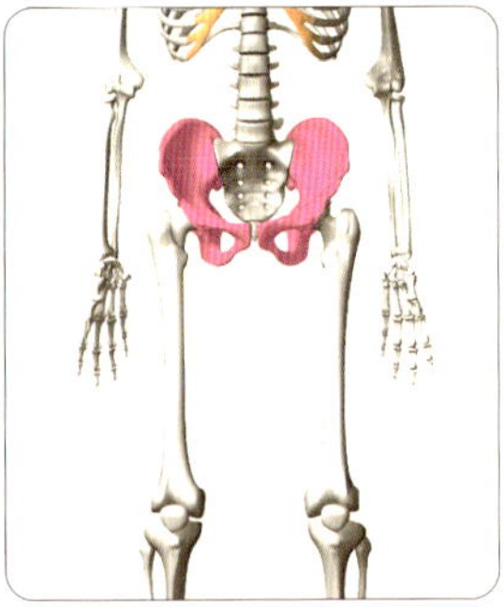

寛骨（腸骨・坐骨・恥骨）

寛骨・腸骨の構造

体幹と自由下肢骨を連結する、厚い板状の骨。いわゆる「おしり」の部分にあたり、仙骨・尾骨とともに骨盤を構成する。腸骨・坐骨・恥骨の3つの骨からなるが、成人になると癒合してひとつの骨になる。

寛骨の上部を構成し、寛骨臼付近の肉厚な腸骨体の上方に扇状の腸骨翼が広がる。人体で最も多く骨髄が存在し、成人の場合、血液のおよそ半分は腸骨でつくられる。

寛骨外側面（右）

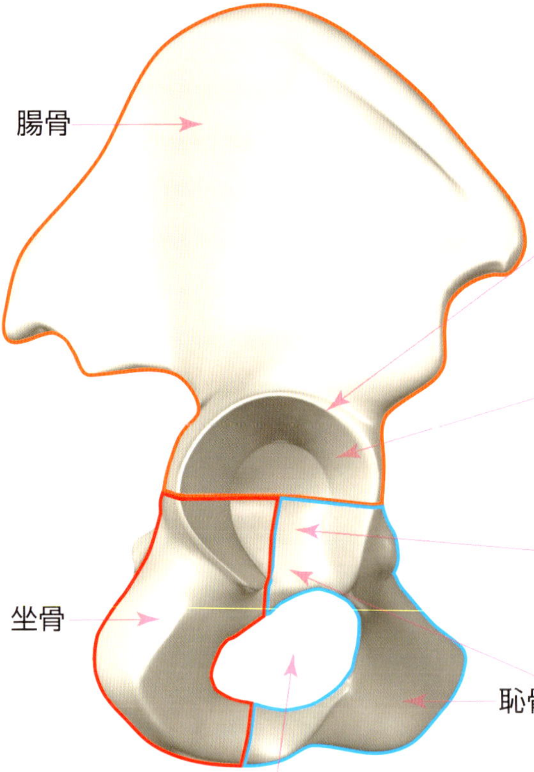

寛骨臼 acetabulum

外側面の中央部やや下方にある深いくぼみ。腸骨・坐骨・恥骨が癒合した部分で、大腿骨の先端にある大腿骨頭靱帯が寛骨臼の切痕部について、股関節を形成する。

寛骨臼縁 acetabular border

寛骨臼窩のまわりで高く隆起した部分。

月状面 lunate surface

寛骨臼の関節面。軟骨におおわれ、大腿骨頭に接する。半月の形に似ているのでこの名がある。

寛骨臼窩 acetabular fossa

寛骨臼の底面で、大腿骨頭靱帯のつくへこみ。表面は粗く、上部はときに薄くなっている。

寛骨臼切痕 acetabular notch

寛骨臼縁の下方で、月状面の欠ける部分。大腿骨頭靱帯、血管、神経などが通る。

閉鎖孔 obturator foramen

腸骨内側面（右）

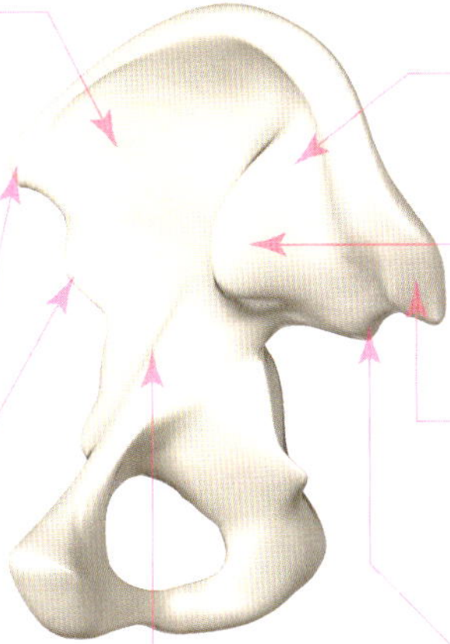

腸骨窩　iliac fossa

腸骨翼の内側前方。表面がわずかにくぼみ、腸骨筋が起こることからこの名がある。表面が凸凹している腸骨翼の後方３分の１は、仙骨盤面と呼ばれる。

上前腸骨棘　anterior superior iliac spine

腸骨稜の前端で張り出した大きな突起。身体の中央前面にあり、体表からもよく触れることができる。大腿筋膜張筋、縫工筋が起こる。

下前腸骨棘　anterior inferior iliac spine

腸骨稜の前縁、上前腸骨棘の下方にある小さな突起。大腿直筋が起こる。

弓状線　arcuate line

腸骨窩の下縁、腸骨体と腸骨翼の境界で、耳状面の前縁付近から前下方に走る。

腸骨粗面　iliac tuberosity

耳状面の後方上部は、仙骨の外側部との隙間を埋める骨間仙骨靭帯の付着部で、粗面となる。

耳状面　auricular surface

腸骨窩の後方、仙骨の耳状面と接する耳の形をした関節面。

上後腸骨棘　posterior superior iliac spine

腸骨稜の後縁にある２つの突起のうち、後方に突き出した上方の突起。

下後腸骨棘　posterior inferior iliac spine

腸骨稜の後縁、上後腸骨棘から少し下がったところにある突起。

腸骨外側面（右）

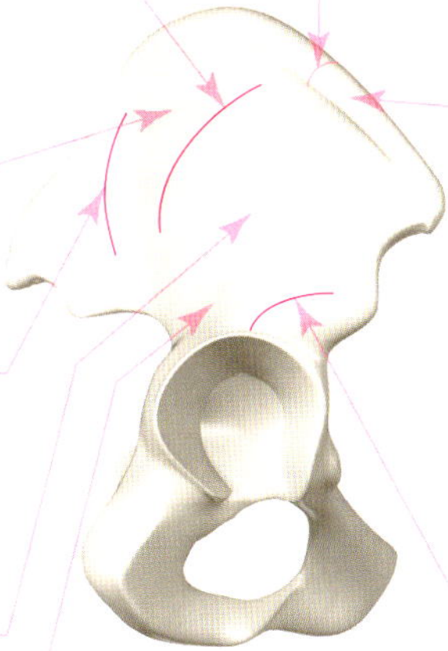

前殿筋線 anterior gluteal line

殿筋面に走る３本の線のうち、中央の最も長い線。上縁の前部から後縁下部の大坐骨切痕に向かって弓状に走り、中・小殿筋が起こる。

腸骨翼　ala of ilium

腸骨体から上方に広がる偏平な部分。

後殿筋線 posterior gluteal line

殿筋面に走る３本の線のうち、後方にある最も短い線。中殿筋が起こる。

殿筋面　gluteal surface

腸骨翼外側面の凹凸部。前半部でふくらみ、後方部で軽くくぼむ。殿筋群が起こる。

腸骨体　body of ilium

腸骨体の下部をなす厚い部分。寛骨臼の上半分を形成し、腸骨翼に続くが、腸骨翼との境は不明瞭。

腸骨稜　iliac crest

腸骨翼の上縁。上方から見るとＳ字状に弯曲し、３本の隆起線がある。

中間線　intermediate line

腸骨稜の外唇と内唇の間にある最も高い隆起線。内腹斜筋が起こる。

下殿筋線 inferior gluteal line

殿筋面に走る３本の線のうち、最も前方にある線。前縁上部から寛骨臼の上を通って後下方へ向かう。小殿筋が起こる。

坐骨・恥骨の構造

坐骨：寛骨の後下方部に位置し、閉鎖孔を下後方から囲む骨。坐骨体と坐骨枝に分けられる。座ったときに体幹を支える骨で、坐位では坐骨結節に体重がかかる。

恥骨：寛骨の前方中央に位置する左右一対の骨。中央で恥骨結合によってつながり、閉鎖孔を囲む。恥骨体と恥骨枝に分けられる。

坐骨外側面(右)

大坐骨切痕（だいざこつせっこん）
greater sciatic notch

坐骨棘上方にある大きな切れ込み。腸骨翼の下縁とともに湾状になる。

坐骨棘（ざこつきょく） ischial spine

坐骨体後縁の上部から後内方に向かって突き出した三角形の突起。仙棘靭帯、上双子筋、尾骨筋がつく。

小坐骨切痕（しょうざこつせっこん）
lesser sciatic notch

坐骨棘より下方の厚い後縁に見られる浅いへこみ。

坐骨体（ざこつたい）
body of ischium

坐骨の上部で寛骨臼の後下半部と閉鎖孔の後壁をつくる部分。上端は恥骨上肢に、下端は恥骨下肢に接続する。

坐骨結節（ざこつけっせつ）
ischial tuberosity

小坐骨切痕より下方後面にある楕円形の隆起した粗面。ハムストリングス（半膜様筋、半腱様筋、大腿二頭筋）が起始し、座ったときに座面につく部分。

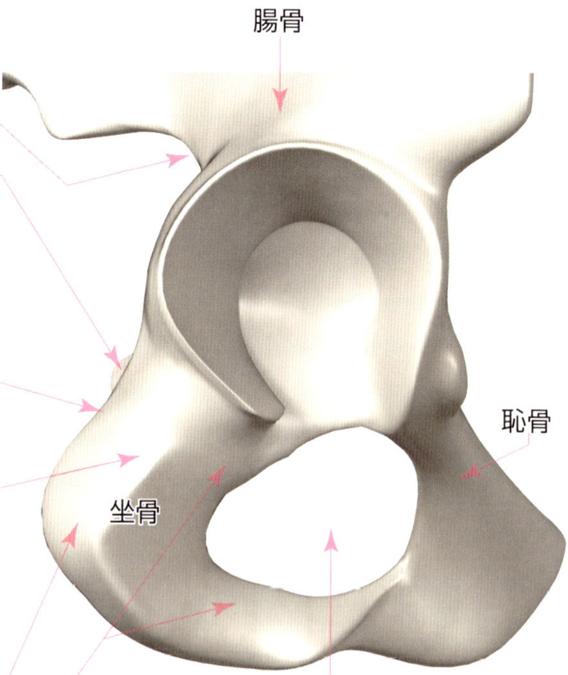

坐骨枝（ざこつし）
ramus of ischium

坐骨上肢と坐骨下肢からなる、坐骨体に続く坐骨の下部。坐骨結節のところから前方に伸びて、閉鎖孔の下で恥骨下枝とつながる。

閉鎖孔（へいさこう）
obturator foramen

寛骨臼の下にある、坐骨と恥骨に囲まれた大きな孔。

恥骨外側面（右）

閉鎖溝
obturator groove

閉鎖孔の上縁を形成する恥骨上枝の前部内面にあるくぼみ。

閉鎖孔
abturator foramen

恥骨下枝
inferior ramus of pubis

坐骨下枝と結合して閉鎖孔を囲み、閉鎖孔の下縁の前半をつくる。

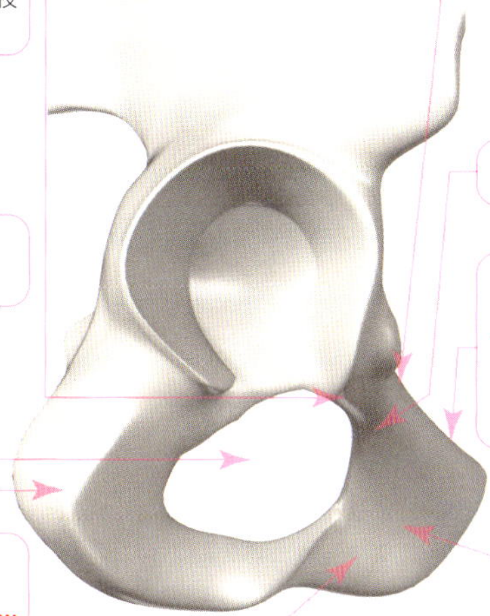

閉鎖稜 obturator crest

恥骨上枝の後縁。恥骨結節から寛骨臼部へいたる、上面外側前方の丸みを帯びた隆線。

恥骨体 body of pubis

恥骨櫛
pecten of pubis

恥骨結節から後上外側の橈骨と癒合した隆起部分にいたる、上面内側後方の稜線。

恥骨内側面（右）

恥骨上枝
superior ramus of pubis

寛骨臼の前下方部と、そこから伸びて恥骨体上部に続く部分。

腸恥隆起
iliopubic eminence

恥骨体と恥骨上枝の境、寛骨臼の前縁から寛骨前縁に沿う部分が盛り上がった部分。

恥骨結節
pubic tubercle

恥骨櫛の内側端で上方に突出する部分。

恥骨結合面
symphysial surface

恥骨内端の接合面の軟骨部分。その輪郭や表面の形状は年齢によって大きく変化し、年齢測定の目安のひとつとなる。

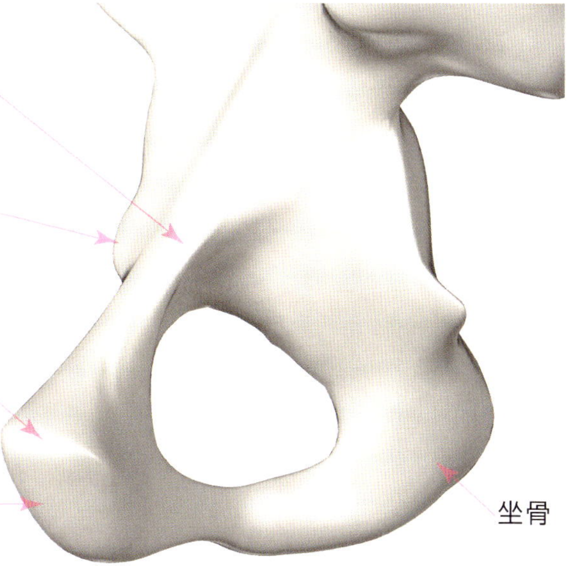

大腿骨

Femur

大腿骨の構造

いわゆる「太もも」、大腿の中軸となる骨。長さは身長の約4分の1になり、人体で最長の管状骨。ほぼ球状となった上端は股関節で骨盤と、太く広がる下端は膝関節で脛骨と連結する。

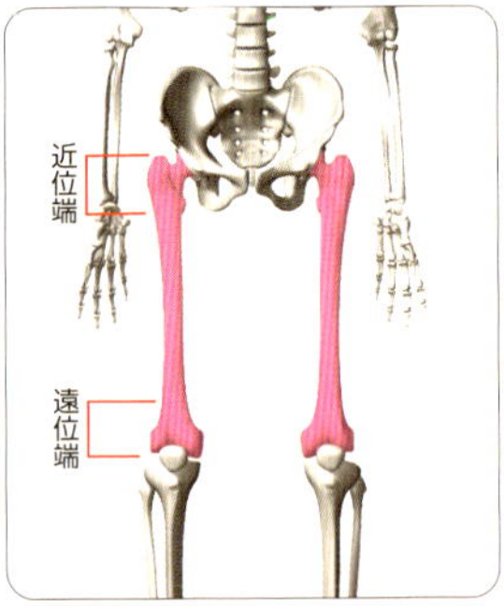

大腿骨

大腿骨前面（右）

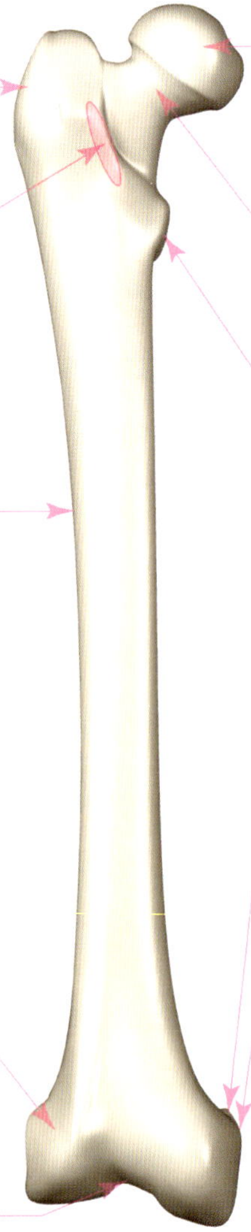

大転子 greater trochanter

大腿骨頚の上外側にある大きな突起。中殿筋、小殿筋、梨状筋など、股関節を動かす筋肉がつく。

転子間線 intertrochanteric line

大転子から小転子に向かって大腿骨頚の前面を走る線。やや隆起しており、大腿骨体と大腿骨頭との境となる。

大腿骨体 body of femur

大腿骨の長い骨幹をなす部分。中央部はほぼ円柱状だが、上下4分の1ほどは偏平に変化して楕円柱状に近い。軽く外側から内側に傾いている。

外側上顆 lateral epicondyle

外側顆の上方に張り出した突出部。

膝蓋面 patellar surface

大腿骨下端、内側顆と外側顆の関節面がつながってできたややくぼんだ面。膝蓋骨の後面と関節する。

大腿骨頭 head of femur

大腿骨骨体から内側に突き出した上端部。ほぼ球形の大きな関節面をもち、寛骨の寛骨臼にはまって股関節を形成する。

大腿骨頚 neck of femur

大腿骨体から大腿骨頭に続くややくびれた部分。大腿骨体の軸に対して120～130度の角度で斜めに傾き、股関節包がつく。

小転子 lesser trochanter

大腿骨頚の下内側後方にある小さな突起。腸腰筋がつく。

内転筋結節 adductor tubercle

内側上顆のすぐ上、内側顆上線の下端にあって上方に突き出した結節。大内転筋の腱がつく。

内側上顆 medial epicondyle

内側顆の上方に張り出した突出部。

大腿骨後面(右)

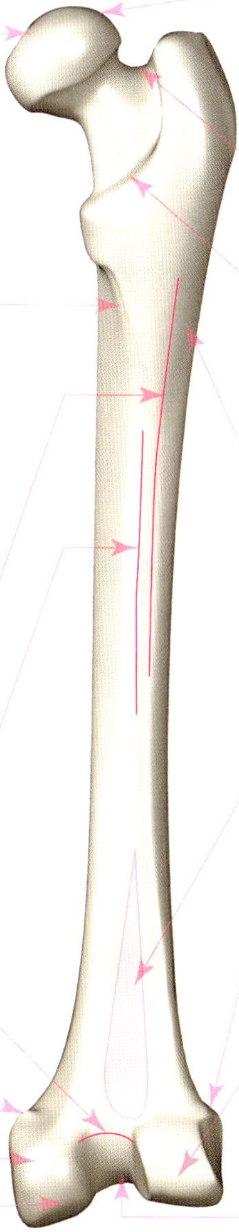

大腿骨頭 head of femur

大腿骨頭窩 fovea for ligament of head of femur

大腿骨頭の内側中央からやや下にある小さなくぼみ。大腿骨頭靱帯がつく。

転子窩 trochanteric fossa

大転子突端の内側と大腿骨頸の間にある深いくぼみ。内・外閉鎖筋、上·下双子筋がつく。

恥骨筋線 pectineal line

小転子の後面から粗線の内側唇のほうへ向かって走る線。恥骨筋がつく。

転子間稜 intertrochanteric crest

大腿骨後面で大転子と小転子を結ぶ、はっきりと隆起した稜線。前面では隆起が少なく転子間線となる。大腿方形筋がつく。

粗線 linea aspera

大腿骨後面中央部で、上下に縦走している2本のごつごつとした線。内側唇(内側)と外側唇(外側)に区別され、ともに上方と下方で二股に分かれる。

殿筋粗面 gluteal tuberosity

外側唇の上方外側に広がる細長い粗面。大殿筋がつく。殿筋粗面が著しく発達して隆起することがあり、これを第三転子と呼ぶ。

外側唇 lateral lip

粗線外側唇、外側縁とも呼ばれ、外側広筋と大腿二頭筋が起こる。

膝窩面 popliteal surface

大腿骨下端後面、内·外側顆の上方で内側顆上線、外側顆上線に挟まれ平坦な面をつくる長三角形の部分。

内側唇 medial lip

粗線内側唇、内側縁とも呼ばれ、内側広筋が起こり、長内転筋、短内転筋、大内転筋がつく。

外側上顆 lateral epicondyle

顆間線 intercondylar line

顆間窩の上縁で、外側顆と内縁顆の後縁を結ぶ線。

外側顆 lateral condyle

大腿骨の下端にある2つの丸い突起のうち、幅が広く前端が少し前上方に突出する外側にあるもの。後十字靱帯が付着する。

内転筋結節 adductor tubercle

内側上顆 medial epicondyle

顆間窩 intercondylar fossa

大腿骨後面、内側顆と外側顆の間にあるくぼみ。前後に十字靱帯がつく。

内側顆 medial condyle

大腿骨の下部(遠位部)、大きく広がった下端にある2つの丸い突起のうち、凸面の張り出しが強く内側にあるもの。前十字靱帯が付着する。

脛骨

Tibia

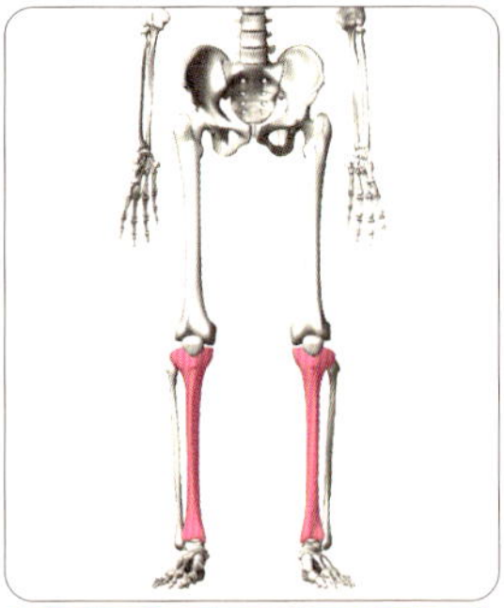
脛骨

脛骨の構造

下腿を構成する２本の骨のうち内側に位置する脛骨は、三角形の横断面をした人体の中で2番目に長い長骨。その前縁および前内側面は皮下によく触れ、「向こうずね」として知られる。

脛骨前面

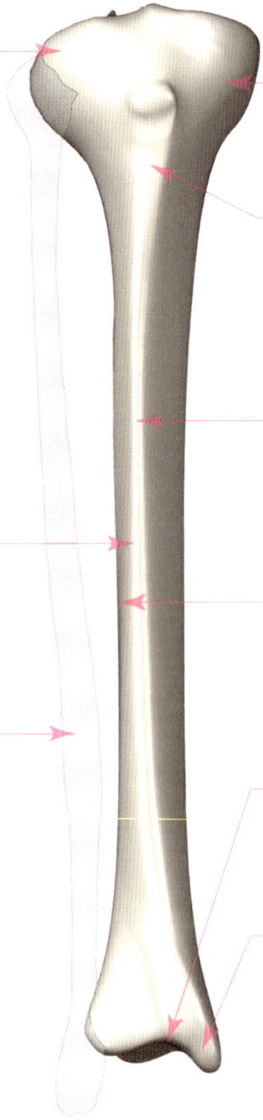

外側顆 medial condyle

脛骨上端で、後方に少し屈曲したように見える外側への張り出し部分。腸脛靱帯や外側側副靱帯がつく。

脛骨体 body of tibia

ほぼ三角柱状の骨幹部。内側縁、前縁、骨間縁の３縁と、内·外·後の３面をもつ。

腓骨 fibula

内側顆 lateral condyle

脛骨上端で、後方に少し屈曲したように見える内側への張り出し部分。内側側副靱帯がつく。

脛骨粗面 tibial tuberosity

脛骨体前縁の上端、結節状に隆起した粗面。上半部のやや平滑なところに膝蓋靱帯がつく。

前縁 anterior border

脛骨体前面の内側面と外側面の境界。直接皮下にふれ、いわゆる「向こうずね」「弁慶の泣き所」と呼ばれる部位。

骨間縁 interosseous border

脛骨体の外側面と後面の間に走る、隆起した線状の境界。頚骨と腓骨を結ぶ下腿骨間膜がつくためこの名がある。

内果関節面 articular surface of medial malleolus

内果の外側面にある関節面。距骨内下面と接し、距腿関節を構成する。

内果 medial malleolus

脛骨下端の内側部にある大きな突起。皮下によく触れ、「内くるぶし」とも呼ばれる。三角靱帯がつく。

脛骨近位面

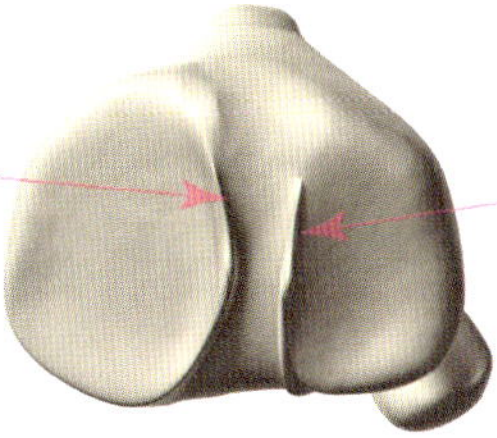

内側顆間結節
medial intercondylar tubercle

顆間隆起の内側にある小結節。

外側顆間結節
lateral intercondylar tubercle

顆間隆起の外側にある小結節。

脛骨後面

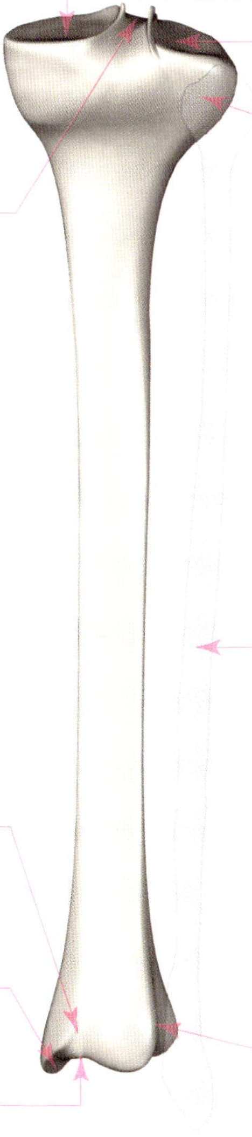

上関節面
tibial plateau

腓骨関節面
artucykar facet for fibula

強く張り出した外側顆の後下方にあって腓骨と関節する、卵形の小さな関節面。

顆間隆起
intercondylar eminence

外側顆と内側顆の上関節面の間にある粗面の隆起。隆起の前後はくぼみ、前方を前顆間区、後方を後顆間区という。

腓骨
fibula

内果溝 malleolar groove

内果の後方、後脛骨筋腱と長趾屈筋腱、長母趾屈筋腱を通す溝。ただし、長趾屈筋腱がのる外方部はほとんど溝をつくらない。

内果 medial malleolus

脛骨下端の内側部にある大きな突起。皮下によく触れ、「内くるぶし」とも呼ばれる。三角靱帯がつく。

内果関節面 articular surface of medial malleolus

腓骨切痕 fibular notch

脛骨下端の外側面にある、三角形の輪郭をした浅いへこみ。腓骨の下端に接する。

腓骨（ひこつ）

Fibula

腓骨の構造

下腿の外側（小趾側）にある非可動性の三角柱状の骨。脛骨と同じくらいの長さがあり、長骨の中で最も細いが、弾性があることが大きな特徴となっている。

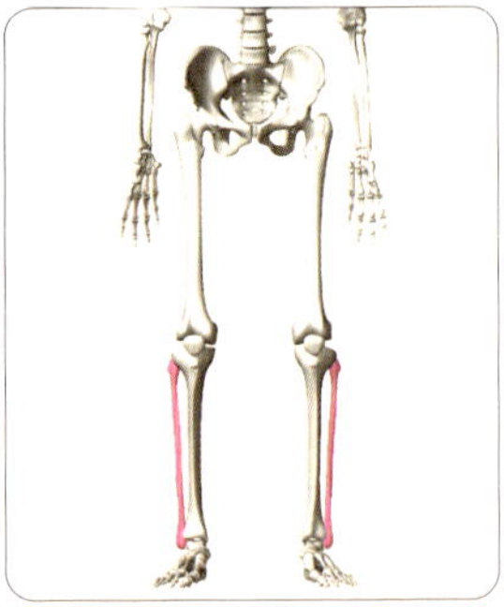

腓骨

腓骨前面

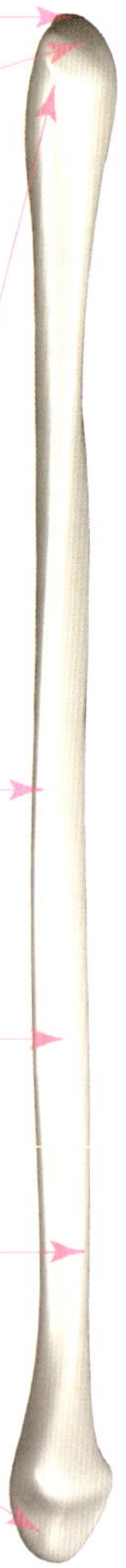

腓骨頭尖（ひこつとうせん） apex of head of fibula

腓骨頭の上端で小さくとがった部分。外側側副靱帯、大腿二頭筋がつく。

腓骨頭関節面（ひこつとうかんせつめん） articular facet of head of fibula

腓骨頭上端の内側面にあり、脛骨の腓骨関節面と連結するための小さなくぼみ。

腓骨頭（ひこつとう） head of fibula

腓骨上端のふくらみ。3つの結節をもち、前面から長趾伸筋、長腓骨筋、後面からヒラメ筋の一部が起こり、外側面に大腿二頭筋がつく。

腓骨体（ひこつたい） body of fibula

細長い三角柱状の骨幹部。3つの面は、前縁、後縁、骨間縁によって区切られる。

前縁（ぜんえん） anterior border

腓骨体前面にある、3本の縁のうち最も鋭い鋭角状の稜線。外側面と内側面を分ける。長趾伸筋・第三腓骨筋が起こる。

骨間縁（こつかんえん） interosseous border

内側面にある比較的鋭い縁。骨間膜の一部がつく。

外果関節面（がいかかんせつめん） lateral malleolar fossa

外果の下、内側面にある三角形の関節面。軟骨でおおわれ、脛骨の下関節面とともに距骨と関節する。

腓骨後面

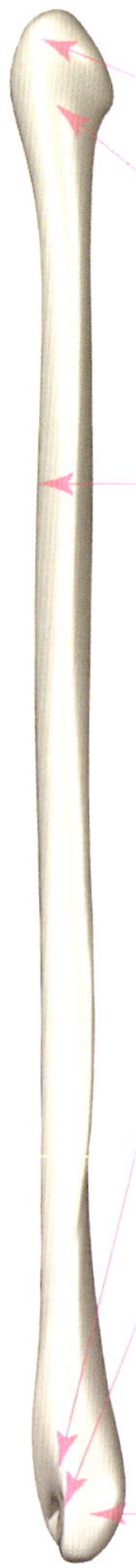

腓骨頭（ひこつとう） head of fibula

腓骨頸（ひこつけい） neck of fibula

腓骨頭と腓骨体の間。

内側稜（ないそくりょう） medial crest

腓骨の骨間縁の下3分の1あたりから腓骨頭後端に向かう隆起線。内側面と後面を分ける。

外果溝（がいかこう） malleolar groove

外果関節面の外側にある溝。長・短腓骨筋の腱が通る。

外果窩（がいかか） articular surface of lateral malleolus

外果関節面の後方にある小さなくぼみ。足首の関節に関与する後距脛靱帯がつく。

外果（がいか） lateral malleolus

腓骨の下端、外側に向かって突出した部分。いわゆる「外くるぶし」。

膝蓋骨

Patella

膝蓋骨の構造

もともと大腿四頭筋の腱の中に生じた人体で最も大きな種子骨で、腱が大腿骨とすれて避けるのを防ぎ、膝の前面を保護する働きがある。その形状から「膝の皿」と呼ばれる。

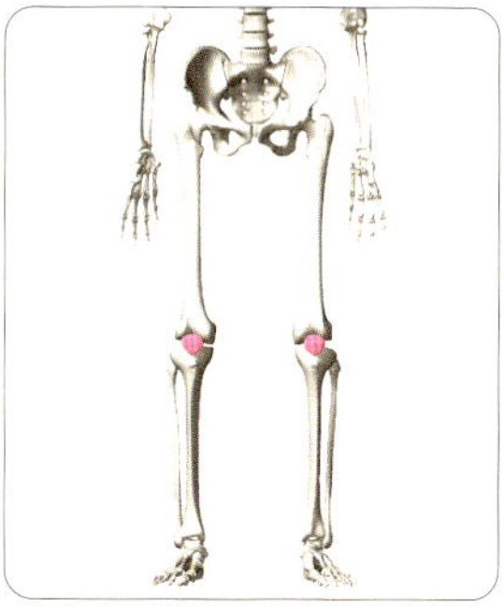

膝蓋骨

膝蓋骨前面

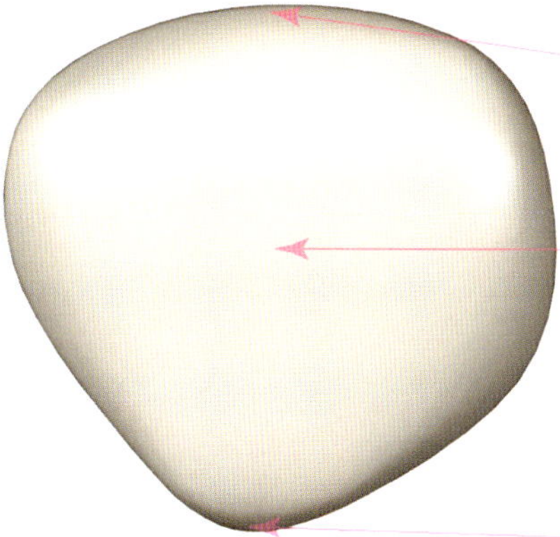

膝蓋骨底
base of patella
膝蓋骨の上端の平らな曲面部分。大腿四頭筋がつく。
膝蓋骨の前面
anterior surface of patella
膝蓋骨前面はかすかに隆起し、ザラザラして多数の小さな孔が存在する。
膝蓋骨尖
apex of patella
膝蓋骨の下方のとがった部分。膝蓋靱帯がつく。

膝蓋骨後面

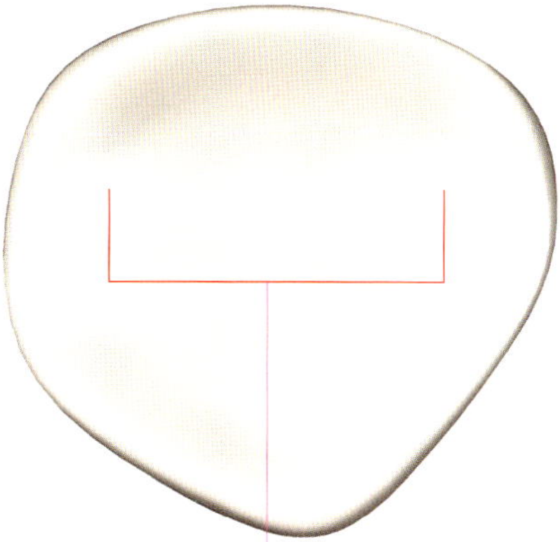

関節面
aricular surface patella
両側（外・内）のくぼみに大腿骨の膝蓋面が接する。

膝蓋骨の位置

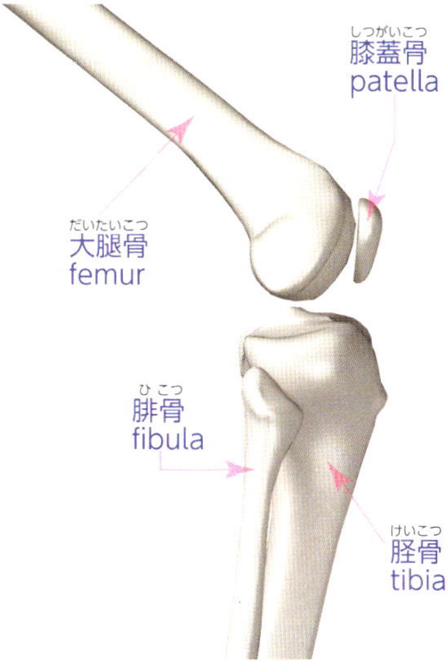

膝蓋骨
patella
大腿骨
femur
腓骨
fibula
脛骨
tibia

足の骨

Bones of foot

足の骨の構造

足関節から先の足は、脛骨・腓骨に続く７個の足根骨とその先の５個の中足骨、さらに末端の14個の趾骨で構成される。

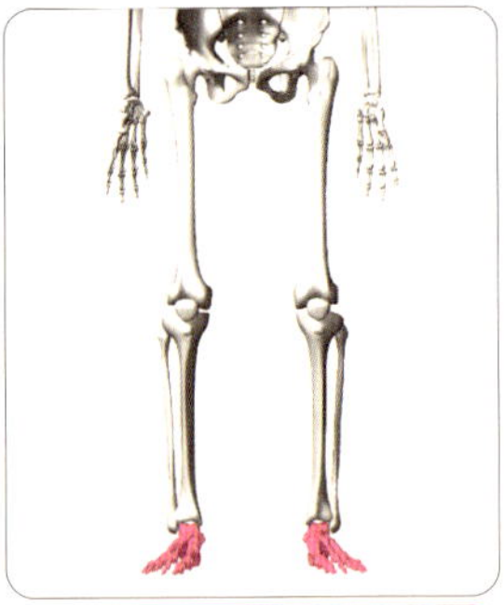

足の骨

足の骨背面

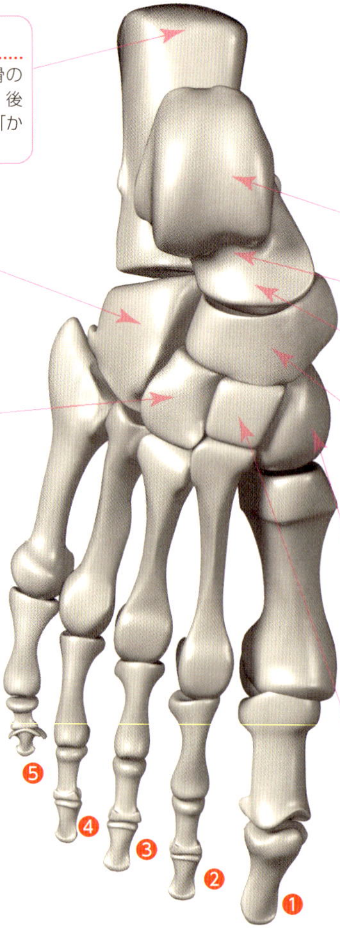

踵骨 calcaneus
足根骨の中で最も大きく、距骨の下、立方骨の後方に位置する。後方に大きく突出し、いわゆる「かかと」と呼ばれる骨。
立方骨 cuboid
外側楔状骨の外側にあり、足根骨遠位列の最外側に位置する。踵骨と第4・第5中足骨と関節する。
外側楔状骨 lateral cuneiform
舟状骨と中足骨の間にある楔形をした3個の短骨のうち、外側にある骨。舟状骨と第3中足骨に関節する。内側楔状骨、中間楔状骨、立方楔状骨とともに遠位足根骨を形成する。
距骨 talus
踵骨の上にのり、足根骨の中で最も高位置にあってほかの足根骨と下腿の骨との連結をする。距骨頭、距骨頚、距骨体の3つの部位に分けられる。
距骨体 body of talus
距骨頚 neck of talus
距骨頭 head of talus
舟状骨 navicular
足根骨の1つで、距骨頭と3つの楔状骨に関節する。前後に偏平で、楔状骨に接する面で凸面、距骨頭側で凹面となっている。
内側楔状骨 medial cuneiform
舟状骨と第1中足骨の間に位置し、内側にある楔状骨。楔状骨の中では最も大きい。
中間楔状骨 intermediate cuneiform
3つの楔状骨の真ん中にあり、舟状骨と第2中足骨に関節する。楔状骨の中では最も小さい。
5
4
3
2
1

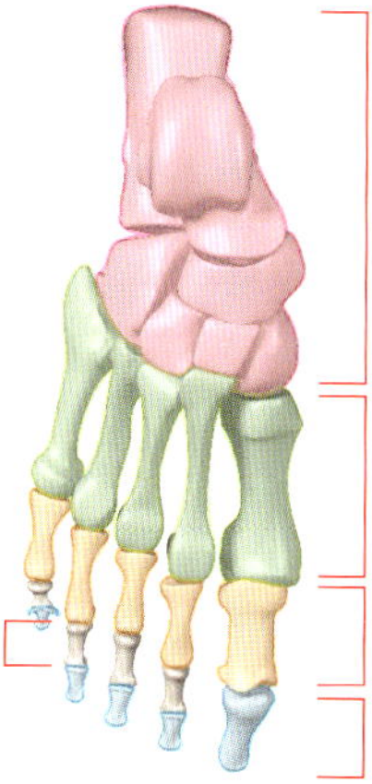

足の骨底面

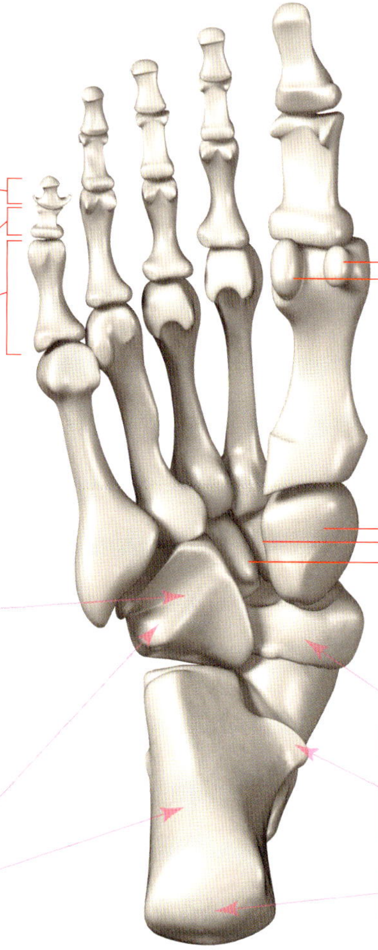

種子骨 sesamoid bone

腱あるいは腱と癒着する関節包に出現する骨片。足では、第１中足骨頭の足底面に２個、第１基節骨の底側面に１個の種子骨が見られる。

長腓骨筋腱溝 groove for tendon of fibularis longus

外側部のほぼ中央にある腓骨筋滑車の真下を斜めに走る溝。長腓骨筋の腱が通る。

足の骨外側面

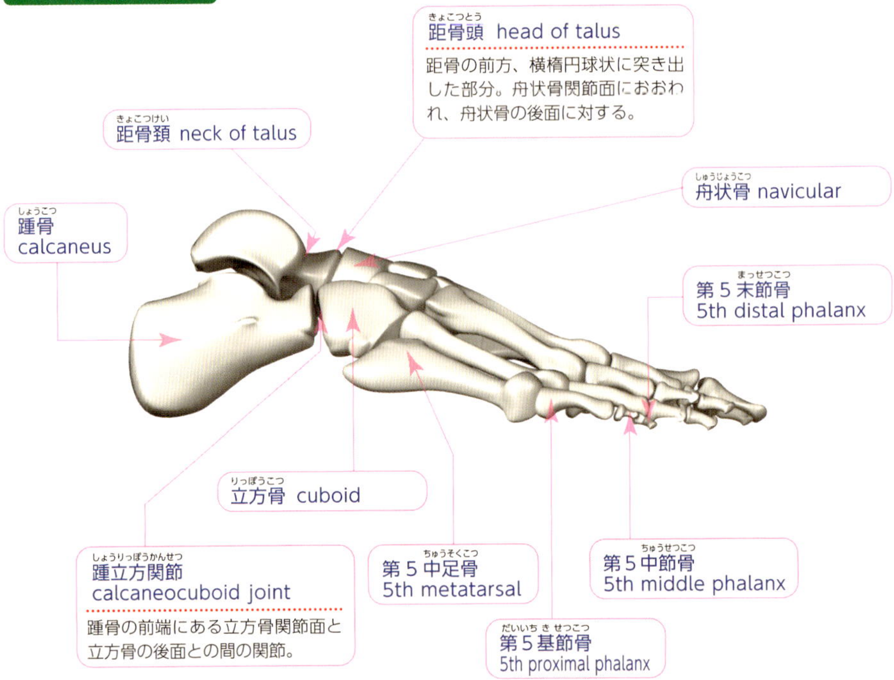
距骨頭 head of talus
距骨の前方、横楕円球状に突き出した部分。舟状骨関節面におおわれ、舟状骨の後面に対する。
距骨頚 neck of talus
舟状骨 navicular
踵骨 calcaneus
第5末節骨 5th distal phalanx
立方骨 cuboid
踵立方関節 calcaneocuboid joint
踵骨の前端にある立方骨関節面と立方骨の後面との間の関節。
第5中足骨 5th metatarsal
第5中節骨 5th middle phalanx
第5基節骨 5th proximal phalanx

足の骨内側面

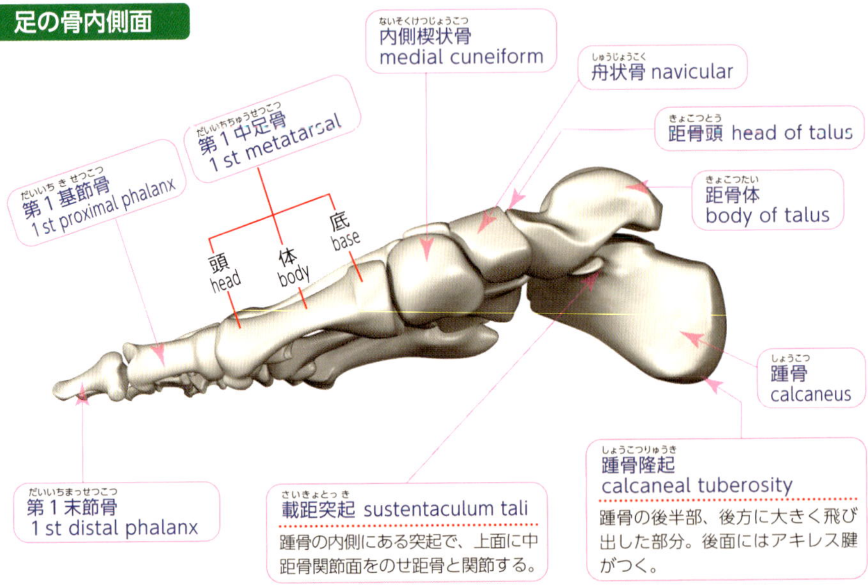
内側楔状骨 medial cuneiform
舟状骨 navicular
第1中足骨 1 st metatarsal
第1基節骨 1 st proximal phalanx
距骨頭 head of talus
距骨体 body of talus
頭 head
体 body
底 base
踵骨 calcaneus
第1末節骨 1 st distal phalanx
載距突起 sustentaculum tali
踵骨の内側にある突起で、上面に中距骨関節面をのせ距骨と関節する。
踵骨隆起 calcaneal tuberosity
踵骨の後半部、後方に大きく飛び出した部分。後面にはアキレス腱がつく。

踵骨と距骨

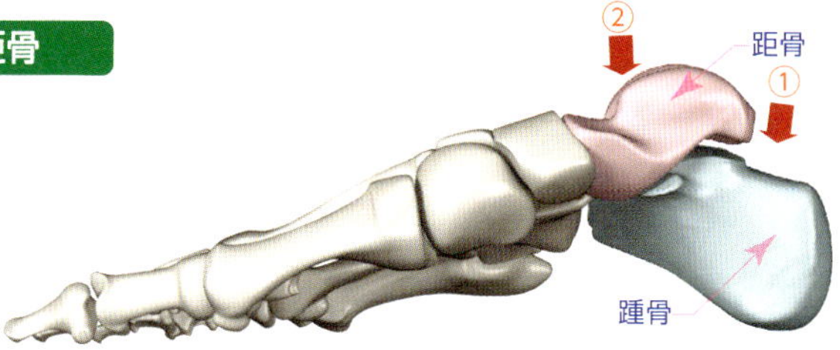

①踵骨上面

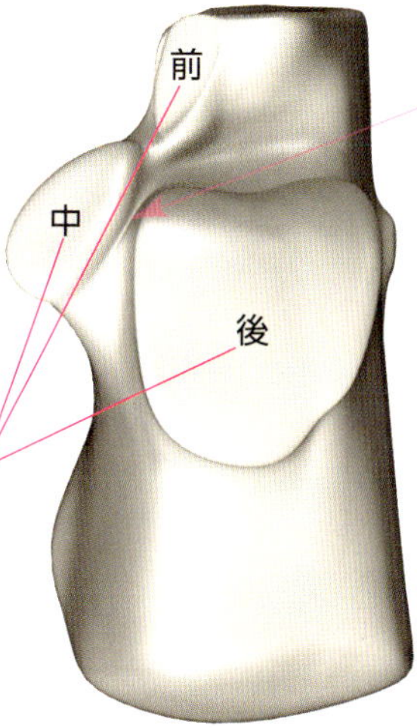

踵骨溝
calcaneal sulcus

中距骨関節面の外側から斜め外側へ向かって走る溝。

距骨関節面
talar articular surface of calcaneum

踵骨の上面に、前・中・後の関節があり、距骨と関節する。

②距骨上面

舟状骨関節面
navicular articular surface

舟状骨に対する関節面、すなわち距骨頭の表面のこと。

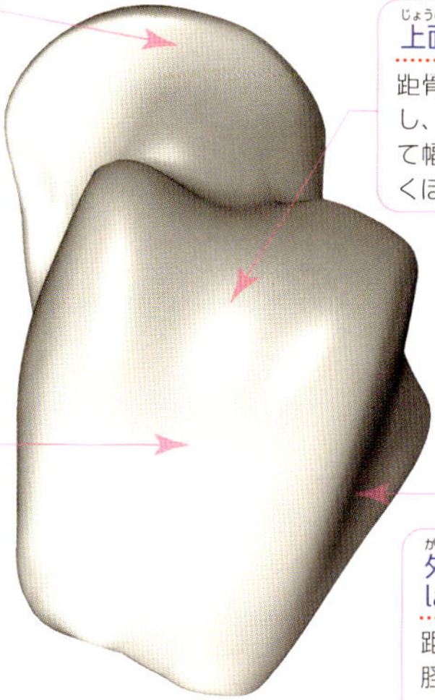

上面 superior surface

距骨の上面は前後に大きく突き出し、前方から後方にいたるに従って幅が狭くなる。横にはかすかにくぼむ。

距骨滑車 trochlea of talus

距骨は下腿の骨と連結する唯一の足根骨。上面に位置し脛骨および腓骨の下端部をのせる大きな滑車。

外果面
lateral malleolar surface

距骨の外果面は、腓骨の外果が脛骨の内果よりも低い位置にあるため、内果面より広い。

股関節のしくみ

Structure of hip joint

股関節と仙腸関節

股関節は、骨盤の寛骨臼と大腿骨の大腿骨頭からなり、骨盤と下肢をつなぐ関節です。寛骨臼は、寛骨の外側で腸骨・恥骨・坐骨が合わさる部分に位置し、辺縁を線維性軟骨の関節唇が取り巻いて、深いくぼみとなっています。大腿骨頭は、大腿骨上端が内側に突出している球状の部分で、矢状面から見ると身体のやや後方で寛骨臼と関節しています。関節には関節軟骨が付着し、そのまわりを滑液に満たされた滑膜がおおって関節包を形成して、関節の動きを円滑にしています。

また、仙骨と腸骨の各耳状面同士が接する仙腸関節は、関節面は繊維軟骨でおおわれ、間には滑液を含んだ狭い関節腔がありますが、強い靱帯に包まれ可動性はほとんどありません。

股関節と仙腸関節

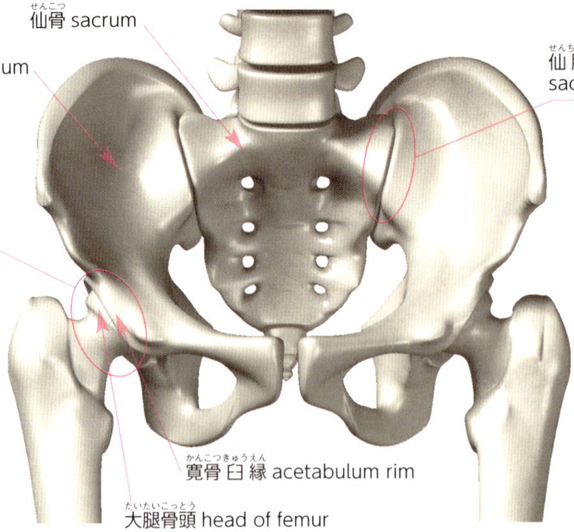
仙骨 sacrum
腸骨 ilium
仙腸関節 sacroiliac joint
股関節 hip joint
寛骨臼縁 acetabulum rim
大腿骨頭 head of femur

股関節矢状面

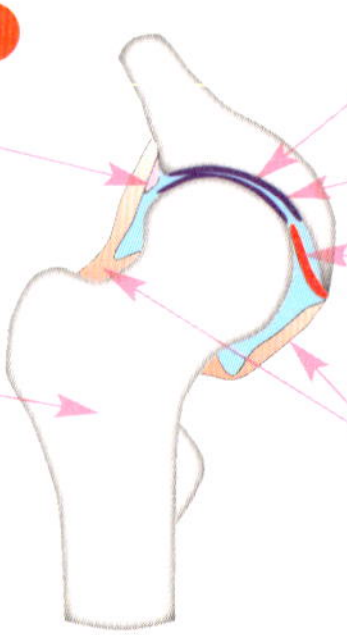
関節腔
関節唇
関節軟骨
大腿骨頭靱帯
大腿骨
関節包

股関節の運動

Movement of hip joint

股関節の特殊性と可動域

股関節は、多軸性の球関節の中でもとくに関節窩が深い臼関節のひとつです。屈伸・伸展・内転・外転・回旋などの運動が可能ですが、寛骨臼のくぼみが深く、大腿骨頭が半分以上納まることで、可動域は同じ球関節の肩関節に比べて狭くなっています。これは、重い上体を支えながら移動する下肢の特殊性と、そのために求められる股関節の安定性と柔軟性、両方を取り入れ、可能にした結果です。
股関節は約140度の屈曲が可能ですが、膝関節が伸びているとハムストリングスの緊張のために約90度に狭まり、伸展は大腿直筋の緊張によって約20度になります。一般的に外転40度、内転25度、外旋は約50度、内旋は約40度が可能とされています。

屈曲

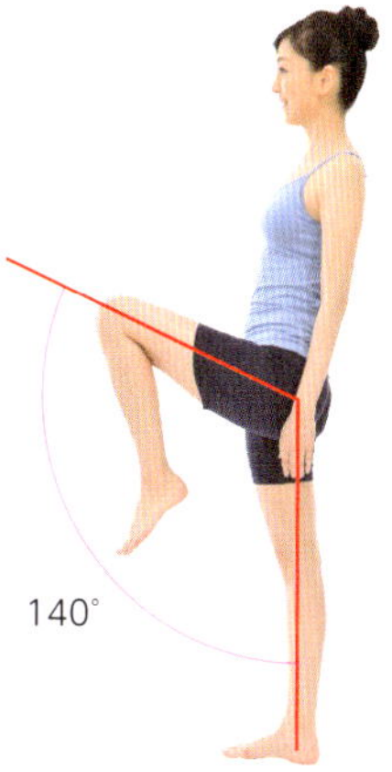

伸展

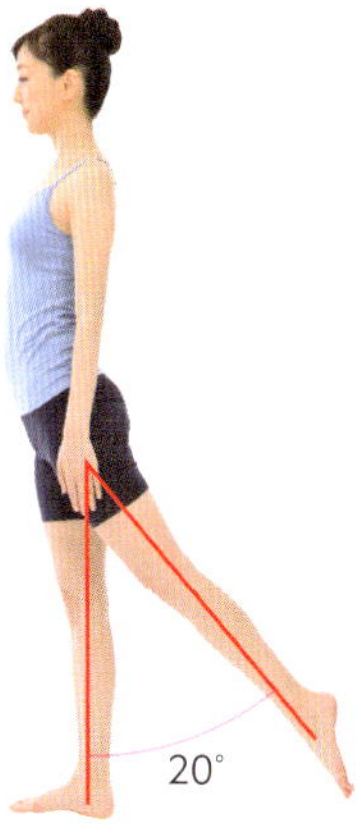

外転

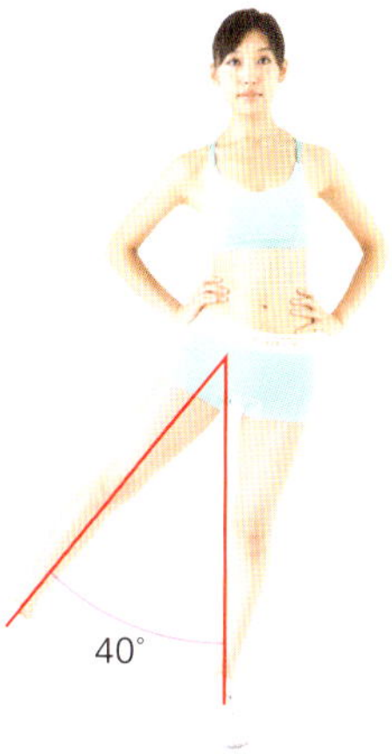

内旋

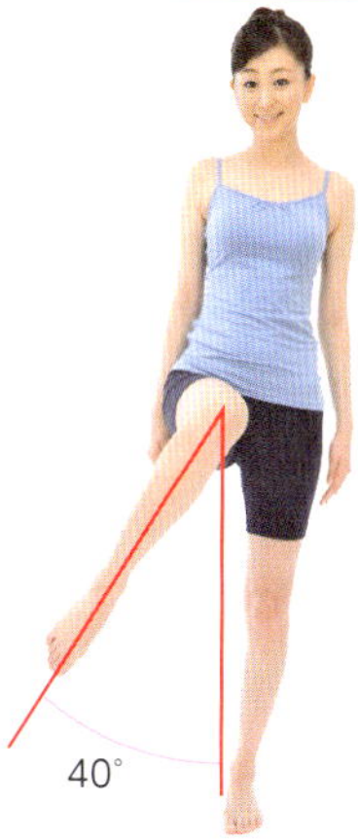

外旋

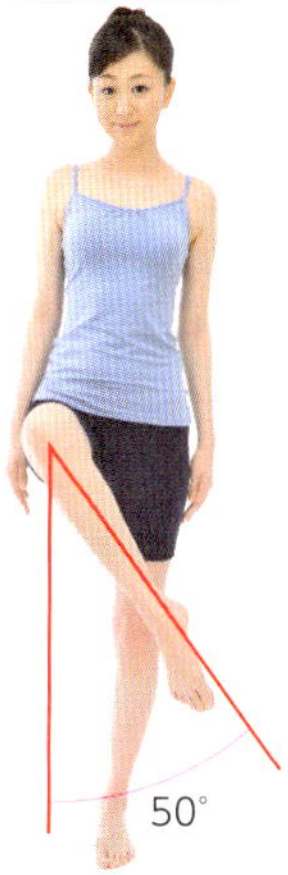

内転

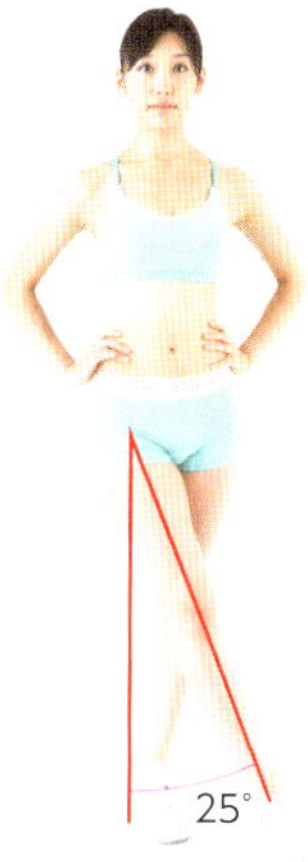

骨盤と股関節の靱帯

Ligament of pelvis & hip joint

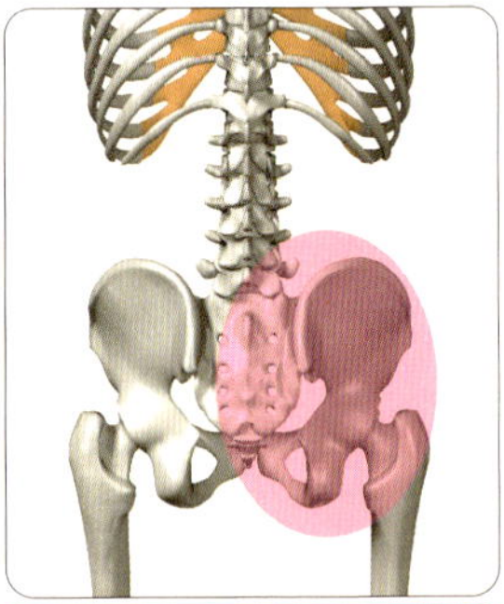

骨盤と股関節の靱帯

股関節と、それを支え取り巻く靱帯は身体で最大、最強。股関節は骨頭の3分の2が臼の中に包み込まれ、関節包は強靭な靱帯により補強されていて、身体の安定性と体重支持において重要な役割を果たしている。

骨盤と股関節の靱帯

骨盤後面

棘上靱帯 (きょくじょうじんたい)
supraspinal ligament
第7頸椎棘突起からから仙骨までの棘突起先端間を結ぶ強い線維状の靱帯。

腸骨稜 (ちょうこつりょう) Iliac crest

後仙腸靱帯 (こうせんちょうじんたい)
posterior sacroiliac ligaments
仙骨粗面の後部および外側仙骨稜から腸骨の仙骨盤面の近縁に走る帯状の線維束。深層のものと表層のものがあり、主として上後腸骨棘に至る靱帯で、その外側の線維は仙結節靱帯とまじり合う。

尾骨 (びこつ) coccyx

仙結節靱帯 (せんけっせつじんたい)
sacrotuberous ligament
三角形をした強大な靱帯で、坐骨結節より起こり、内上方に扇形に放散して、下後腸骨棘、仙骨下半部の外側縁につく。

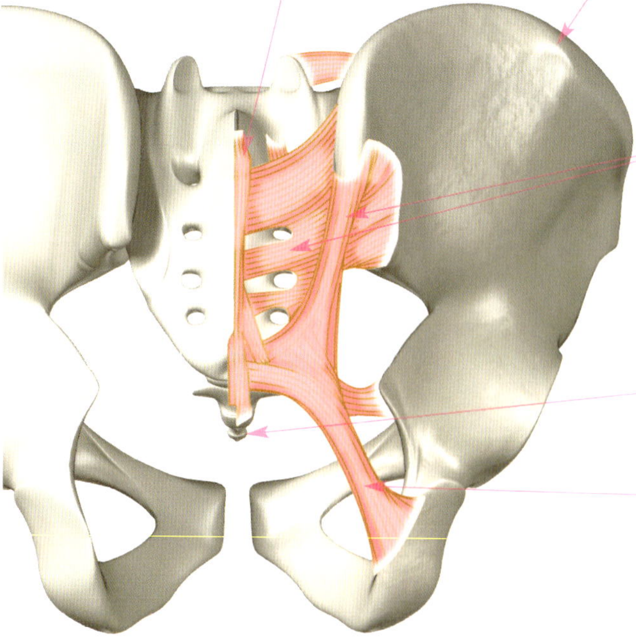

股関節前面(右)

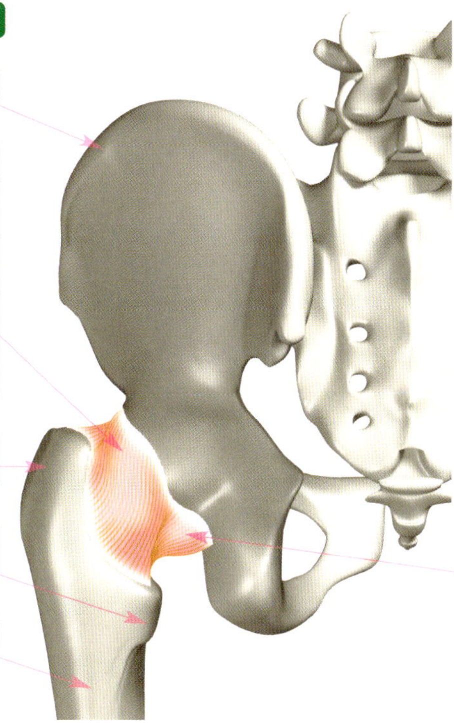

腸骨稜 lliac crest

腸骨大腿靭帯
iliofemoral ligament

下前腸骨棘および寛骨臼上縁から起こり、転子間線に至る三角形の強い繊維束。人体の中で最も大きな靭帯で、上半身が股関節より後ろへ傾くのを防ぐ役割を果たしている。

大転子 greater trochanter

小転子 lesser trochanter

大腿骨 femur

恥骨大腿靭帯
pubofemoral ligament

寛骨臼の恥骨部と恥骨上方部から起こり、外下方に走り小転子につく靭帯。関節包の前下面を強化し、外転運動を制限する。

股関節外側面(右)

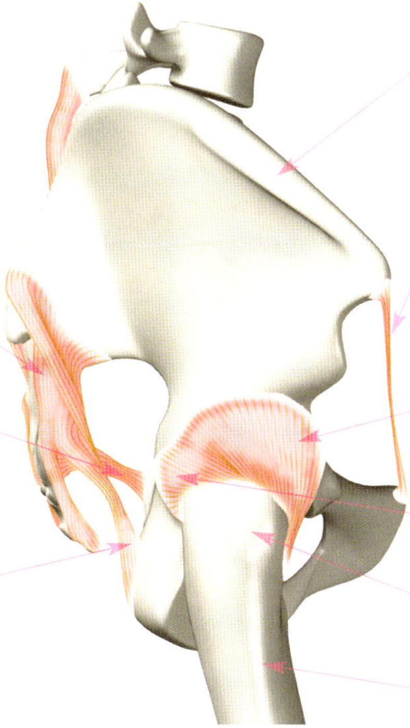

後仙腸靭帯
posterior sacroiliac ligaments

仙棘靭帯
sacrospinous ligament

仙結節靭帯
sacrotuberous ligament

腸骨稜 lliac crest

鼡径靭帯
inguinal ligament

骨盤の恥骨・恥骨結節から腸骨・上前腸骨棘に走っている靭帯。この鼡径靭帯と恥骨・腸骨との間には、腸腰筋・大腿動脈・大腿静脈・リンパ管・大腿神経・外側大腿皮神経などが通っている。

腸骨大腿靭帯 iliofemoral ligament

坐骨大腿靭帯
ischiofemoral ligament

大転子 greater trochanter

大腿骨 femur

膝関節のしくみ

Structure of knee joint

脛骨大腿関節と膝蓋大腿関節

膝関節は、大腿骨と脛骨、膝蓋骨で構成される人体で最大の関節です。

大腿骨と脛骨からなる脛骨大腿関節は、大腿骨下端の凸状の内・外側顆と脛骨上端の平坦な内・外側顆が関節し、それぞれの関節面を軟骨がおおいます。骨性の支持は低いものの、半月板と呼ばれる線維性の軟骨組織により、接触面積を増やすことで荷重の分散と安定性の向上を図っています。

膝蓋大腿関節は、大腿骨顆間窩と膝蓋骨関節面による関節で、大腿四頭筋、大腿四頭筋腱、膝蓋骨、膝蓋靱帯、脛骨粗面とともに「膝伸展機構」を構成します。

また、膝関節には含まれず、膝の動きには直接関与しない下腿にある腓骨と脛骨が接する脛腓関節は、膝関節に関わる靱帯や筋肉の付着部として重要な役割を果たします。

膝関節に関与する部位(後面)

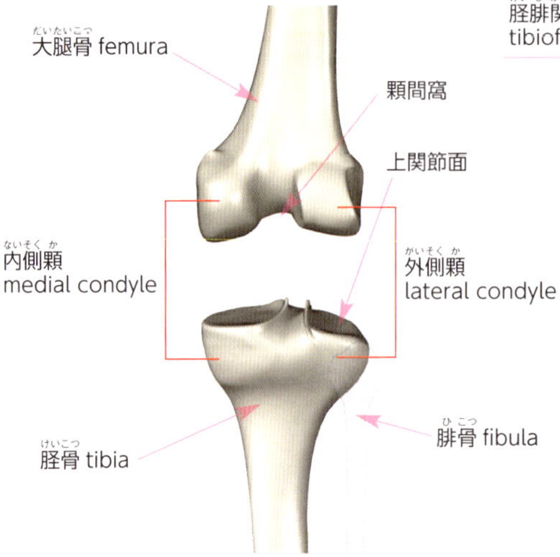
大腿骨 femura
顆間窩
上関節面
内側顆
medial condyle
外側顆
lateral condyle
脛骨 tibia
腓骨 fibula

膝関節の種類

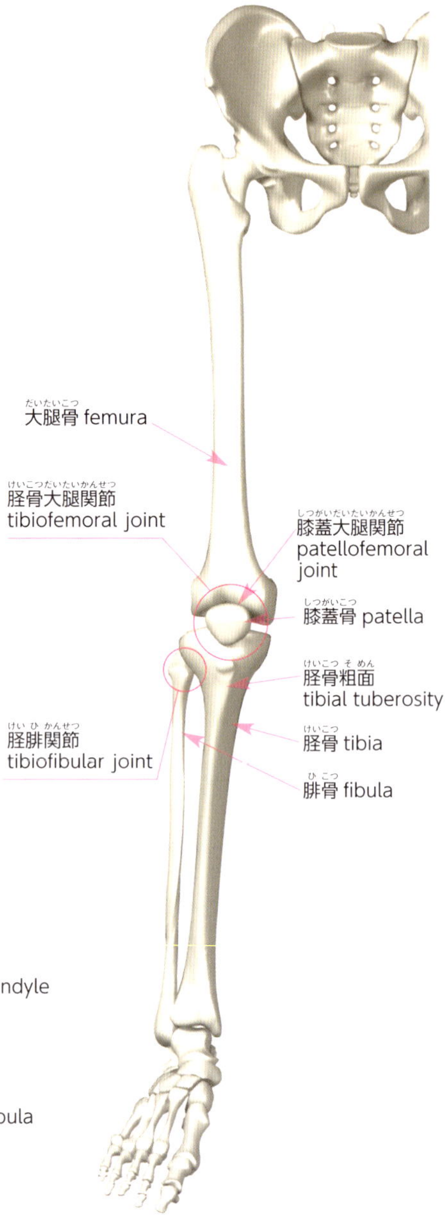
大腿骨 femura
脛骨大腿関節
tibiofemoral joint
膝蓋大腿関節
patellofemoral joint
膝蓋骨 patella
脛骨粗面
tibial tuberosity
脛腓関節
tibiofibular joint
脛骨 tibia
腓骨 fibula

膝関節の運動

Movement of knee joint

脛骨大腿関節の可動域

顆状関節である脛骨大腿関節は、屈曲・伸展、内旋・外旋の二方向の運動が可能です。一般に、伸展は５～10度、屈曲は130～140度の可動域があり、回旋運動は、膝関節90度の屈曲位で内旋が10～20度、外旋が20～30度動きますが、伸展位での回旋は困難です。

膝蓋骨の働き

一般的に「膝のお皿」と呼ばれている膝蓋骨は、膝を曲げたり伸ばしたり（屈曲、伸展）という動きをコントロールするうえで欠かせない役割をになっています。つまり、膝蓋大腿関節の運動は、大腿四頭筋が収縮して膝蓋骨を引き上げ、膝蓋靭帯を牽引して、膝関節を伸展させます。膝蓋骨があることで、膝下靭帯が脛骨を牽引する力をより効率的に運動に変えていると考えられ、膝蓋骨がない場合は今より20％以上強い収縮が必要になるといわれています。

膝の屈曲

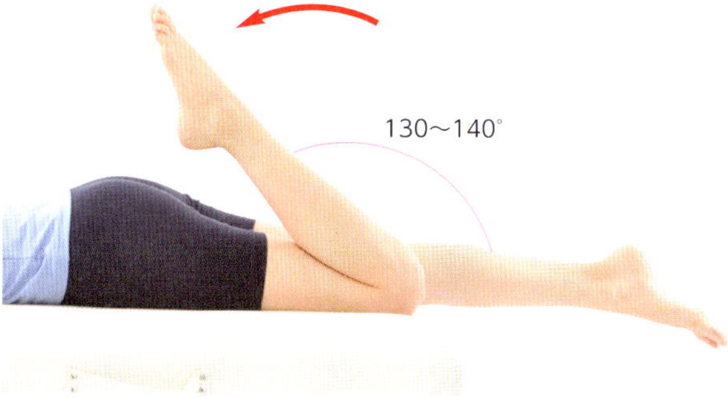

膝の伸展

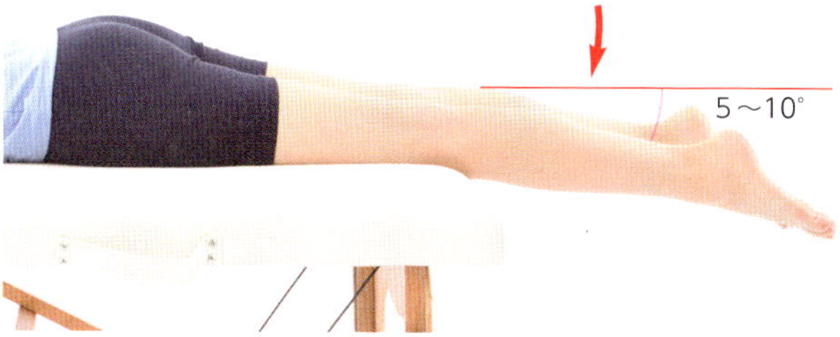

膝の伸展のメカニズム

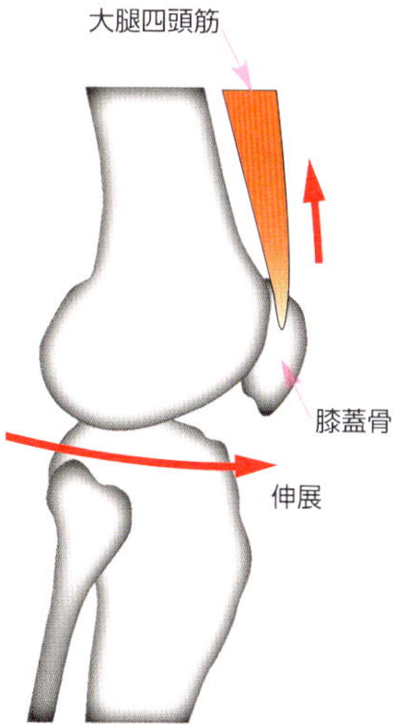

膝関節の靭帯

Ligaments of knee joint

膝関節の靭帯

膝関節というのは大腿骨、脛骨、膝蓋骨の３つの骨で構成されている。これらの骨の関節面は平坦で、不安定だが、それらを補うためにいくつもの靭帯があり、とくに、外・内側側副靭帯が重要な役割を果たす。

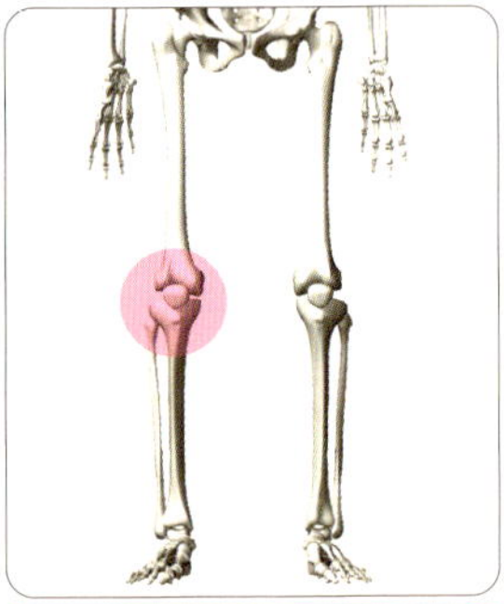

膝関節の靭帯

膝関節後面（右）

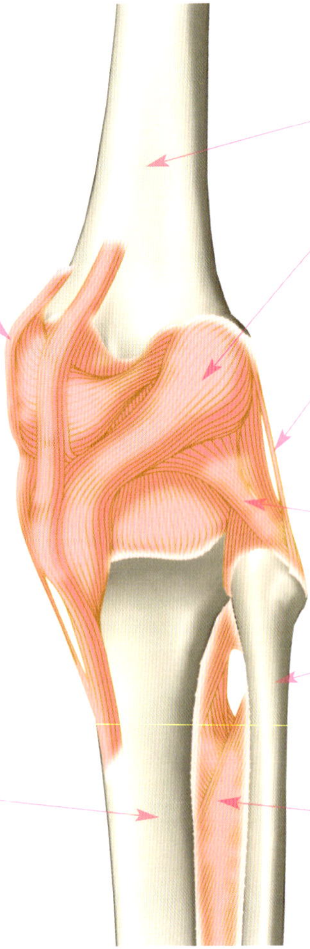

内側側副靭帯 tibial collateral ligament
大腿骨内側上顆から起こり、脛骨内側顆の後縁および内側半月の周縁につく平板状の靭帯。膝を内側から支える。
大腿骨 femur
斜膝窩靭帯 oblique popliteal ligament
外側側副靭帯 radial collateral ligament
大腿骨外側上顆より起こり、腓骨頭につく円柱形の線維束で膝の外側の補強する。下部は関節包から離れ、この間を膝窩筋腱、大腿二頭筋腱の一部が通る。
弓状膝窩靭帯 arcuate popliteal ligament
腓骨 fibula
脛骨 tibia
下腿骨間膜 interosseous membrane

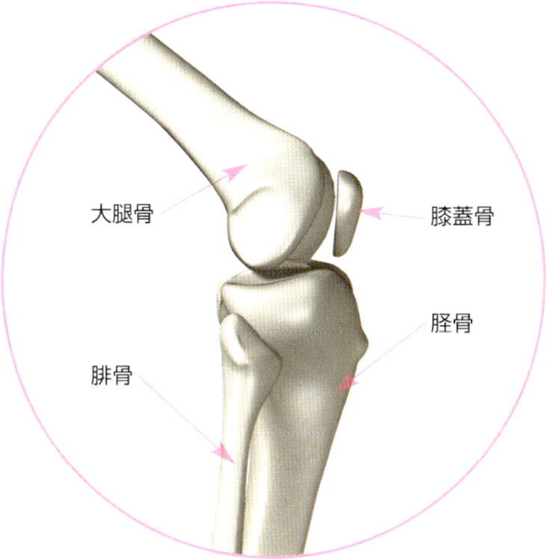

膝関節外側面（右）

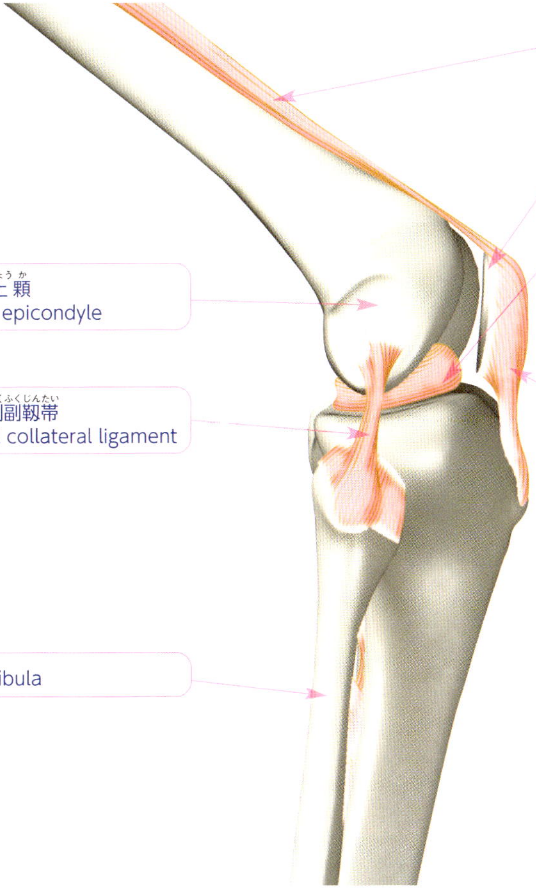

大腿四頭筋の腱 quadriceps tendon

膝蓋骨 patella

外側半月 lateral meniscus

膝には内側と外側に別々に2つの半月板が膝の骨と骨の間の隙間にあり、外側を外側半月という。形状は三日月型で主に脛骨側で周辺組織としっかり付着している。

外側上顆 laterl epicondyle

外側側副靱帯 radial collateral ligament

膝蓋靱帯 patellar ligament

膝蓋骨下部から起こり、脛骨粗面につく強靱な線維束。上部が幅広く、下部が細い。大腿四頭筋が膝蓋骨の下方まで続いたもので、膝蓋腱ともいう。

腓骨 fibula

足関節のしくみ

Structure of foot joint

距腿関節と距骨下関節

足部には、7個の足根骨と5個の中足節、14個の指節骨からなる多くの関節がありますが、大きくは上跳躍関節（距腿関節）と下跳躍関節に区分されます。狭義の足関節は、距腿関節（上跳躍関節）のことをさし、脛骨の下関節面と内果、腓骨の外果が関節窩となり、距骨上面の滑車を関節頭とする蝶番関節で、「ほぞ穴とほぞ」（下図イラスト参照）のような構造をしています。下跳躍関節は後部をつくる距骨下関節と前部を形成する距踵舟関節から構成されますが、両関節は一緒に作用します。そのほか横足根関節（距舟関節と踵立方関節）、足根骨と中足骨の間にある足根中足関節、中足骨と趾骨の間の関節結合を中足趾節関節と呼び、さらに母趾の基節骨と末節骨、第２～第５趾の基節骨と中節骨および中節骨と末節骨の間には趾節間関節があります。この関節は最も典型的な蝶番関節です。

距腿関節の骨格要素

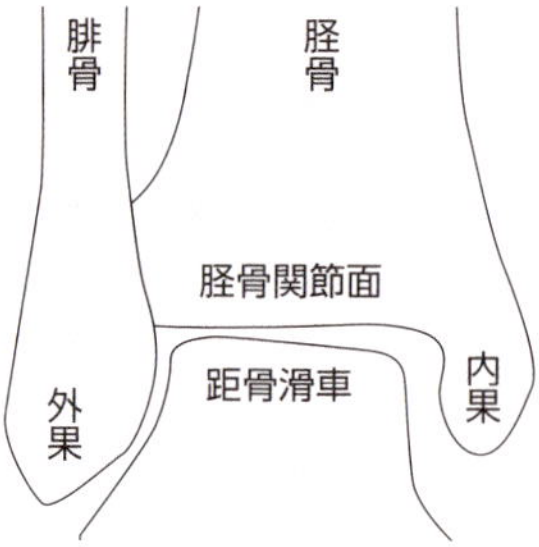

腓骨
脛骨
脛骨関節面
距骨滑車
外果
内果

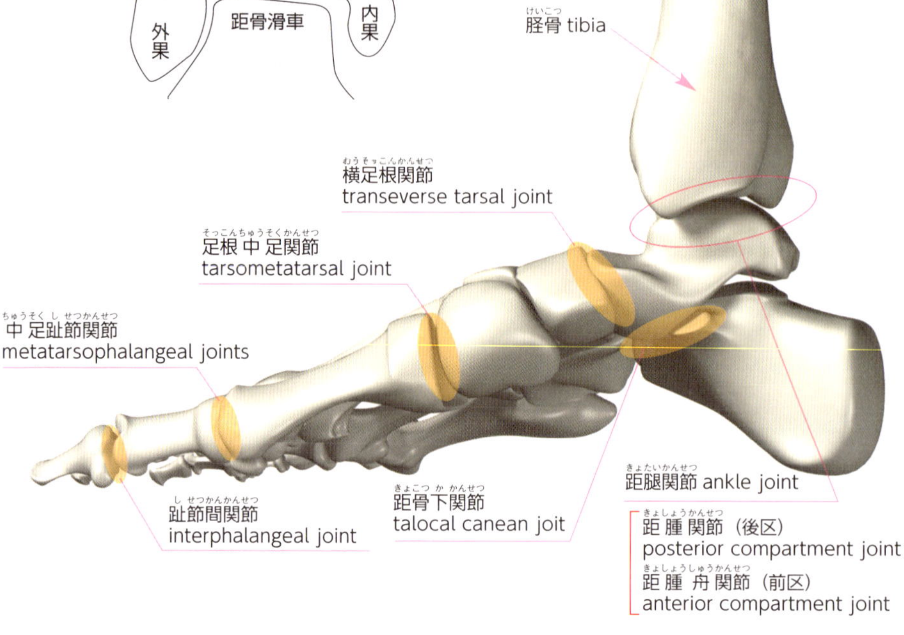

脛骨 tibia
横足根関節
transeverse tarsal joint
足根中足関節
tarsometatarsal joint
中足趾節関節
metatarsophalangeal joints
趾節間関節
interphalangeal joint
距骨下関節
talocal canean joit
距腿関節 ankle joint
距踵関節（後区）
posterior compartment joint
距踵舟関節（前区）
anterior compartment joint

足関節の運動

Movemennt of foot joint

「内返し」と「外返し」

足関節から足部にかけてはつま先を上げる背屈（伸展）と下げる底屈（屈曲）、つま先を内側・外側に向ける内転・外転、足を内側・外側にひねる回内・回外が可能です。しかし、これらの運動は実際には単独では行われず、組み合わせて行われるため、内転・回外・底屈の組み合わせを「内返し」、外転・回内・背屈の組み合わせを「外返し」と呼んでいます。

個々の関節でみた場合、距腿関節は屈伸のみを行う蝶番関節ですが、その運動軸は傾斜しています。距骨下関節では回内・回外、内転・外転、外返しと内返しを行い、横足根関節は内返しと外返し、中足趾節関節は背屈・底屈、内転・外転、趾節間関節は屈曲・伸展のみが可能となっています。

内返し

【底屈（屈曲）】

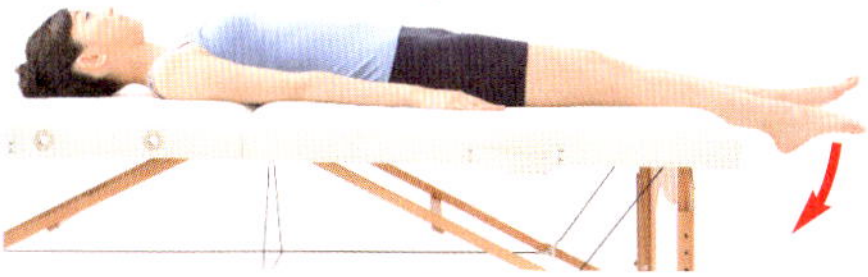

【回外】

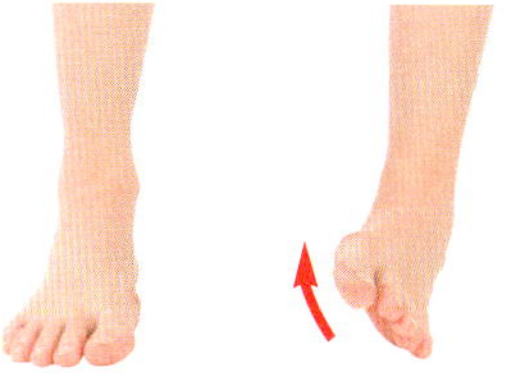

外返し

【背屈（伸展）】

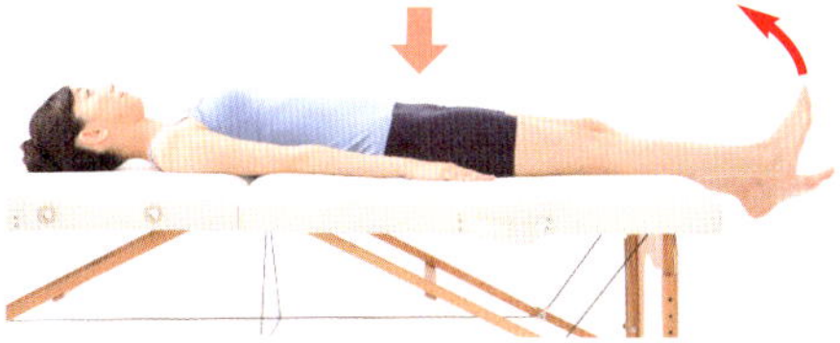

【回内】

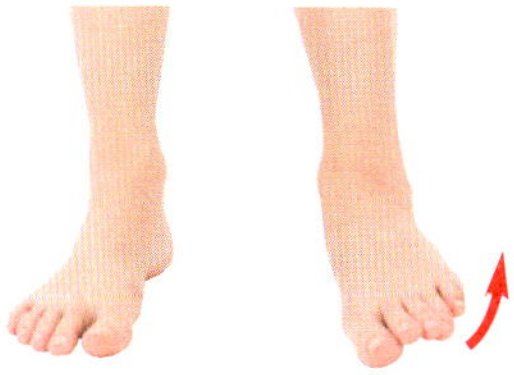

距腿関節の正常な運動範囲

背屈　約20〜30度
底屈　約40〜50度

足が接地している場合の下腿
底屈　約50度後方
背屈　約30度前方

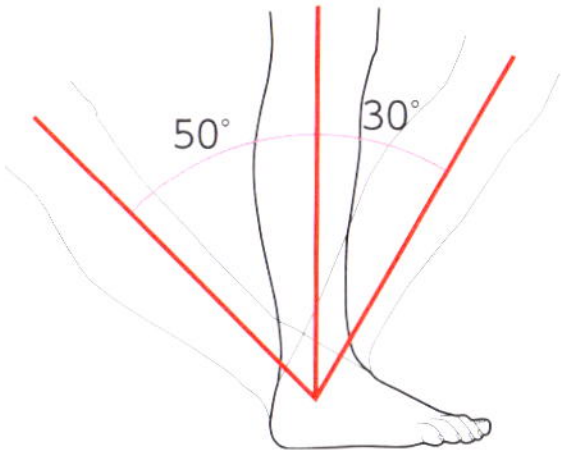

【立脚】

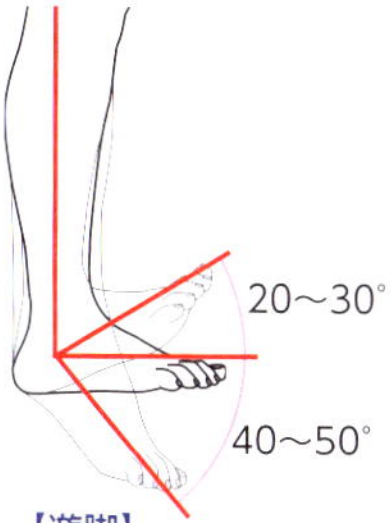

【遊脚】

足の靭帯

Ligament of foot

足の内側と外側の靭帯

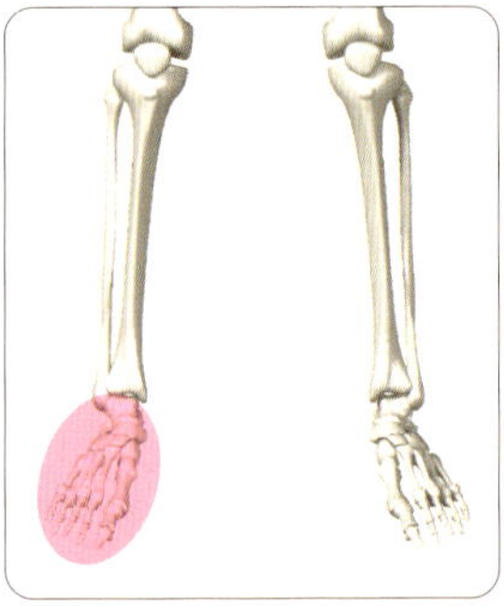

足の靭帯

足の靭帯は、大きく内側と外側、背側と足底に分けることができ、足根骨と中足骨をつなぐ足根靭帯や中足骨を横につなぐ中足靭帯などは、背側と足底、両面から関節を支え、補強します。

足関節の内側には、４つの足根骨に三角形に広がる三角靭帯があります。三角靭帯は、付着部によって距骨の前方内側につく前脛距部、舟状骨につく脛舟部、踵骨の載距突起につく脛踵部、距骨の後方内側につく後脛距部の４つに分けられ、これらは足関節の外反時に関節を支えます。

足関節外側の靭帯は、足関節の内反時に関節を支える役割を果たします。

足の靭帯は、内側よりも外側、足底よりも背側のものが弱いといわれています。靭帯は、伸縮性がほとんどないために大きな力がかかると伸びたり、断裂したりしてしまいます。足関節に多い捻挫も、多くは外側の靭帯を損傷した内反によるものです。

足の靭帯内側面(右)

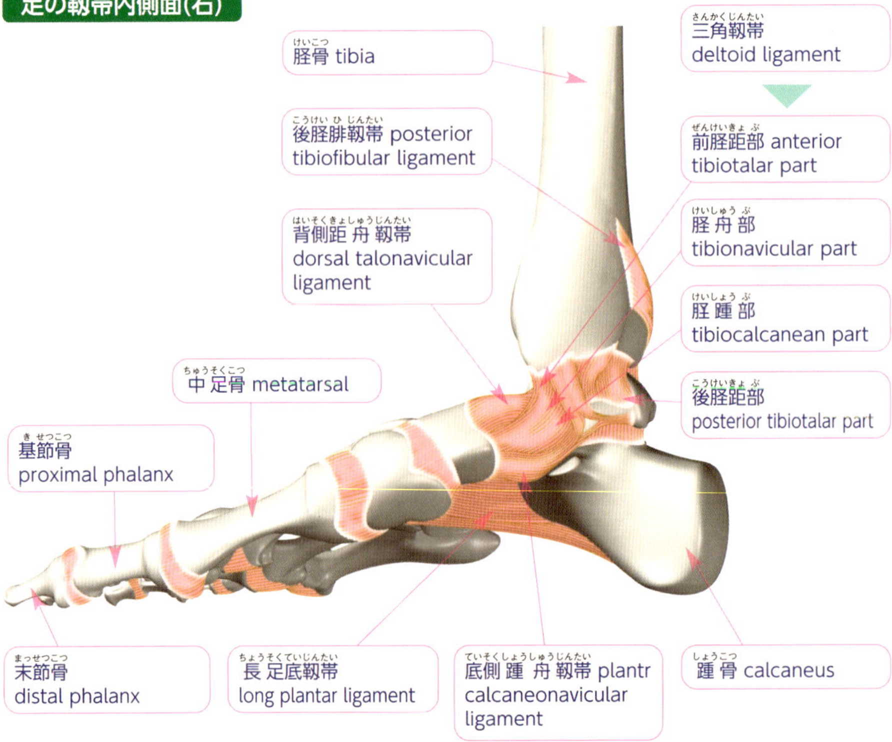
脛骨 tibia
後脛腓靭帯 posterior tibiofibular ligament
背側距舟靭帯 dorsal talonavicular ligament
中足骨 metatarsal
基節骨 proximal phalanx
三角靭帯 deltoid ligament
前脛距部 anterior tibiotalar part
脛舟部 tibionavicular part
脛踵部 tibiocalcanean part
後脛距部 posterior tibiotalar part
末節骨 distal phalanx
長足底靭帯 long plantar ligament
底側踵舟靭帯 plantr calcaneonavicular ligament
踵骨 calcaneus

関節包と靱帯

５個の中足骨と14個の趾骨が構成する足の指は、手指のような器用さを求められていないこともあり、すでに退化している筋肉が多くありますが、骨と骨をつなぐ関節とその周囲の関節包、靱帯などのしくみは同じです。母趾の基節骨と末節骨、第２～第５趾の基節骨と中節骨および中節骨と末節骨の間には片足に９個の関節があり、それぞれ関節包と靱帯がついています。

足の靱帯前面

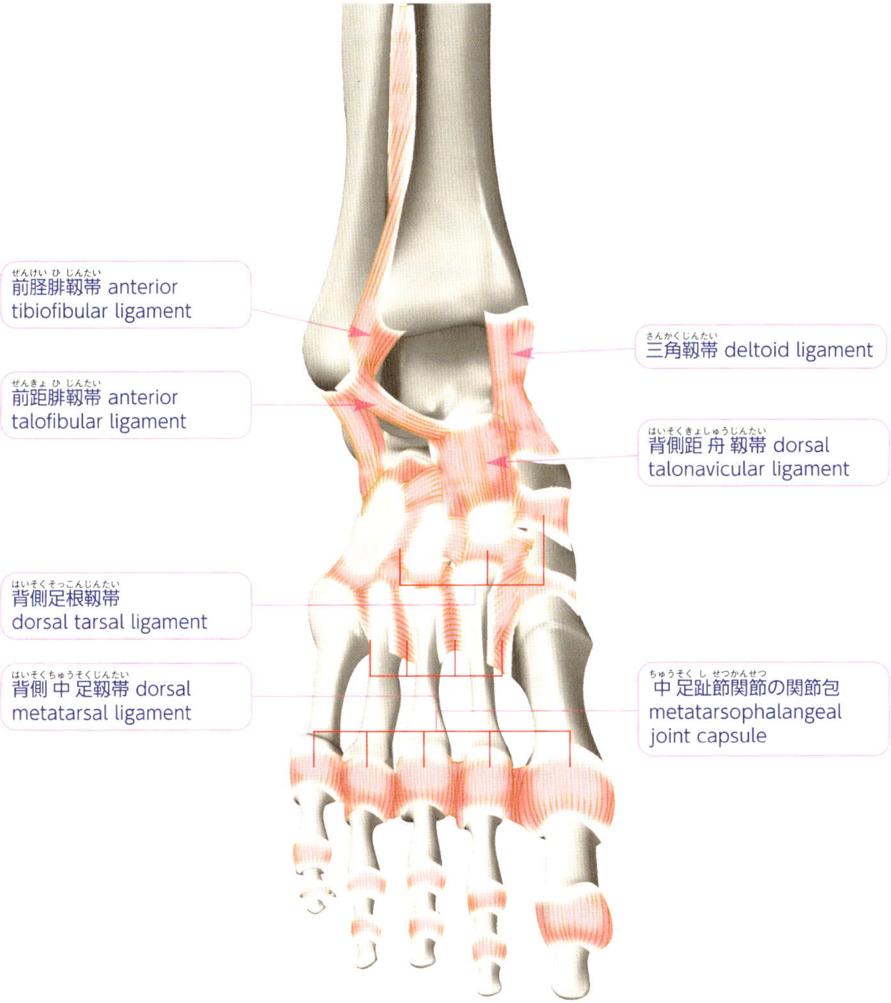

前脛腓靱帯 anterior tibiofibular ligament
前距腓靱帯 anterior talofibular ligament
背側足根靱帯 dorsal tarsal ligament
背側中足靱帯 dorsal metatarsal ligament
三角靱帯 deltoid ligament
背側距舟靱帯 dorsal talonavicular ligament
中足趾節関節の関節包 metatarsophalangeal joint capsule

下肢を支える筋

Muscles of lower limb

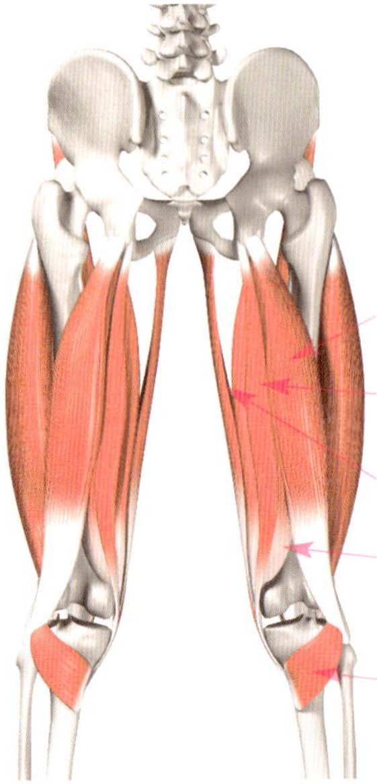

大腿二頭筋
半腱様筋
薄筋
半膜様筋
膝窩筋

大腿二頭筋・半膜様筋・半腱様筋・膝窩筋

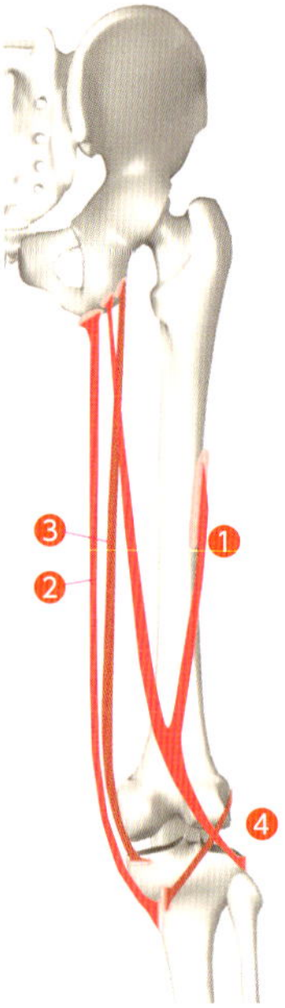

❶大腿二頭筋

起始：長頭／坐骨結節　　短頭／大腿骨粗線の外側唇

停止：腓骨頭

❷半腱様筋

起始：坐骨結節

停止：脛骨内側顆、斜膝窩靱帯、膝窩筋の筋膜

❸半膜様筋

起始：坐骨結節、仙結節靱帯

停止：脛骨粗面の内側面

❹膝窩筋

起始：大腿骨の外側顆

停止：脛骨の上部後面

中殿筋・小殿筋・梨状筋

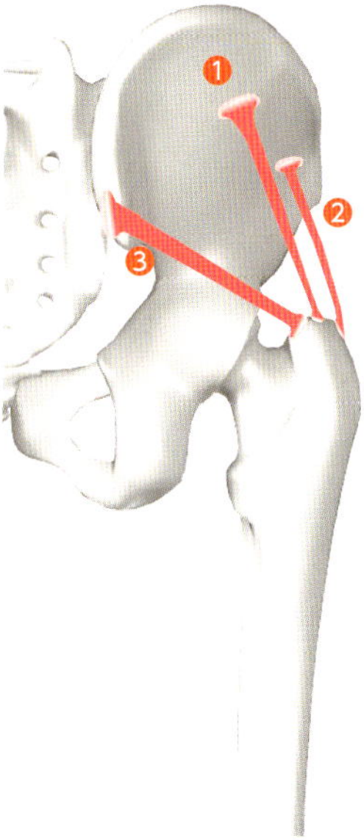

❶中殿筋（ちゅうでんきん）

起始：腸骨翼外面で前殿筋線と後殿筋線の間

停止：大腿骨の大転子の外側面

❷小殿筋（しょうでんきん）

起始：腸骨翼外面で前殿筋線と後殿筋線の間

（中殿筋起始の下方）

停止：大腿骨の大転子の外側面

❸梨状筋（りじょうきん）

起始：仙骨の前面外側

停止：大腿骨の大転子の先端

内閉鎖筋・大腿方形筋

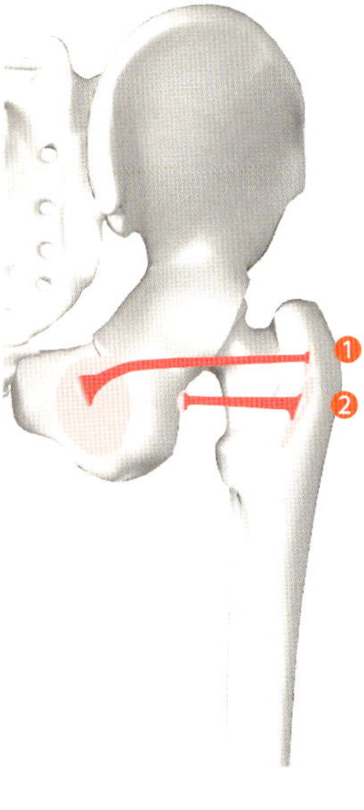

❶内閉鎖筋（ないへいさきん）

起始：坐骨・恥骨の閉鎖孔縁と閉鎖膜の内側面

停止：大腿骨の転子窩

❷大腿方形筋（だいたいほうけいきん）

起始：坐骨結節の外側縁

停止：大腿骨の転子間稜

前脛骨筋・長趾伸筋・長母趾伸筋

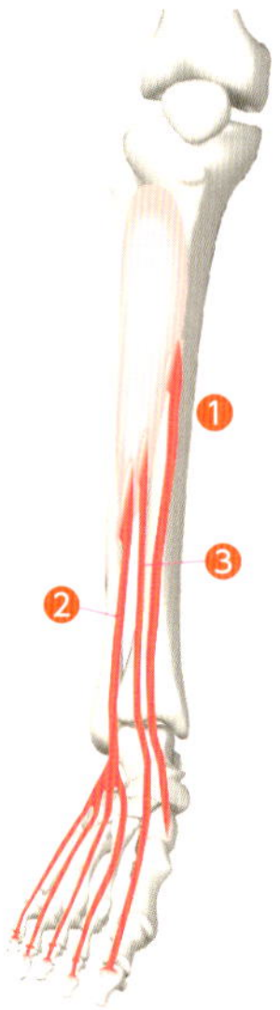

1 前脛骨筋（ぜんけいこっきん）

起始：脛骨外側面、下腿骨間膜

停止：内側楔状骨の内側面、母趾中足骨底内側面

2 長趾伸筋（ちょうししんきん）

起始：腓骨前縁、腓骨頭、脛骨の外側顆、下腿骨間膜

停止：第2～5趾の末節骨底

3 長母趾伸筋（ちょうぼししんきん）

起始：腓骨内側面中央3分の1、下腿骨間膜の前面

停止：母趾の末節骨底

縫工筋・大腿四頭筋

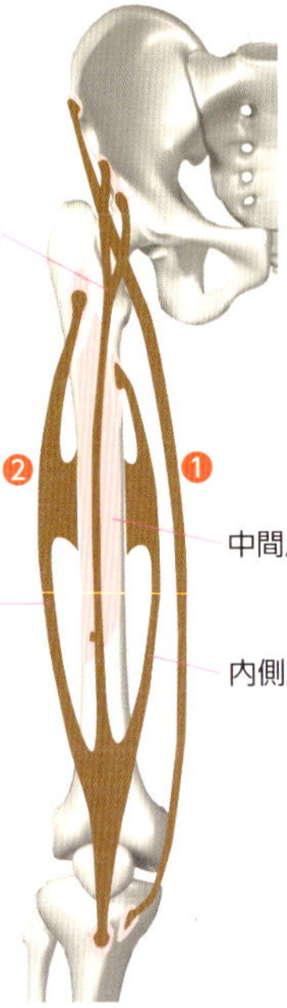

1 縫工筋（ほうこうきん）

起始：腸骨の上前腸骨棘

停止：脛骨の粗面内側面

2 大腿四頭筋（だいたいしとうきん）

大腿直筋（だいたいちょっきん）

起始：腸骨の下前腸骨棘、寛骨の臼上縁

停止：膝蓋靱帯を介し脛骨粗面

内側広筋（ないそくこうきん）

起始：大腿骨の内側唇、転子間線内側

停止：膝蓋靱帯を介し脛骨粗面

外側広筋（がいそくこうきん）

起始：大腿骨の粗線外側唇、大転子の外側面

停止：膝蓋靱帯を介し脛骨粗面

中間広筋（ちゅうかんこうきん）

起始：大腿骨骨幹の前面

停止：膝蓋靱帯を介し脛骨粗面

Part 5

頭蓋の骨と関節

頭蓋

Skull

頭蓋の構造

頭蓋は15種23個の骨で構成され、脳を外傷から保護する6種の「脳頭蓋」と、顔面の骨格を形づくっている9種の「顔面頭蓋」からなっている。下顎骨と舌骨以外をのぞいたすべての骨は、「縫合」と呼ばれる密接な接合によって互いに連結されている。一般的には「ずがいこつ」と呼び慣わされるが、解剖学的には「とうがい」という。

斜め上面(左)

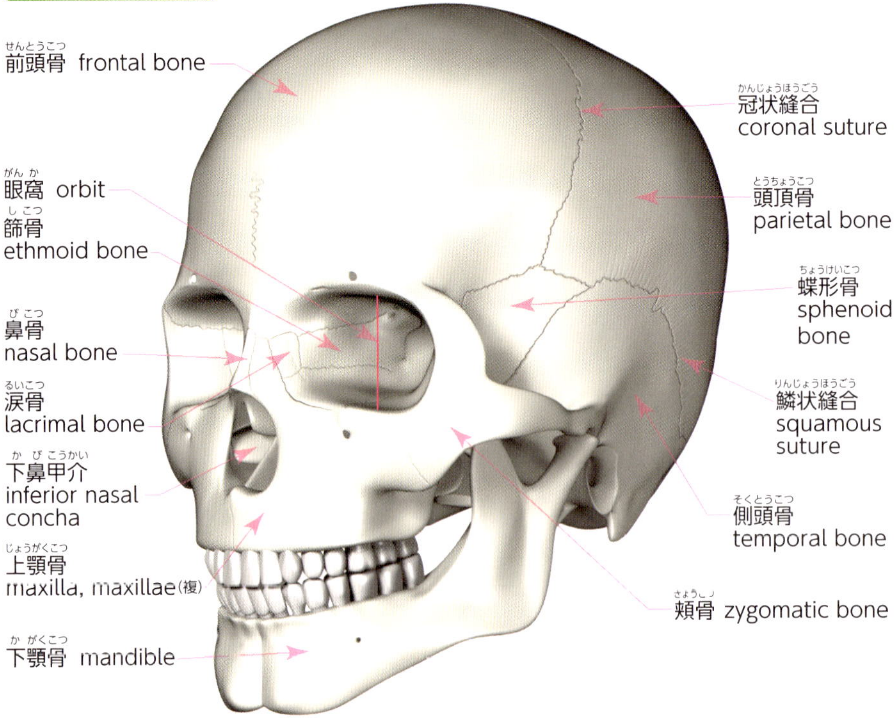

前頭骨 frontal bone
眼窩 orbit
篩骨
ethmoid bone
鼻骨
nasal bone
涙骨
lacrimal bone
下鼻甲介
inferior nasal concha
上顎骨
maxilla, maxillae(複)
下顎骨 mandible
冠状縫合
coronal suture
頭頂骨
parietal bone
蝶形骨
sphenoid bone
鱗状縫合
squamous suture
側頭骨
temporal bone
頬骨 zygomatic bone

●前頭骨 ………142p	●側頭骨 ………146p	●頭頂骨 ………148p
●眼窩 …………149p	●蝶形骨 ………152p	●篩骨 …………154p
●頬骨 …………156p	●涙骨 …………157p	●鼻骨 …………157p
●上顎骨 ………162p	●下顎骨 ………164p	●副鼻腔 ………135p
●頭蓋底 ………138p	●縫合と泉門 …140p	●後頭骨 ………144p
●耳小骨 ………150p	●鋤骨 …………158p	●口蓋骨 ………160p
●舌骨 …………159p		

頭蓋の区分け（側面）

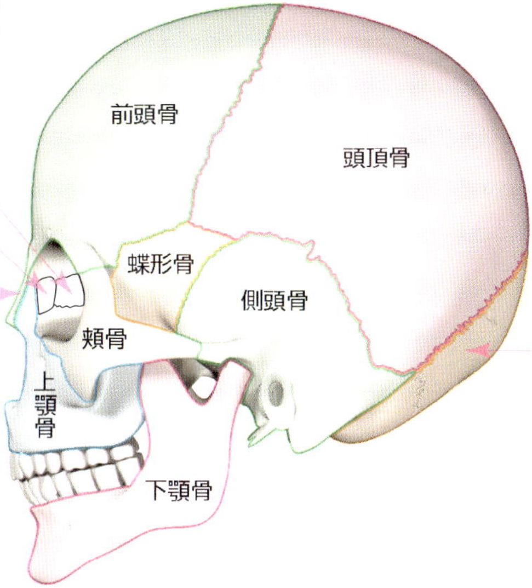

前頭骨
頭頂骨
篩骨
涙骨
鼻骨
蝶形骨
側頭骨
頬骨
後頭骨
上顎骨
下顎骨

頭蓋の前面

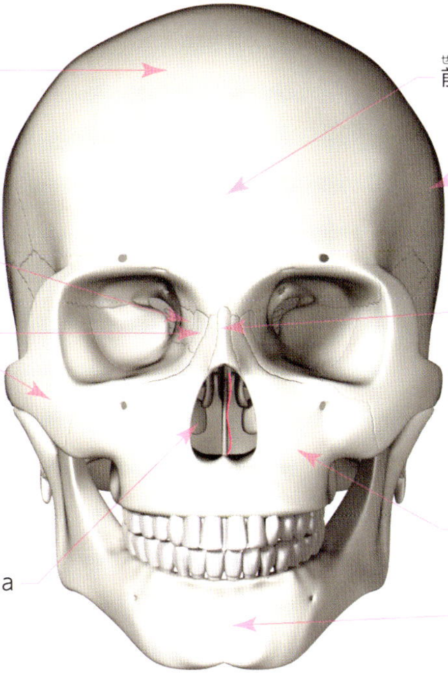

前頭骨 frontal bone
前頭縫合 frontal suture
冠状縫合 coronal suture
篩骨 ethmoid bone
涙骨 lacrimal bone
頬骨 zygomatic bone
鼻骨 nasal bone
上顎骨 maxilla, maxillae(複)
下鼻甲介 inferior nasal concha
下顎骨 mandible

脳頭蓋（神経頭蓋） 計8個の骨からなる。

前頭骨・後頭骨・側頭骨（左右）・頭頂骨（左右）・蝶形骨・篩骨

顔面頭蓋（内臓頭蓋） 計15個の骨からなる。

上顎骨（左右）・下顎骨・口蓋骨（左右）・頬骨（左右）・鼻骨（左右）・涙骨（左右）・鋤骨・下鼻甲介（左右）・舌骨

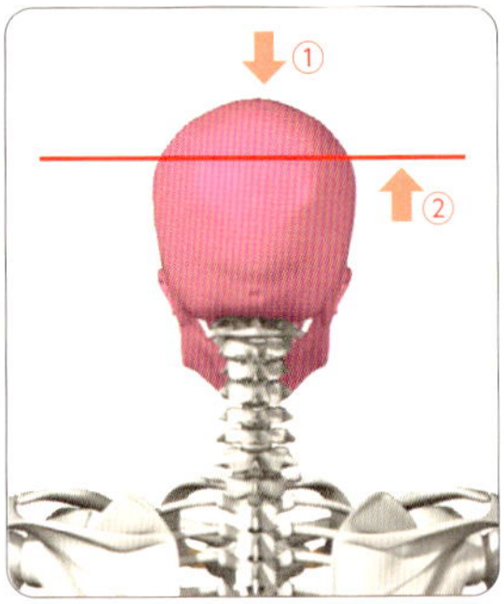

脳頭蓋

頭蓋後面

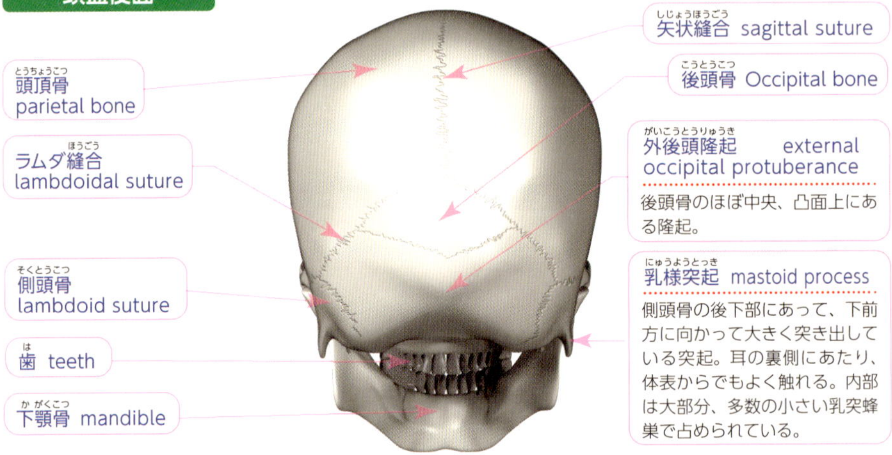

頭頂骨 parietal bone
ラムダ縫合 lambdoidal suture
側頭骨 lambdoid suture
歯 teeth
下顎骨 mandible
矢状縫合 sagittal suture
後頭骨 Occipital bone
外後頭隆起 external occipital protuberance
後頭骨のほぼ中央、凸面上にある隆起。
乳様突起 mastoid process
側頭骨の後下部にあって、下前方に向かって大きく突き出している突起。耳の裏側にあたり、体表からでもよく触れる。内部は大部分、多数の小さい乳突蜂巣で占められている。

②頭蓋冠内面

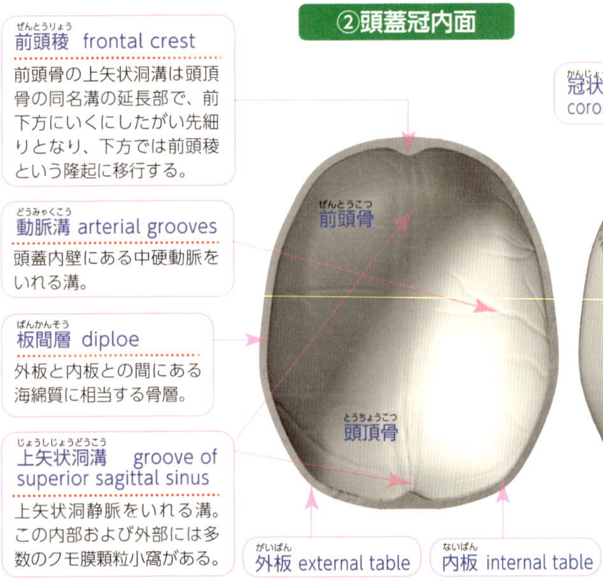

前頭稜 frontal crest
前頭骨の上矢状洞溝は頭頂骨の同名溝の延長部で、前下方にいくにしたがい先細りとなり、下方では前頭稜という隆起に移行する。
動脈溝 arterial grooves
頭蓋内壁にある中硬動脈をいれる溝。
板間層 diploe
外板と内板との間にある海綿質に相当する骨層。
上矢状洞溝 groove of superior sagittal sinus
上矢状洞静脈をいれる溝。この内部および外部には多数のクモ膜顆粒小窩がある。
前頭骨
頭頂骨
外板 external table
内板 internal table

①頭蓋冠上面

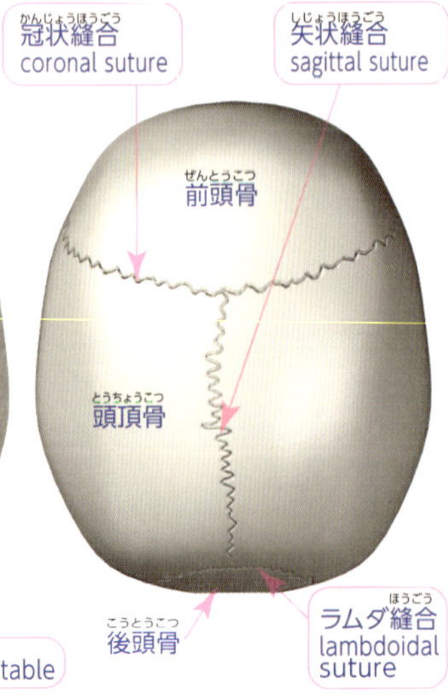

冠状縫合 coronal suture
矢状縫合 sagittal suture
前頭骨
頭頂骨
後頭骨
ラムダ縫合 lambdoidal suture

副鼻腔

Paranasal sinus

副鼻腔の構造

鼻腔を囲む周囲の骨内に空気で満たされた空洞、すなわち、上顎洞、前頭洞、篩骨洞（篩骨蜂巣）、蝶形骨洞などがある。これらはいずれも鼻腔に通じ鼻腔と同じく線毛をもつ呼吸上皮で内面が覆われている。

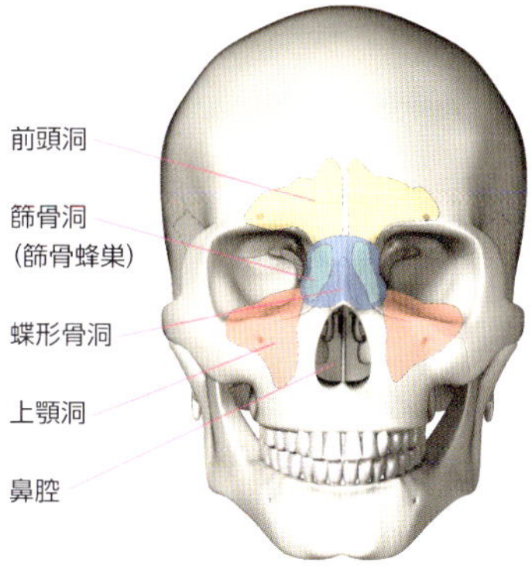
前頭洞
篩骨洞
（篩骨蜂巣）
蝶形骨洞
上顎洞
鼻腔

洞

頭蓋冠状面

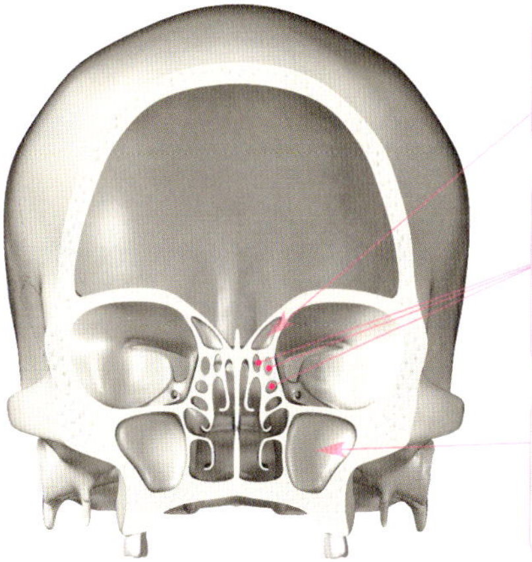

前頭洞 frontal sinus

前頭骨にあり、眉弓の後方（おでこの奥）に位置する一対の空洞。副鼻腔の1つで粘膜におおわれている。

篩骨洞 ethmoidal cells

篩骨迷路の内部は、薄い骨板が複雑に組み合わさって多数の空気腔を含むが、これらの腔をまとめて篩骨蜂巣と呼ぶ。場所により、前篩骨蜂巣、中篩骨蜂巣、後篩骨蜂巣の３つに分かれる。

上顎洞 maxillary sinus

上顎体中にある大きな空洞で、両目の下側奥に位置する。副鼻腔の1つ。部位によって厚さが異なり、前壁が最も厚く、内側壁が最も薄い。

頭蓋矢上面

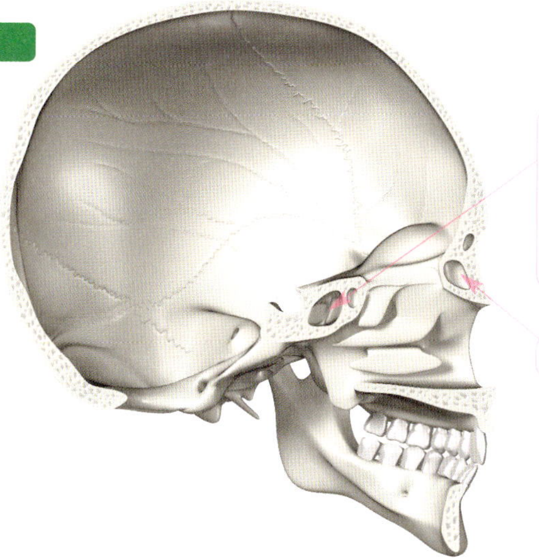

蝶形骨洞 sphenoidal sinus

蝶形骨体部の頭蓋底部に位置する副鼻腔で、蝶形骨体の内部を占める空洞。

前頭洞 frontal sinus

頭蓋矢状断面図

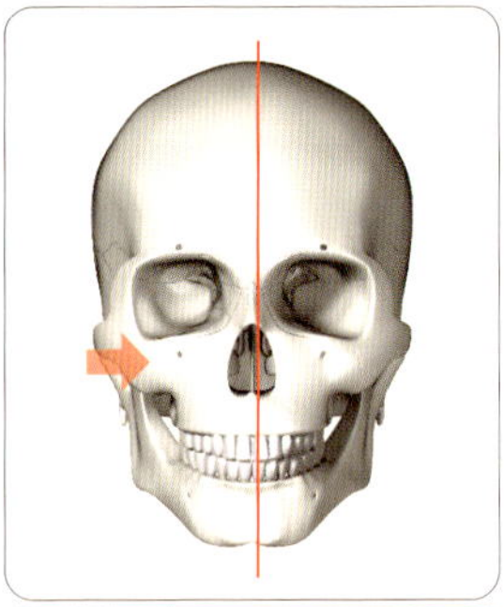

頭蓋矢状断面図

トルコ鞍
sella turcica

蝶形骨の中央、頭蓋腔に面する部位の中央にあるくぼみ。形がトルコ風の馬の鞍に似ているため、この名がある。

蝶形骨洞
spenoidal sinus

前頭骨
frontal bone

前頭洞 frontal sinus

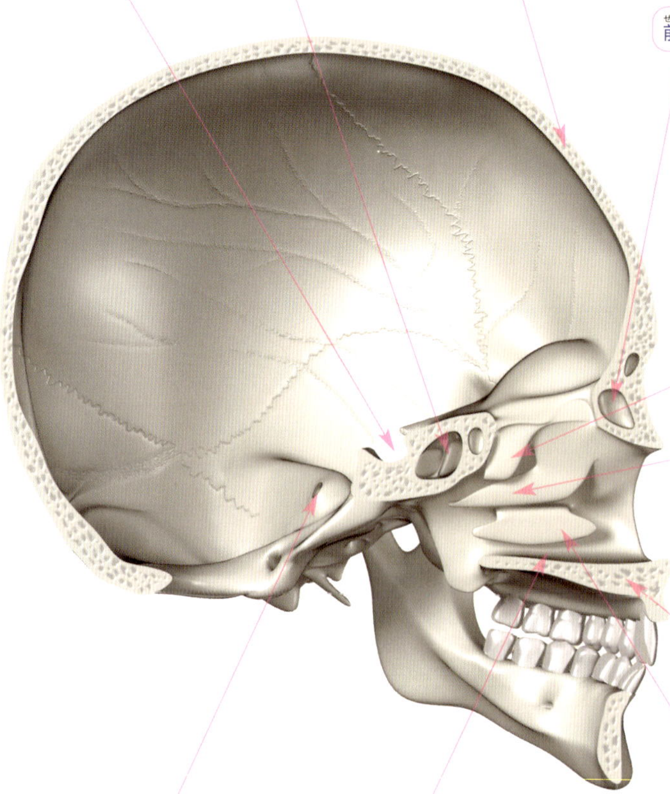

上鼻甲介
superior nasal concha

鼻腔の外側壁には、ひさし状に粘膜におおわれた骨が張り出し、上から上鼻甲介、中鼻甲介、下鼻甲介という。上鼻甲介は、篩骨迷路の上部後半に平行に走る。

中鼻甲介
middle nasal concha

篩骨迷路の下縁が肥大上鼻甲介の下方に内側壁から下方に突き出した部分で、内側壁の下界をつくる。

上顎骨 maxilla

下鼻甲介 inferior nasal concha

中鼻甲介とほとんど同じ形状でこれより大きく、上顎骨に向かう外面がくぼんだ上下に長い舟状をしている。

内耳道
internal acoustic meatus

下鼻道
inferior nasal meatus

頭蓋冠状断面図

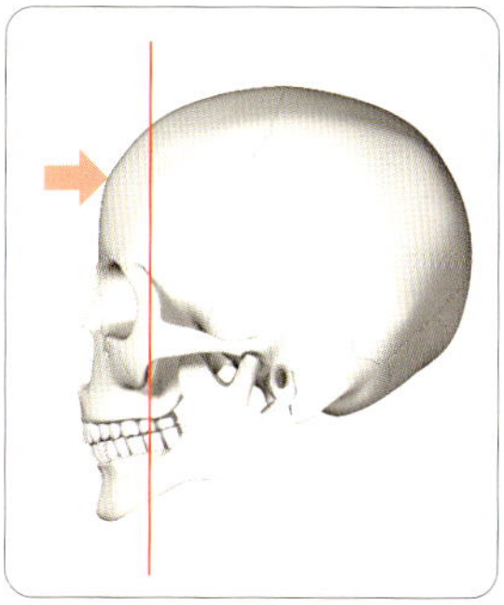

頭蓋冠状断面図

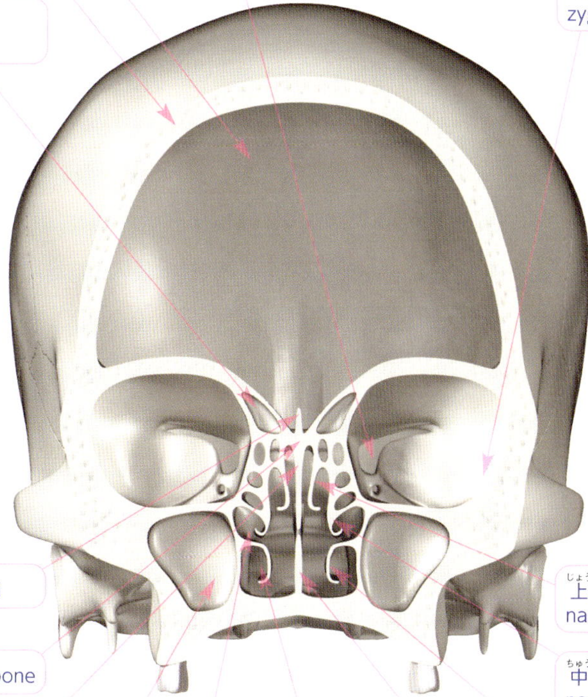

頭蓋腔 cranial cavity
脳頭蓋の内部、脳をいれるための大きな空洞。
上眼窩裂 Superior orbital fissure
蝶形骨の大翼および小翼の間にある上部裂隙。頭蓋腔に通じ、眼筋の支配神経や眼神経、上眼静脈が通る。
前頭骨 frontal bone
前頭洞 frontal sinus
頬骨 zygomatic bone
鶏冠 crista galli
篩骨 ethmoid bone
篩骨・垂直板 perpendicular plate
上鼻甲介 superior nasal concha
中鼻甲介 middle nasal concha
下鼻甲介 inferior nasal concha
上顎洞 maxillary sinus
中鼻道 middle nasal meatus
中鼻甲介と下鼻甲介の間の空気の通り道。
下鼻道 inrerior nasal meatus
下鼻甲介の下方にある空気の通り道。
鋤骨 vomer

頭蓋底外面

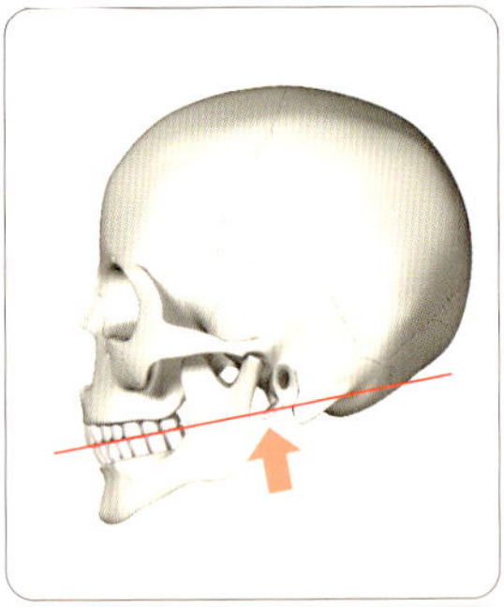

頭蓋骨内面

正中口蓋縫合
median palatine suture

左右の上顎骨口蓋突起の接合部。上顎の内側中央にある骨の継ぎ目で、鼻腔面に鼻稜をつくる。

切歯孔
incisive foramen

正中口蓋縫合の後端で切歯管の開口部。

上顎骨 maxilla

歯 teeth

口蓋骨
palatine bone

大口蓋孔 greater palatine foramen

口蓋の外側隅、一番奥の歯の内側にある小さな孔。

頬骨弓
zygomatic arch

眼窩の外側方から外耳孔近くにまで達する、眼鏡のつるのような形をした骨の橋。頭蓋を正面から見たとき、顔面の幅が最も広い位置にある。

卵円孔
foramen ovalel

大翼の大脳面に並ぶ孔のうち正円孔の後方にある楕円形の孔で、3つのうち最も大きい。下顎神経が通る。

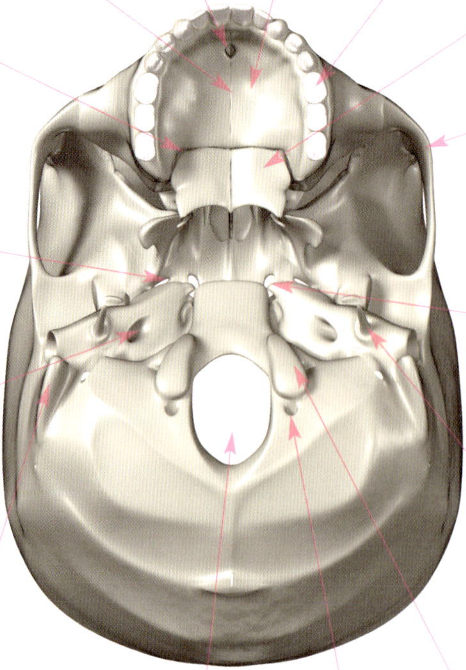

破裂孔
foramen lacerum

錐体の前内側端にある孔だが、生体では軟骨で閉ざされている。

頚動脈管
carotid canal

錐体下面のほぼ中央に開く内頚動脈の通路。頚静脈孔と筋耳管の間の下外方から始まる。

茎状突起
styloid process

錐体下面の後縁から下方に突き出した細長い突起。長さは1～5cmほどで茎突下顎靭帯、茎突舌骨靭帯、茎骨喉頭筋などが起こる。

乳様突起
mastoid process

側頭骨の後下部にあって、下前方に向かって大きく突き出している突起。耳の裏側にあたり、体表からでもよく触れる。内部は大部分、多数の小さい乳突蜂巣で占められている。

大後頭孔（大孔）
foramen magnum

頭蓋腔と脊柱管を結ぶ孔で、脊髄や副神経脊髄根、椎骨動脈、静脈叢などが通る。

顆管
condylar canal

顆窩に開いた、頭蓋腔内と外の静脈を連絡する顆導出静脈を通す管。

後頭顆
occipital condyle

大後頭孔の外側部下面にある楕円形の隆起。下面は関節面となっており、第1頚椎と関節する。

頭蓋底内面

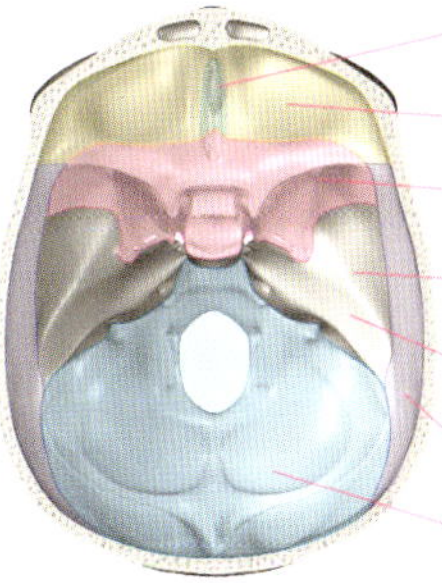
篩骨
前頭骨
蝶形骨
側頭骨鱗部
側頭骨岩様部
頭頂骨
後頭骨

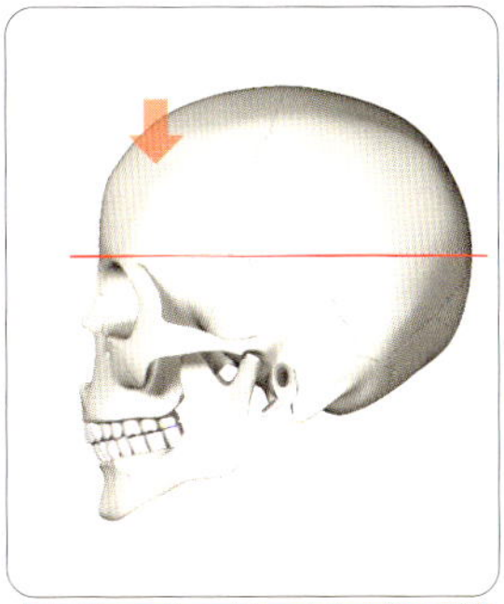

頭蓋骨内面

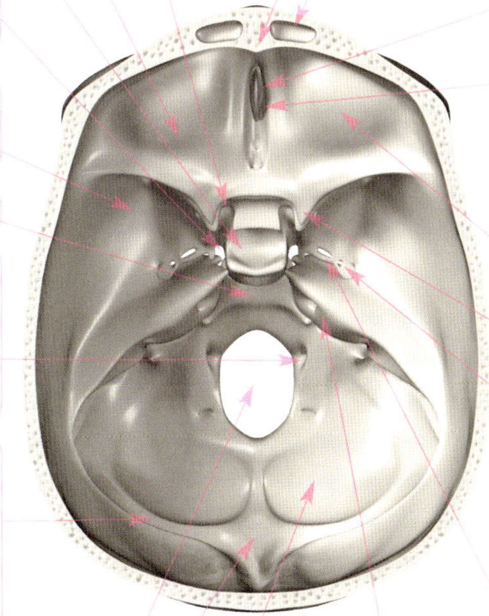

トルコ鞍 sella turcica (turkish saddle)

蝶形骨／小翼 sphenoid bone / lesser wing

視神経管 optic canal

前頭稜 frontal crest

前頭鱗の内面、正中の下半部にある隆起。上方は上矢状洞溝に移行する。

前頭洞 frontal sinus

鶏冠 crista galli

篩板の正中から頭蓋腔に向かって突き出した、鶏のとさかのような突起。

破裂孔 foramen lacerum

蝶形骨／大翼 sphenoid bone / greater wing

斜台 clivus

篩板 cribriform plate

篩骨中央の水平面をおおうように位置する薄い骨板で、表面には多数の小孔を有する。前方は頭蓋骨の篩骨切痕にはまる。

舌下神経管 hypoglossal canal

後頭顆の上方にあり、後内方から前外方へ向かう舌下神経の通路となっている。

前頭骨 frontal bone

前床突起 anterior clinoid process

棘孔 foramen spinosum

大翼の大脳面に並ぶ孔のうち卵円孔のすぐ外方にある孔で、3つのうち最も小さい。中硬膜動脈と下顎神経硬膜枝が通る。

横洞溝 groove for transverse sinus

後頭骨内側を走る上矢状洞溝が、内後頭隆起のところで左右に分かれた十字隆起の左右に向かって横に走る溝となったもの。横静脈洞をいれる。

大後頭孔（大孔） foramen magnum

内後頭隆起 internal occipital protuberance

小脳窩 cerebellar fossa

篩骨迷路の下縁が肥大上鼻甲介の下方に内側壁から下方に突き出した部分で、内側壁の下界をつくる。

内耳道 internal acoustic meatus

錐体後面のほぼ中央にある楕円形の大きな内耳孔から始まる顔面神経、中環審傾、内耳神経、迷路動静脈の通路。

卵円孔 foramen ovale

縫合と泉門

Suture & Fontanel

縫合と泉門、洞の構造

頭蓋骨を構成する骨は、出生時には個別の骨になっており成長とともにつながっていく。膜によってふさがれた骨と骨の隙間を泉門といい、骨化して不規則な線となった連結部分を縫合と呼ぶ。

成人の頭蓋側面

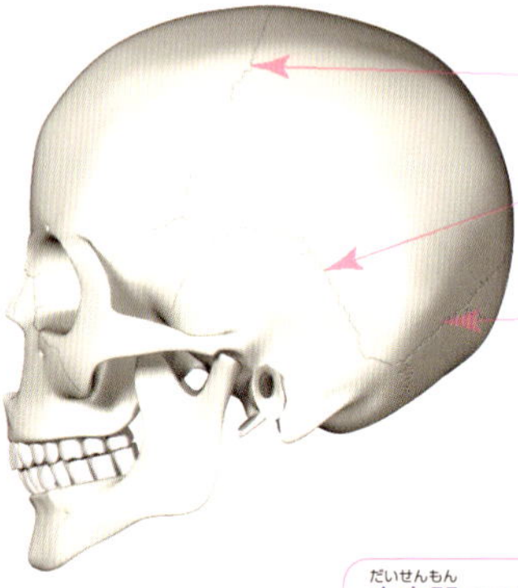

冠状縫合 coronal suture
鱗状縫合 squamous suture
ラムダ縫合 lambdoidal suture

新生児の頭蓋側面（左）

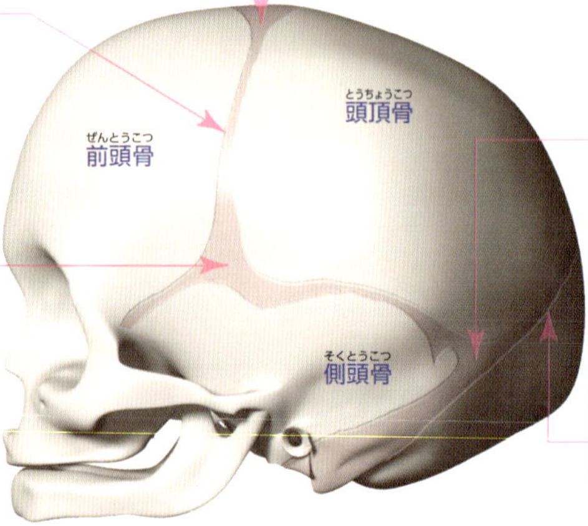

大泉門 anterior fontanel
額の上部、左右の前頭骨および左右の頭頂骨の境目となる部分。4つの骨のつなぎ目となる最大の泉門で、生後1年半～2年ほどで閉鎖する。
冠状縫合 coronal suture
前頭骨と左右の頭頂骨を結ぶ縫合部。それぞれの骨が独立している出生児には存在しない。
後側頭泉門 mastoid fontanel
頭蓋の外側面、頭頂骨、後頭骨、側頭骨の間にある左右一対の泉門。生後1年半～2年で閉鎖する。個人差がある。
前側頭泉門 sphenoidal fontanel
頭蓋の外側面、前頭骨、頭頂骨、側頭骨、蝶形骨の間にある左右一対の泉門。生後半年～1年で閉鎖する。
ラムダ縫合 lambdoidal suture
頭蓋冠後部で、後頭骨と左右の頭頂骨を結ぶ縫合部。λの字に似ていることからこの名がある。
頭頂骨
前頭骨
側頭骨

縫合が融合する時期		泉門が閉じる時期	
前頭縫合	小児	前側頭泉門	生後6～12カ月
矢状縫合	20～30歳	後側頭泉門	生後18～24カ月
冠状縫合	30～40歳	大泉門	約24カ月
ラムダ縫合	40～50歳	小泉門	生後1カ月

成人の頭蓋上面

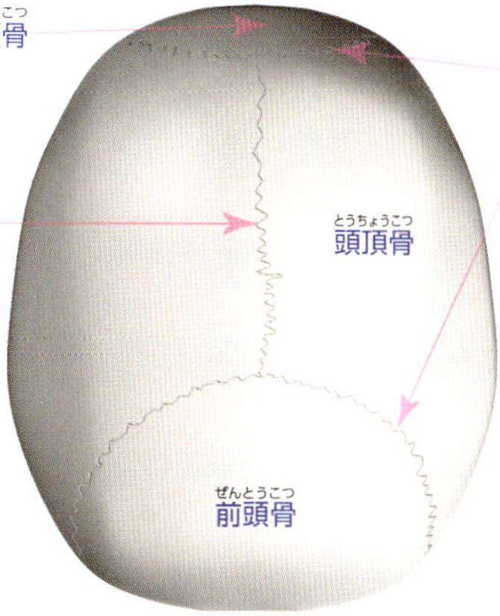
後頭骨
ラムダ縫合 lambdoidal suture
矢状縫合 sagittal suture
冠状縫合 coronal suture
頭頂骨
前頭骨
腹側

新生児の頭蓋上面

大泉門 anterior fontanel

額の上部、左右の前頭骨および左右の頭頂骨の境目となる部分。4つの骨のつなぎ目となる最大の泉門で、生後1年半～2年ほどで閉鎖する。

小泉門 posterior fontanel

頭頂骨と後頭骨の間、大泉門の後ろにある三角形の泉門で、生後1カ月で閉鎖する。

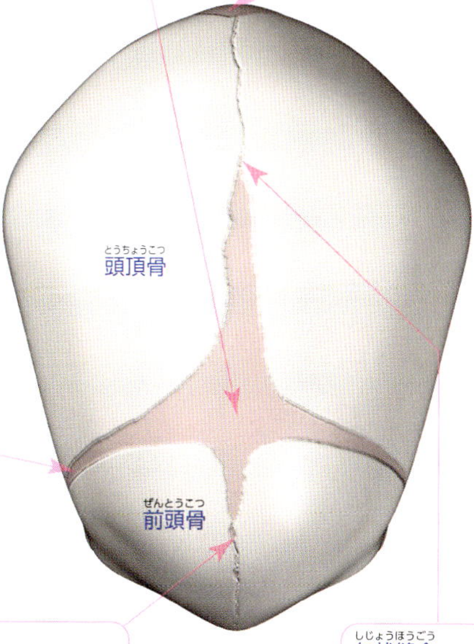

冠状縫合 coronal suture

前頭骨と左右の頭頂骨を結ぶ縫合部。それぞれの骨が独立している出生児には存在しない。

前頭縫合 frontal suture

前頭縫合は前頭骨が左右独立して発生するために正中線上に生じた縫合で、通常は消失する。成人でも残るときは前頭鱗の正中下部に残ることが多いので眉間縫合ともいう。

矢状縫合 sagittal suture

左右の頭頂骨の結合部。ほぼ頭蓋骨の正中線にあたる。

前頭骨

Frontal bone

前頭骨の構造

頭蓋の前壁および眼窩の上部を形成し、頭頂骨と接する額の部分にあたる骨。出生時は左右２つの骨だが、正中線上で癒合し、2歳ごろまでにひとつの骨となる。前頭鱗、眼窩部、鼻部の3部に分けられる。

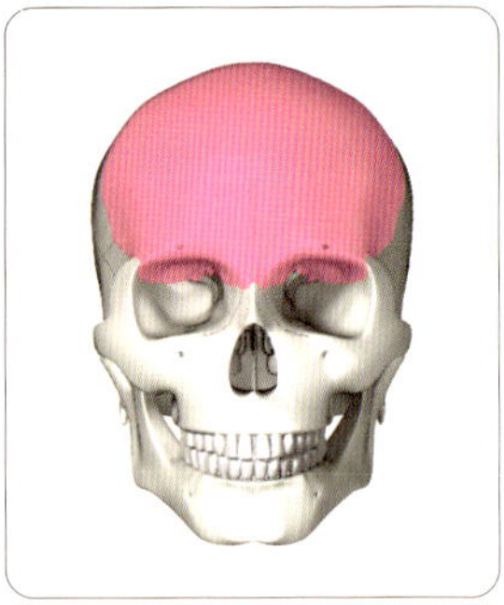

前頭骨

前頭骨前面

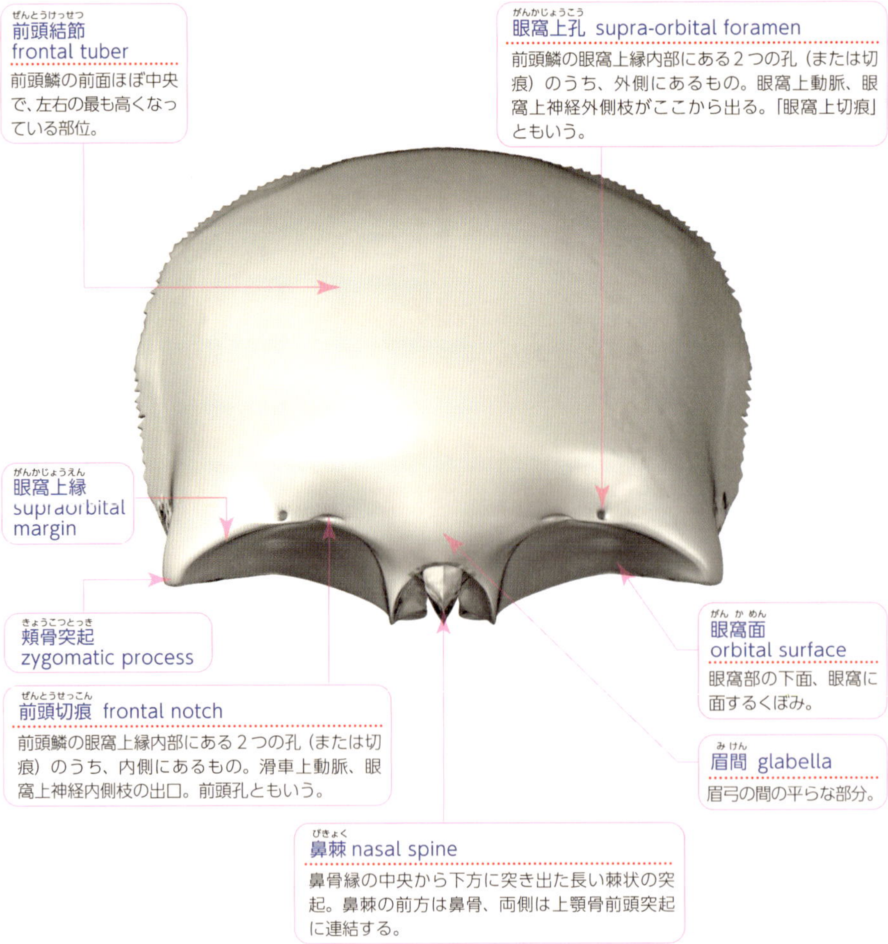

前頭結節 frontal tuber
前頭鱗の前面ほぼ中央で、左右の最も高くなっている部位。
眼窩上孔 supra-orbital foramen
前頭鱗の眼窩上縁内部にある２つの孔（または切痕）のうち、外側にあるもの。眼窩上動脈、眼窩上神経外側枝がここから出る。「眼窩上切痕」ともいう。
眼窩上縁 supraorbital margin
頬骨突起 zygomatic process
眼窩面 orbital surface
眼窩部の下面、眼窩に面するくぼみ。
前頭切痕 frontal notch
前頭鱗の眼窩上縁内部にある２つの孔（または切痕）のうち、内側にあるもの。滑車上動脈、眼窩上神経内側枝の出口。前頭孔ともいう。
眉間 glabella
眉弓の間の平らな部分。
鼻棘 nasal spine
鼻骨縁の中央から下方に突き出た長い棘状の突起。鼻棘の前方は鼻骨、両側は上顎骨前頭突起に連結する。

前頭鱗（ぜんとうりん） squamous part

前頭骨の大部分を占め、額の骨格をつくり頭頂骨と接する部位。頭頂骨との縫合部分が鱗のようにギザギザになっているため、この名がある。

上矢状洞溝（じょうしじょうどうこう） groove for superior sagittal sinus

正中線上、前頭鱗から両側頭頂骨の接合部を経て横洞溝に走る浅い溝。上矢状洞静脈が通る。

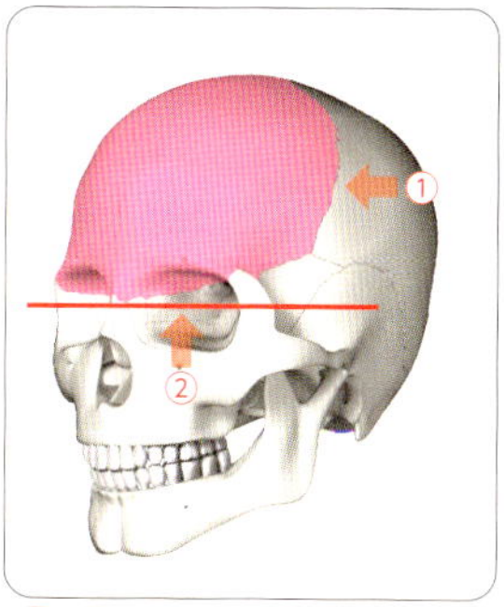

前頭骨

①前頭骨後面

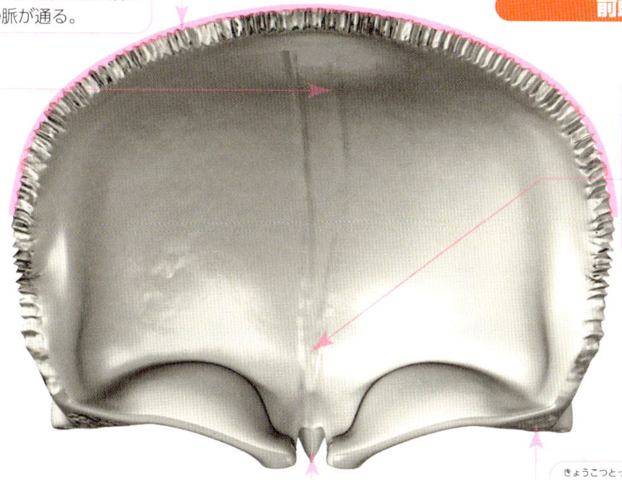

前頭稜（ぜんとうりょう） frontal crest

前頭鱗の内面、正中の下半部にある隆起。上方は上矢状洞溝に移行する。

鼻棘（びきょく） nasal spine

頬骨突起（きょうこつとっき） zygomatic process

眼窩の外側にあり、頬骨の前頭突起と結合する突起。

②前頭骨下面

鼻骨縁（びこつえん） nasal border

前頭骨の鼻部の大部分を占める、ギザギザの粗な縁。

前・後篩骨孔（ぜん こう しこつこう） ethmoidal foramen

眼窩面の内縁側にあり、篩骨と結合して篩骨神経、篩骨動脈孔が通る孔。前後に２つあり、前篩骨孔は前頭蓋窩に、後篩骨孔は篩骨蜂巣に通じる。

涙腺窩（るいせんか） fossa for lacrimal gland

前頭骨の外側、眼窩面にある涙腺をいれるへこみ。

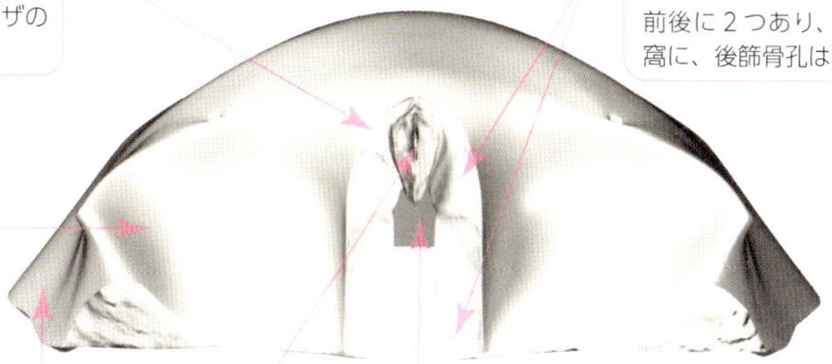

頬骨突起（きょうこつとっき） zygomatic process

眼窩の外側にあり、頬骨の前頭突起と結合する突起。

鼻棘（びきょく） nasal spine

篩骨切痕（しこつせっこん） ethmoid notch

眼窩部の中央、鼻部の後方にあり、篩骨の篩板がはまる馬蹄形の大きい切痕。

後頭骨

Occipital bone

後頭骨の構造

脳頭蓋の後下部にある単一の骨で、前方は蝶形骨体、外方は側頭骨の岩様部、上方は頭頂骨と接し、脊柱上端の第1頚椎と関節する。前端近くにある、脊髄を通す大きな楕円形の孔（大後頭孔）が特徴。

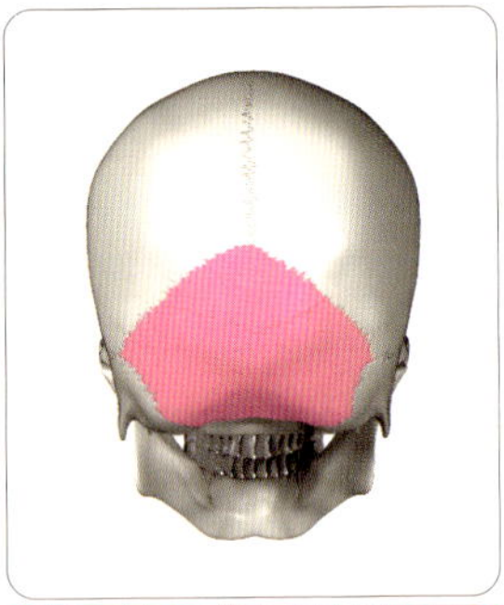

後頭骨

①後頭骨下面

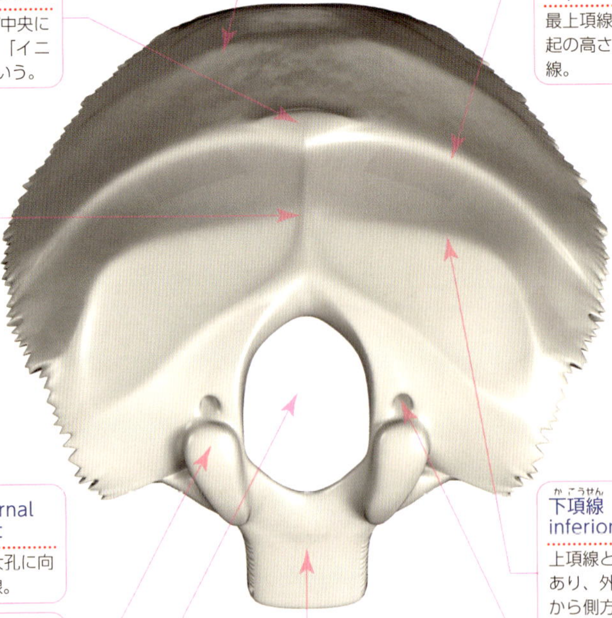

最上項線 supreme nuchal line

外後頭隆起 external occipital protuberance

後頭鱗の外面ほぼ中央にある大きな隆起。「イニオン inion」ともいう。

上項線 superior nuchal line

最上項線の下、外後頭隆起の高さで横に走る隆起線。

外後頭稜 external occipital crest

外後頭隆起から大孔に向かって走る隆起線。

下項線 inferior nuchal line

上項線と大後頭孔の間にあり、外後頭稜の中央部から側方に向かって走る弓状の隆起。

後頭顆 occipital condyle

大後頭孔の外側部下面にある楕円形の隆起。下面は関節面となっており、第１頚椎と関節する。

顆管 condylar canal

顆窩に開いた、頭蓋腔内と外の静脈を連絡する顆導出静脈を通す管。

大後頭孔（大孔） foramen magnum

頭蓋腔と脊柱管を結ぶ孔で、脊髄や副神経脊髄根、椎骨動脈、静脈叢などが通る。

咽頭結節 pharyngeal tubercle

後頭骨の底部の小隆起で咽頭後壁の咽頭縫線が着く所。その両側には上咽頭収縮筋、そのさらに側方には頭長筋、前頭直筋が付着する。

頭蓋底外面における後頭骨の位置

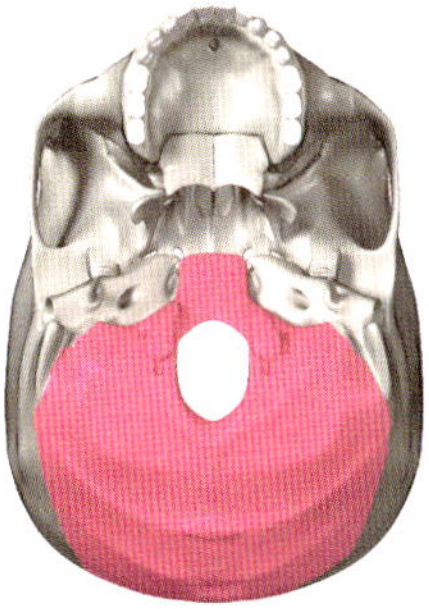

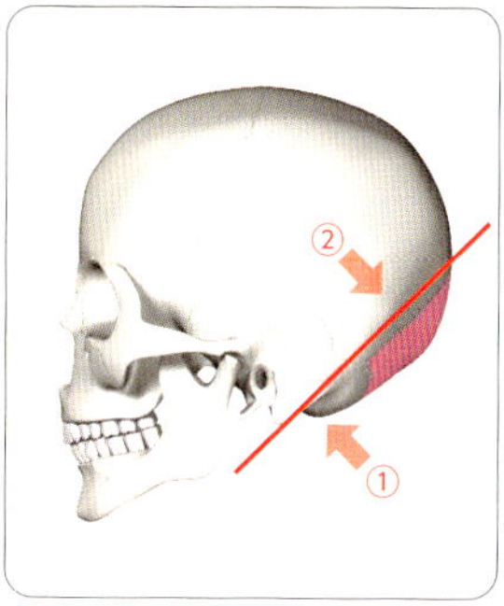

後頭骨

②後頭骨内面

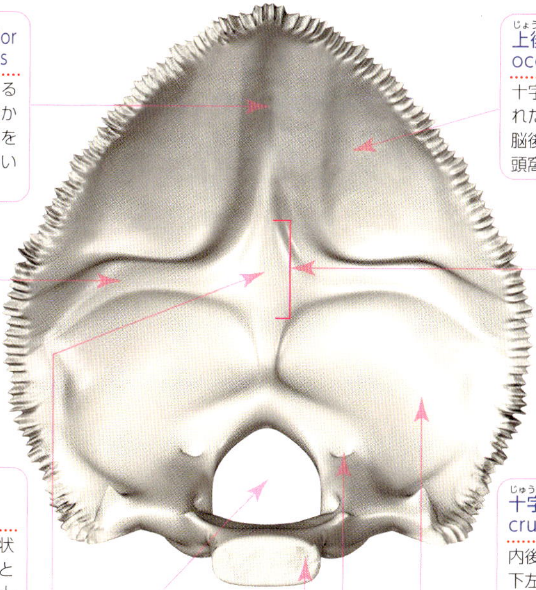

上矢状洞溝 groove for superior sagittal sinus

上矢状洞静脈をいれる溝。正中線上、前頭鱗から両側頭頂骨の接合部を経て横洞溝に走る浅い溝。

上後頭窩 superior occipital fossa

十字突起によって分けられた上一対のへこみ。大脳後頭葉をいれ、大脳後頭窩とも呼ばれる。

横洞溝 groove for transverse sinus

後頭骨内側を走る上矢状洞溝が、内後頭隆起のところで左右に分かれた十字隆起の左右に向かって横に走る溝となったもの。横静脈洞をいれる。

十字隆起 cruciform eminence

内後頭隆起を中心に、上下左右に十字に延びる隆起。この隆起を中心に、ともに左右一対の大脳後頭窩、小脳後頭窩に分かれる。

内後頭隆起 internal occipital protuberance

後後頭鱗内面中央の後頭隆起と交叉する隆起。ここから四方に隆線が延びたものを十字隆起という。

顆管 condylar canal

大後頭孔（大孔） foramen magnum

頭蓋腔と脊柱管を結ぶ孔で、脊髄や副神経脊髄根、椎骨動脈、静脈叢などが通る。

斜台 clivus

後頭蓋窩の正中部で、前方から大後頭孔に向かって傾く斜面。ここに延髄や橋がのる。

下後頭窩 sulcus foa transverse sinus

十字突起によって分けられた下一対のへこみ。小脳をいれ、小脳後頭窩とも呼ばれる。

側頭骨

Temporal bone

側頭骨の構造

耳のまわりに位置する骨で、頭蓋の外側壁と頭蓋底の一部を構成する。中に平衡聴覚器（外耳道・中耳・内耳）をいれる「錐体」をもち、非常に複雑な形をしている。

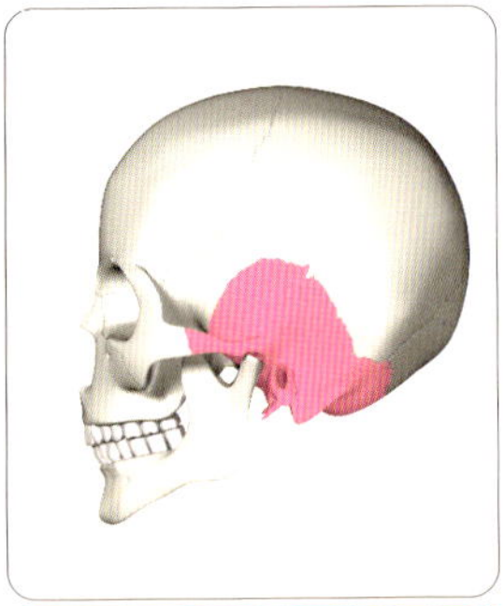

側頭骨

側頭骨外面

頬骨突起
zygomatic process

眼窩の外側にあり、頬骨の前頭突起と結合する突起。

関節結節
articular tubercle

顎関節の直前で、頬骨突起の基部にある下顎窩前縁の境となる。

下顎窩
mandibular fossa

頬骨突起基部の下面にある母指大の楕円形のくぼみ。下顎頭がはまり、顎関節を形成する。

中側頭動脈溝
groove for middle temporal artery

乳突孔
mastoid foramen

後頭動脈溝の上端にある。乳突孔の頭蓋内の開口部は、通常はS状静脈洞の下行脚に下行する。

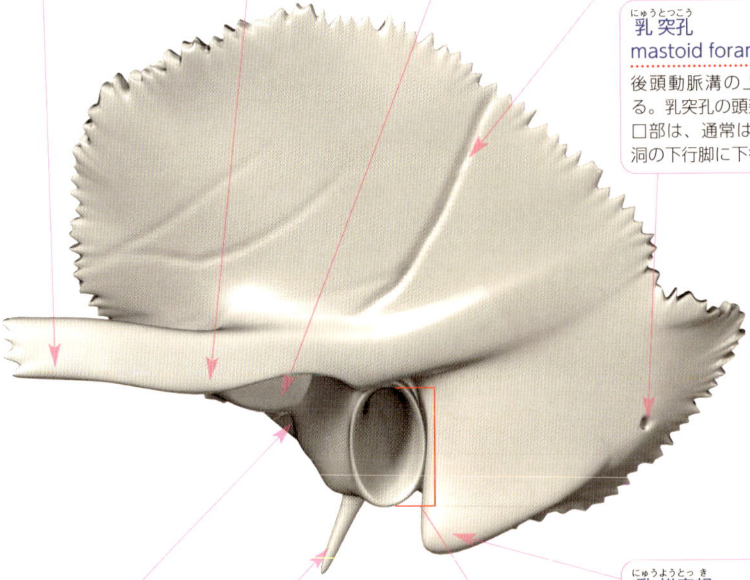

錐体鼓室裂
petrotympanic fissure

鼓室部の前方、下顎窩の後縁にあり、鼓室部と錐体部の癒合部を示すすきま。

茎状突起
styloid process

錐体下面の後縁から下方に突き出した細長い突起。長さは1～5cmほどで茎突下顎靱帯、茎突舌骨靱帯、茎骨喉頭筋などが起こる。

外耳孔 external acoustic opening

側頭骨外面にある楕円形の孔で、外耳道の入り口。いわゆる「耳の穴」。

乳様突起
mastoid process

側頭骨の後下部にあって、下前方に向かって大きく突き出している突起。耳の裏側にあたり、体表からでもよく触れる。内部は大部分、多数の小さい乳突蜂巣で占められている。

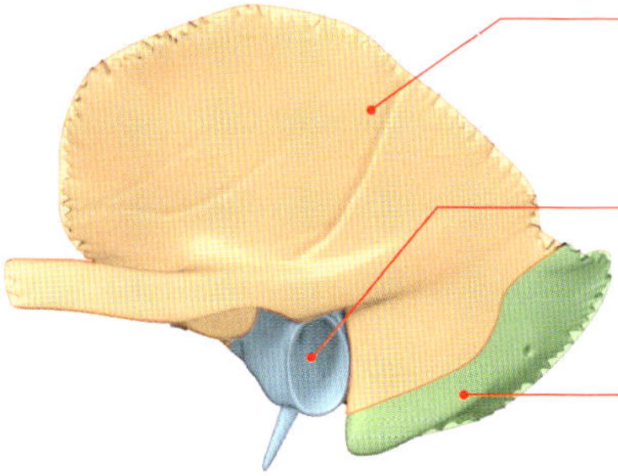

1 鱗部 squamous part

側頭骨の外側、外耳孔の上方に垂直に立つ薄い骨。上縁は頭頂骨との間に鱗状縫合をつくり、前縁は蝶形骨、後下方は岩様部と接する。下顎骨と顎関節を形成する。

2 鼓室部 tympanic part

外耳道を下方から囲み、下壁を構成する半管状の薄い骨板。はじめ独立した鼓室骨として発達し、後に錐体の下面に癒着したもの。

3 岩様部 petrous part

外耳孔の後方、頭蓋冠から頭蓋底の中央に向かって突き出している骨塊。大きく乳突部と錐体部に分けられる。

側頭骨内面

S状洞溝 groove for sigmoid sinus

頭頂骨内面の後下角を斜走する溝。上方は後頭骨の横洞溝に、下方は頚静脈孔に続く。

弓状隆起 arcuate eminence

錐体前面の後外側、上縁と直行するようにある隆起。

中硬膜動脈溝 groove for middle meningeal artery

頭頂骨内面全体に下方から上方に向かって広がる、中硬膜動脈をいれる樹枝状の溝。動脈溝ともいう。

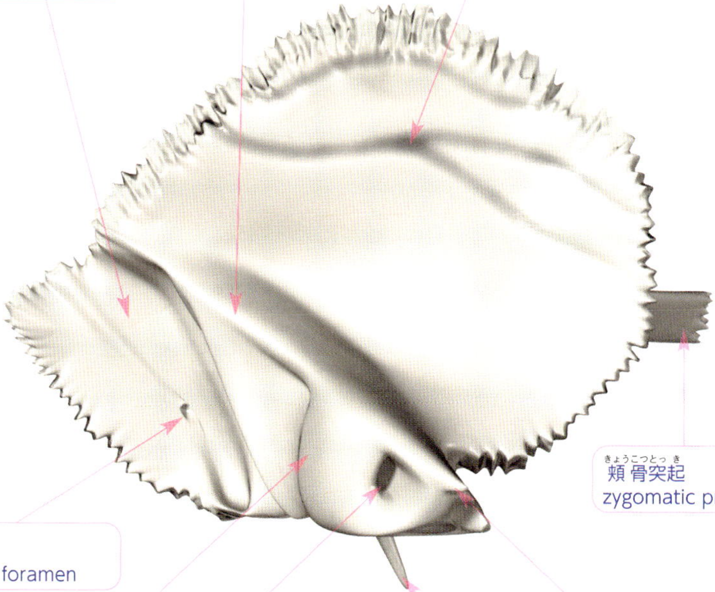

頬骨突起 zygomatic process

乳突孔 mastoid foramen

錐体 pyramid

側頭骨岩様部から、乳様突起をのぞいた部分。

内耳孔 internal acoustic opening

錐体後面のほぼ中央にある楕円形の大きな孔。内耳道の入り口となり、顔面神経、内耳神経などが通る。

茎状突起 styloid process

錐体尖 petrous apex

後頭骨底部と蝶形骨体の間にあり、蝶形骨体外側面をおおって破裂孔を形成するとがった部位。

頭頂骨

Parietal

頭頂骨の構造

頭蓋の頭頂部に位置し、正中線で縫合して天蓋の大部分を形成する一対の骨。全体がゆるやかに弯曲した四角形の扁平骨。

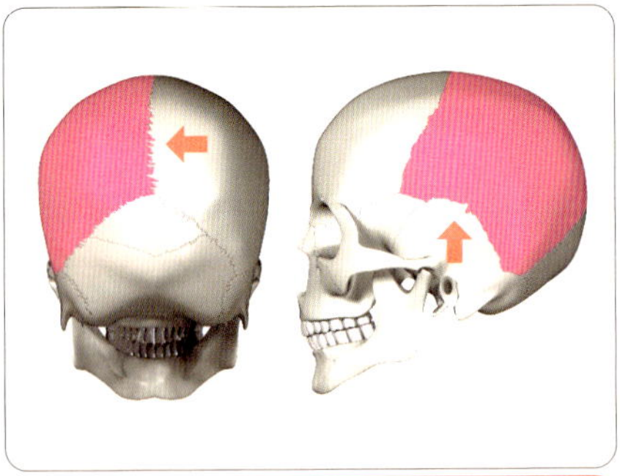

頭頂骨

頭頂骨外面

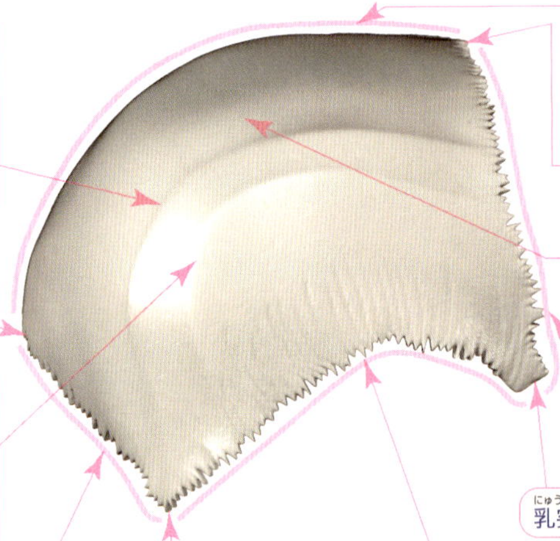

上側頭線 superior temporal line
頭頂結節の下方で弓状を描く２本の線のうち、上方にある線。側頭筋膜がつく。

前頭角 frontal angle

下側頭線 inferior temporal line
頭頂結節の下方で弓状を描く２本の線のうち、下方にある線。側頭筋が起こる。

後頭縁 occipital border
頭頂骨の後縁。後頭骨と接してラムダ縫合を形成する。

蝶形骨角 sphenoidal angle

矢状縁 sagittal border
頭頂骨の上縁。反対側の頭頂骨と接して矢状縫合を形成する。

後頭角 occipital angle

頭頂結節 parietal tuber
頭頂骨の外面中央、特に盛り上がった部分。

前頭縁 frontal border
頭頂骨の前縁。前頭骨と接して冠状縫合を形成する。

乳突角 mastoid angle

鱗縁 squamous border
頭頂骨の下縁。前部は蝶形骨大翼に、後部は側頭骨乳頭部に接し、最も長い中部は側頭鱗部と接し、縫合する。

頭頂骨内面

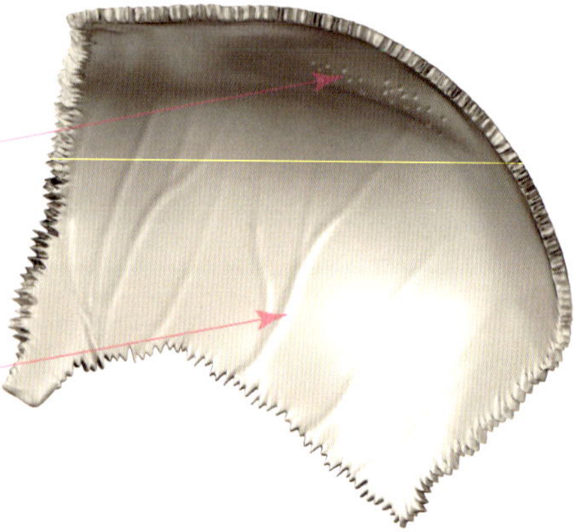

クモ膜顆粒小窩 granular foveolae pachionian granulations
上矢状静脈洞溝の内外に見られる、脳膜のクモ膜顆粒による多数の小さなくぼみ。パキオニ小体（顆粒）小窩とも呼ばれる。

中硬膜動脈溝 groove for middle meningeal artery

眼窩

Orbit

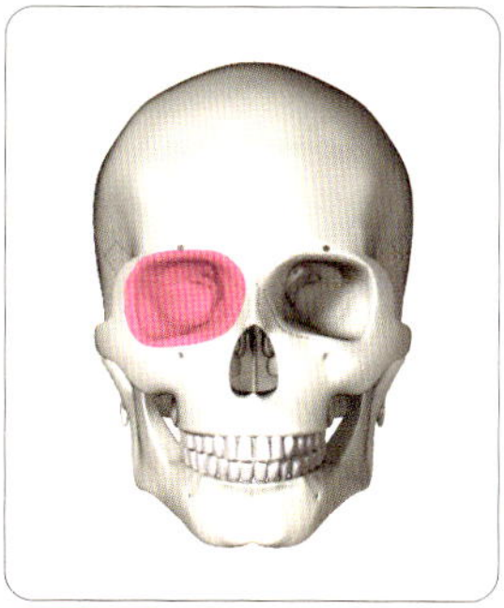

眼窩

眼窩の構造

頭蓋の前面中央部にあって、眼球とその付属器官をいれる一対のくぼみ。顔面に開いた眼窩口は、軽く外下方に傾く。四角錐体状をしており、前頭骨をはじめ7種類の骨で形成される。

眼窩前面（右）

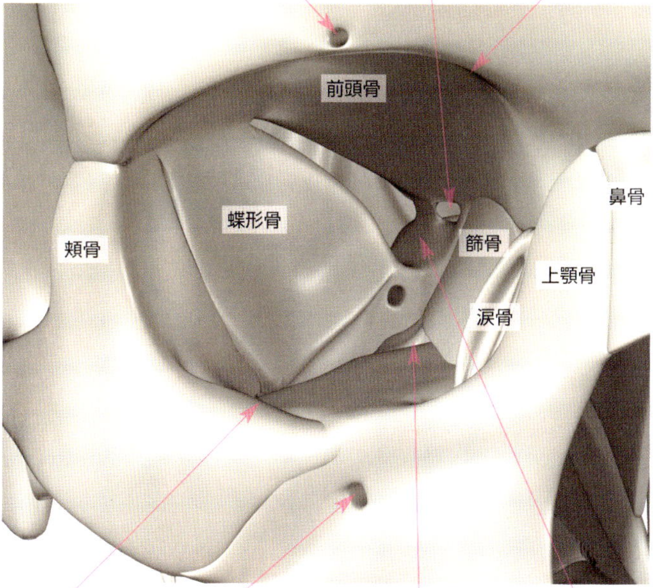

前頭骨
蝶形骨
頬骨
篩骨
鼻骨
上顎骨
涙骨

眼窩上孔 supra-orbital foramen

前頭鱗の眼窩上縁内部にある2つの孔または切痕のうち、外側にある孔。眼窩上動脈、眼窩上神経外側枝がここから出る。眼窩上切痕ともいう。

視神経管 optic canal

小翼の根部、視神経、眼動脈が通る視神経管が貫通している。

前頭切痕 frontal notch

眼窩下溝 infraorbital groove

眼窩面のほぼ中央を、後方の内側縁から斜め前方に走る溝。眼窩面中央で骨中に入り、眼窩下管となる。眼窩動静脈および神経が通る。

眼窩下孔 infraorbital foramen

眼窩下縁中央の下約0.5～1.0cmのところにある眼窩下管の出口。眼窩下動静脈および神経が通る。

下眼窩裂 inferior orbital fissure

蝶形骨大翼と上顎骨眼窩部の間の大きな切れ込み。側頭下窩、翼口蓋窩に通じ、眼窩下動・静脈、眼窩下神経、頬骨神経などが通る。

上眼窩裂 superior orbital fissure

眼窩の外側後端、蝶形骨大翼と小翼の間にある上部の大きな切れ込み。中頭蓋窩に通じ、動眼神経、滑車神経、外転神経、眼神経、上眼静脈が通る。

耳小骨

Ossicles

耳の構造

中耳内に存在する微小な骨で、ツチ骨、キヌタ骨、アブミ骨の3骨からなる。外部から音として鼓膜に伝わった振動を内耳に伝える働きをする。

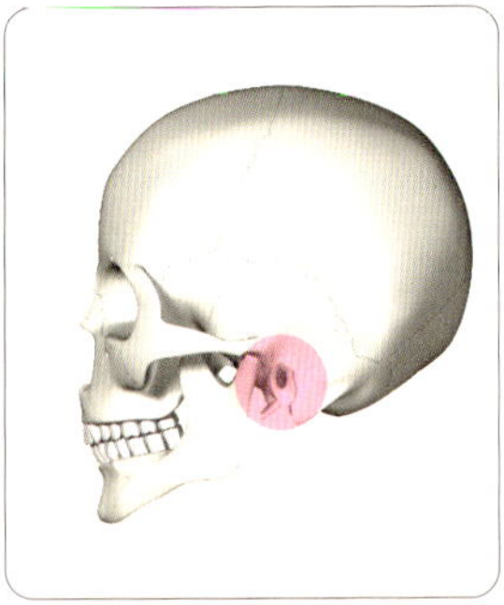

耳小骨

音の聞こえるしくみ

- 音を集めて送る〈外耳〉
  外耳道⇒音の振動を集め、鼓膜を震わせる。
- 音を強める〈中耳〉
  鼓膜の振動は耳小骨（ツチ骨・キヌタ骨・アブミ骨）に伝わり、増幅される。
- 音を脳に送る〈内耳〉
  耳小骨の振動は蝸牛に送られ、リンパ液を震わせて有毛細胞を刺激する。
  さらに、電気信号に変換され、蝸牛のらせん神経細胞に伝たわる。
  内耳神経を通って大脳へ伝達され、音として認識される。

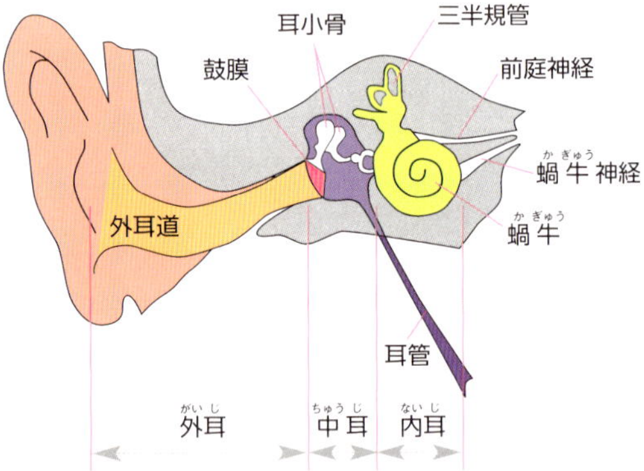

耳小骨

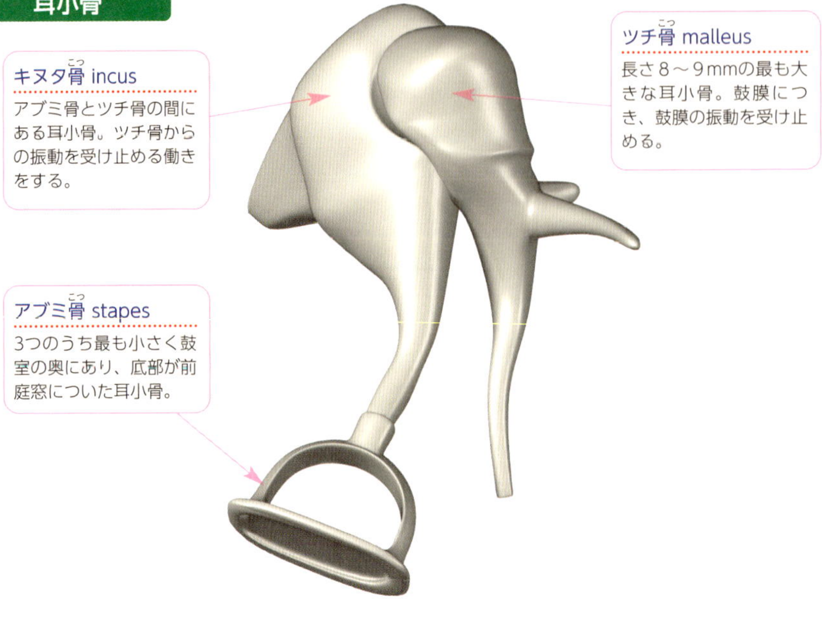
キヌタ骨 incus
アブミ骨とツチ骨の間にある耳小骨。ツチ骨からの振動を受け止める働きをする。
ツチ骨 malleus
長さ8～9mmの最も大きな耳小骨。鼓膜につき、鼓膜の振動を受け止める。
アブミ骨 stapes
3つのうち最も小さく鼓室の奥にあり、底部が前庭窓についた耳小骨。

ツチ骨

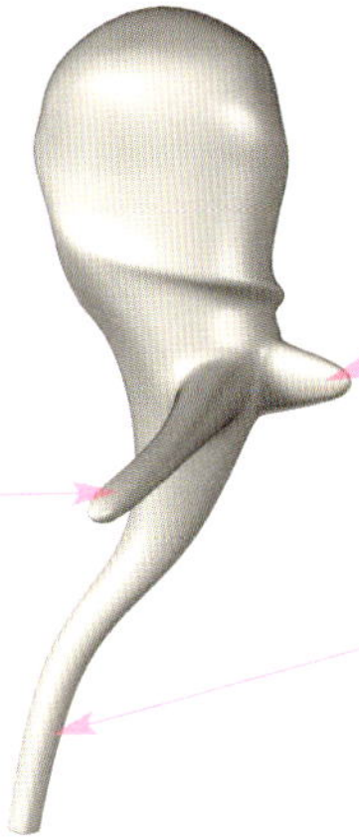
外側突起
later process
前突起
anterior process
ツチ骨柄 handle (mamubrium) of malleus
ツチ骨から後下方に伸びる細長い突起で、鼓膜の内面に付着する。

キヌタ骨

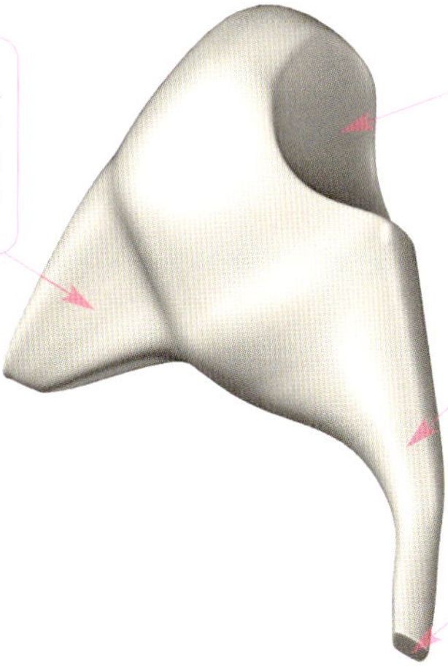
短脚 short limb
キヌタ骨の2つの脚のうち、後方に向かい鼓室後壁のキヌタ骨窩にはいる脚。
ツチ骨との関節面
malleus articulation
長脚 long limb
キヌタ骨の２つの脚のうち、下向して球状の豆状突起となる長い脚。
豆状突起
lenticular process
キヌタ骨の長脚が下行して尖端が丸くなった突起。内方に曲がり、アブミ骨頭と関節する。

アブミ骨

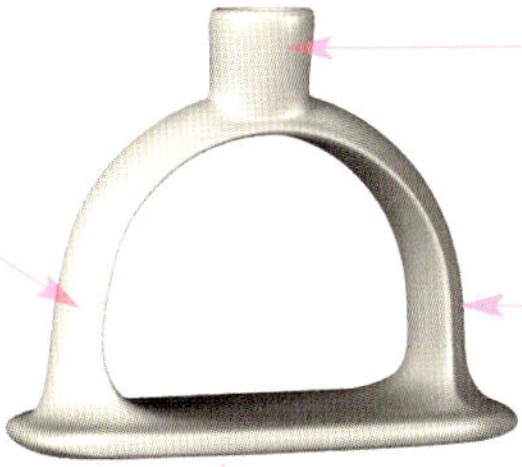
アブミ骨頚 neck
後脚 posterior limb
前脚 anterior limb
アブミ骨底
base of stapes
鐙の形をしたアブミ骨の底は、鼓室の内側壁にある前庭窓をふさいでいる。

蝶形骨

Sphenoid

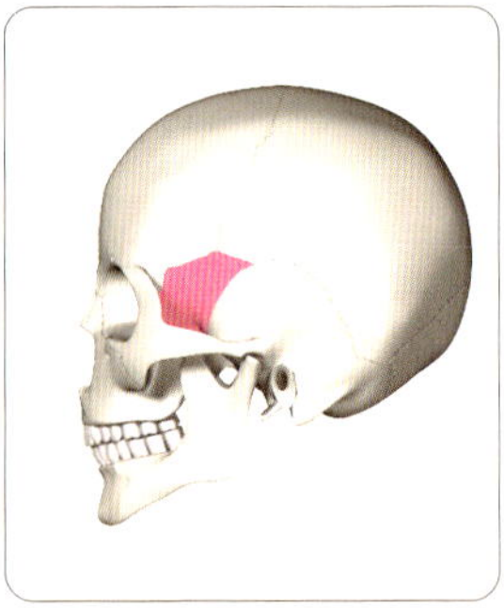

蝶形骨

蝶形骨の構造

頭蓋底の中央部にあり、前方は鼻腔に達する。体部（蝶形骨体）、大翼、小翼、翼状突起に分けられるが、これらは生後1年以内に癒合してひとつの骨となる。蝶が羽を広げているように見えることからこの名がある。

①蝶形骨前面

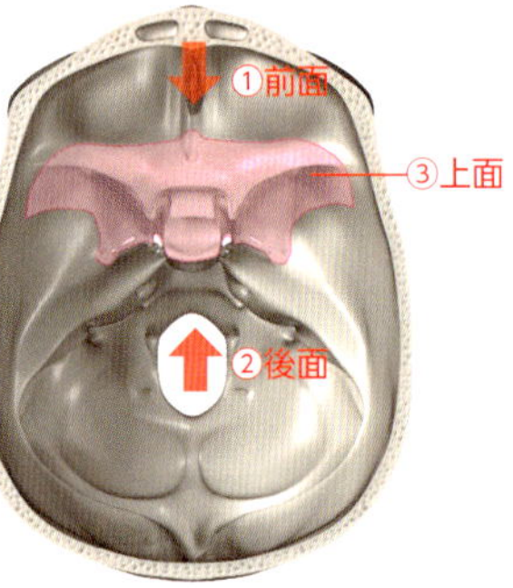

小翼 lesser wing
蝶形骨体前端から左右に向かって突き出し、先端が細く尖った三角形の突起。

蝶形骨稜 sphenoidal crest
蝶形骨体の前面中央を上下に走る線状隆起。

蝶形骨洞口 opening of sphenoidal sinus
蝶形骨体前面の左右にあり、蝶形骨体内部の蝶形骨洞に通じる孔。

上眼窩裂 superior orbital fissure
眼窩の外側後端、大翼と小翼の間にある上部の大きな切れ込み。

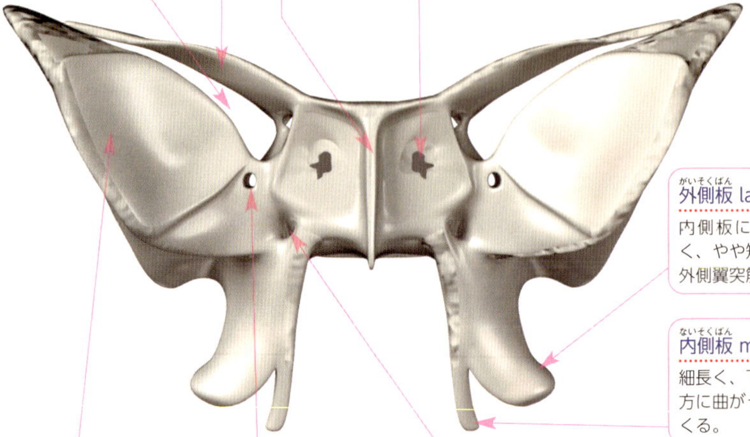

外側板 lateral plate
内側板に比べて幅が広く、やや短い。外側面に外側翼突筋がつく。

内側板 medial plate
細長く、下端は鈎形に外方に曲がって翼突鈎をつくる。

眼窩面 orbital surface
頬骨の後内面をいう。その名の通り、眼窩の外下壁を構成する。後方は蝶形骨大翼の頬骨縁と接し、内方は上顎骨体と接する。

正円孔 foramen rotundum
大翼の大脳面に並ぶ3つの孔のうち最も前方にある孔で、大翼を前後に貫く。上顎神経が通る。

翼突管 pterygoid canal
翼状突起の根部を前後に貫く管。翼突管神経と翼突管動脈が通る。

翼状突起 pterygoid process
蝶形骨体と大翼の下面から下に向かって伸びる突起。下部は内側板と外側板に分かれ、間に翼状切痕をつくる。

②蝶形骨後面

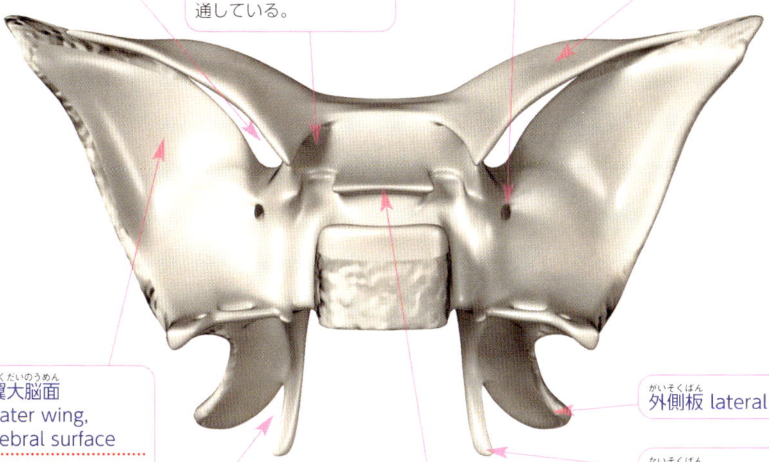

上眼窩裂（じょうがんかれつ） superior orbital fissure

視神経管（ししんけいかん） optic canal

小翼の根部、視神経、眼動脈が通る視神経管が貫通している。

正円孔（せいえんこう） foramen rotundum

小翼（しょうよく） lesser wing

大翼大脳面（だいよくだいのうめん） greater wing, cerebral surface

蝶形骨大翼上面の深くくぼんだ面。中頭蓋窩の一部となり、脳隆起、指圧痕、静脈溝がある。

翼突窩（よくとつか） pterygoid fossa

鞍背（あんぱい） dorsum sellae

下垂体窩の後方で上方に突き出した骨板。その両端は外方に突き出し、後床突起となる。

外側板（がいそくばん） lateral plate

内側板（ないそくばん） medial plate

翼状突起（よくじょうとっき） pterygoid process

③蝶形骨上面

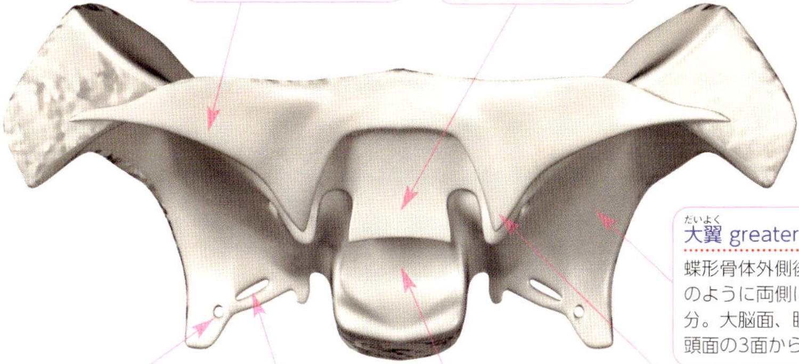

小翼（しょうよく） lesser wing

トルコ鞍（あん） sella turcica (turkish saddle)

大翼（だいよく） greater wing

蝶形骨体外側後部から翼のように両側に広がる部分。大脳面、眼窩面、側頭面の3面からなる。

棘孔（きょくこう） foramen spinosum

大翼の大脳面に並ぶ孔のうち卵円孔のすぐ外方にある孔で、3つのうち最も小さい。中硬膜動脈と下顎神経硬膜枝が通る。

卵円孔（らんえんこう） foramen ovale

大翼の大脳面に並ぶ孔のうち正円孔の後方にある楕円形の孔で、3つのうち最も大きい。下顎神経が通る。

下垂体窩（かすいたいか） hypophysial fossa

前床突起（ぜんしょうとっき） anterior clinoid process

小翼の外側縁後端が後方に突き出してできた突起。

篩骨

Ethmoid bone

篩骨の構造

前頭骨眼窩部の篩骨切痕にはまり、鼻腔や眼窩の一部を構成する。篩板、垂直板、迷路の3部からなり、嗅神経が通る孔が「篩い」のように多数開いていることから、この名がある。

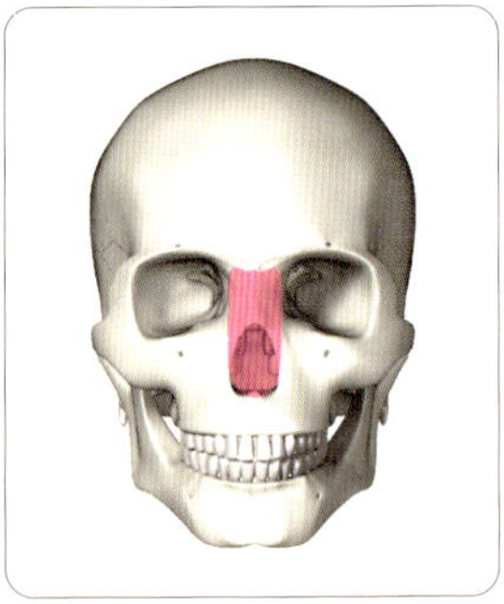

篩骨

頭蓋冠状断面(右)

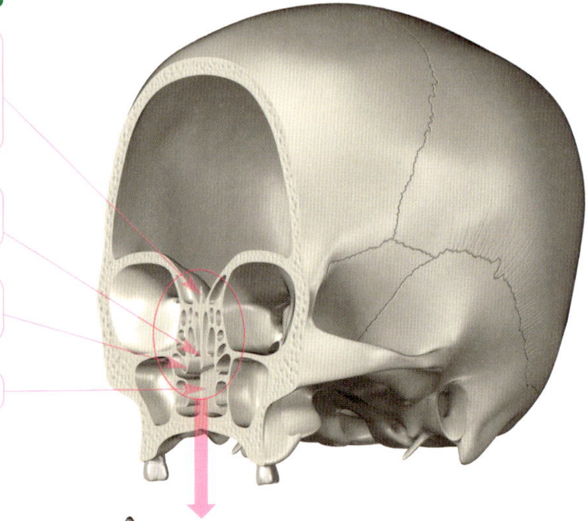

鶏冠 crista galli
篩板の正中から頭蓋腔に向かって突き出した、鶏のとさかのような突起。
垂直板 perpendicular plate
中鼻甲介 middle nasal concha
鋤骨 vomer

篩骨前面

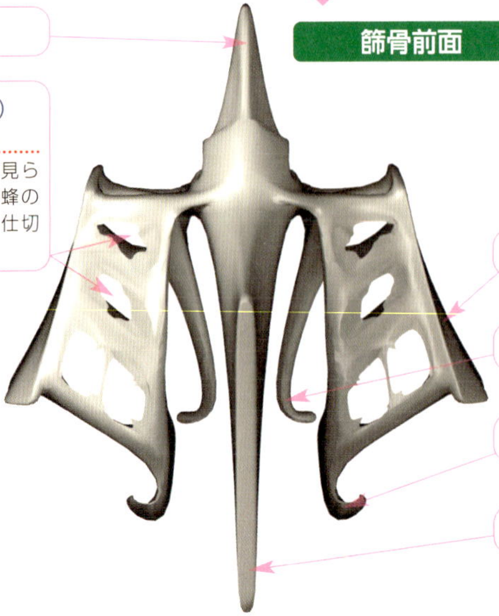

鶏冠 crista galli
篩骨蜂巣（篩骨洞） ethmoidal cells
篩骨迷路の内部に見られる、薄い骨板で蜂の巣のように小さく仕切られた含気腔。
眼窩板 arbital plate
上鼻甲介 superior nasal concha
中鼻甲介 middle nasal concha
垂直板 perpendicular plate

頭蓋矢状断面

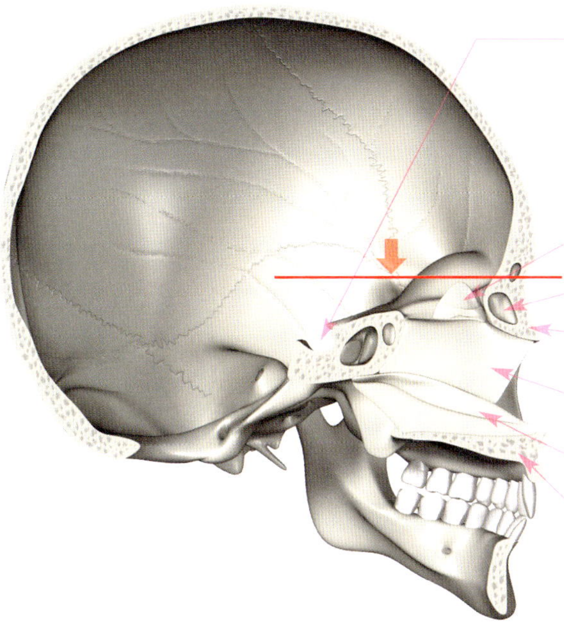

トルコ鞍 sella turcica (turkish saddle)

蝶形骨の中央、頭蓋腔に面する部位の中央にあるくぼみ。形がトルコ風の馬の鞍に似ているため、この名がある。下垂体窩ともいう。

鶏冠 crista galli

前頭洞 frontal sinus

鼻骨 nasal bone

垂直板 perpendicular plate

鋤骨 vomer

上顎骨 maxilla

篩骨上面

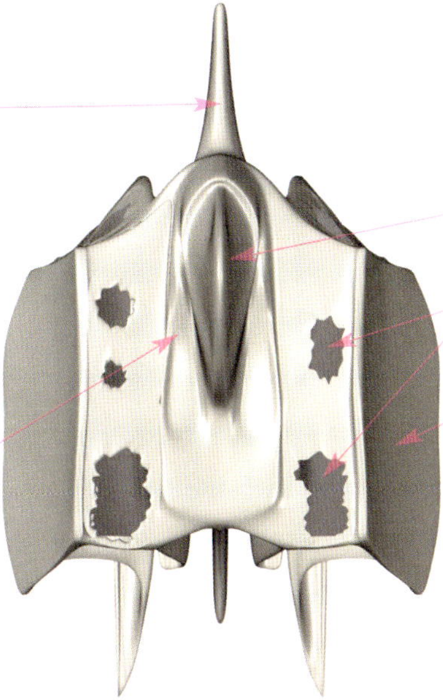

垂直板 perpendicular plate

篩骨の正中から下方に長く伸びる薄い骨板。骨鼻中隔の前上部をつくる。上部の左右両面には多数の細い溝（管）が縦走し、嗅神経の通路となる。

篩板 cribriform plate

篩骨中央の水平面をおおうように位置する薄い骨板で、表面には多数の小孔を有する。前方は頭蓋骨の篩骨切痕にはまる。

鶏冠 crista galli

篩骨蜂巣 ethmoidal cells

眼窩板 arbital plate

篩骨迷路の外側壁。眼窩内側壁の主要部となる長方形の平滑な面。

頬骨

Zygomatic bone

頬骨の構造

いわゆる「ほおぼね」といわれる骨で、ほほの上部に隆起をなす骨。左右一対で側頭と前頭2つの突起をもち、前面から見ると菱形をしている。

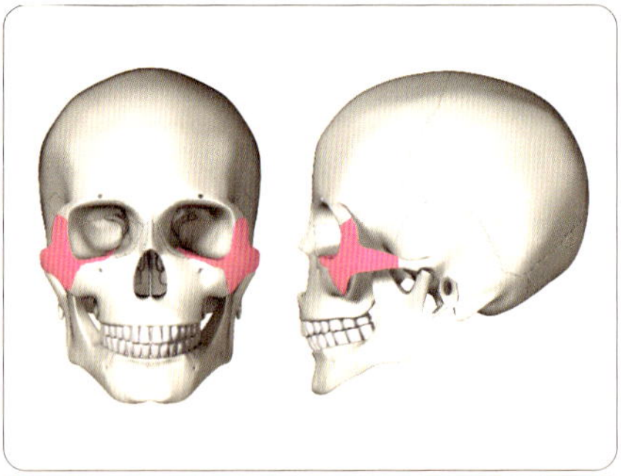

頬骨

頬骨外面(右)

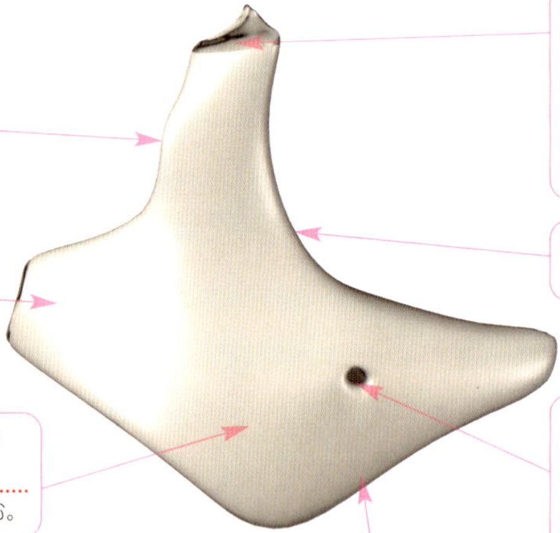
前頭突起
frontal process
頬骨からほぼ垂直に上方に伸びる突起。前頭骨の頬骨突起と縫合して眼窩の外側壁を形成する。
側頭縁
temporal margin
側頭突起
temporal process
後下方の角から後方に向かう突起。側頭骨の頬骨突起と連結して頬骨弓をつくる。
眼窩縁
orbital margin
外側面 lateral surface of zygomatic
外側に向かって軽くふくらむ。
頬骨顔面孔
zygomaticofacial foramen
頬骨外面のほぼ中央にある孔で、頬骨顔面神経が通る。
上顎縁
maxillary margin

頬骨内面(右)

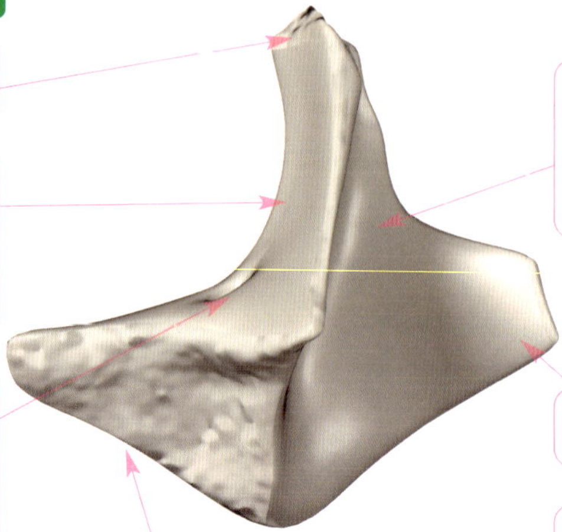
前頭突起
frontal process
側頭面
temporal surface
側頭窩の前部を構成する頬骨の後外面。中央には頬骨側頭孔が開く。
眼窩面
orbital surface
眼窩の外下壁を構成する頬骨の後内面。中央には頬骨眼窩孔が開く。
頬骨眼窩孔
zygomaticoorbital foramen
眼窩面にあり、頬骨神経が通る骨管の入口。
側頭突起
temporal process
上顎縁
maxillary margin

鼻骨と涙骨

Nasal bone & Lacrimal bone

鼻骨の構造

左右一対で鼻腔を上前ほうからおおう骨。眉間の真下に位置して、鼻根、および鼻背上部の基礎をつくる。下方は梨状口の上縁となり、外側方は上顎骨、内側方は反対の鼻骨と接合する。

涙骨の構造

鼻腔と眼窩に接する左右一対の薄い骨。上方は前頭骨、下方と前方は上顎骨、後方は篩骨と接し、下鼻甲介の涙骨突起と結合する。

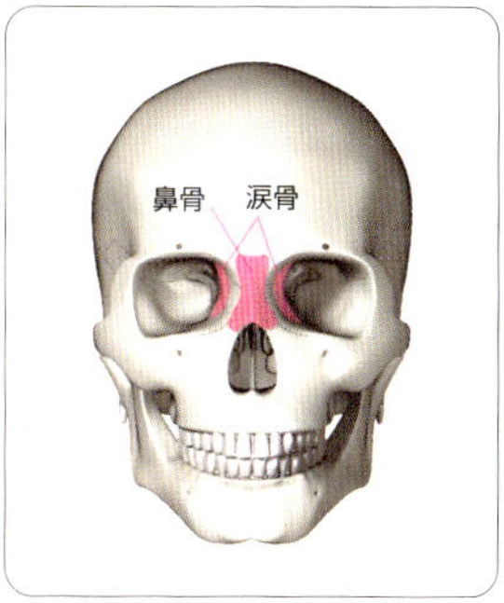

鼻骨と涙骨

外鼻の骨格

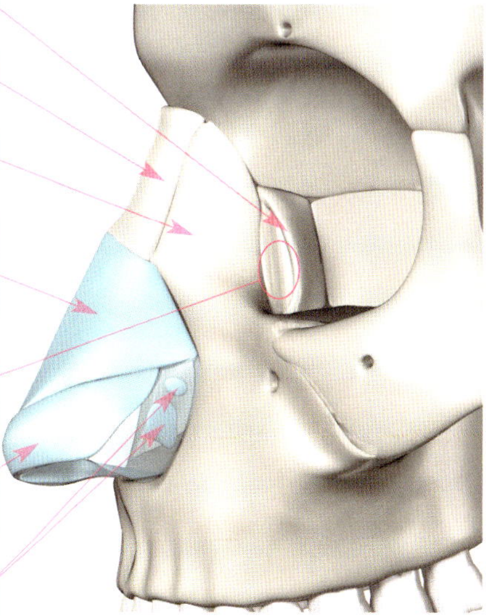

涙骨 lacrimal bone
鼻骨 nasal bone
上顎骨 maxilla
外側鼻骨軟骨 lateral nasal cartilage
涙嚢窩 fossa for lacrimal sac
大鼻翼軟骨 major alar cartilage
小鼻翼軟骨 minor alar cartilages

鼻の骨格は骨と軟骨、結合組織からなる。上部は骨性。遠位下部は軟骨性で弾力性がある。近位下部は結合組織からなる。

鼻骨外面

鼻骨孔 nasal foramina

鼻骨の前面ほぼ中央に開いた1～数個の小さな孔。前篩骨神経外側枝が通る。

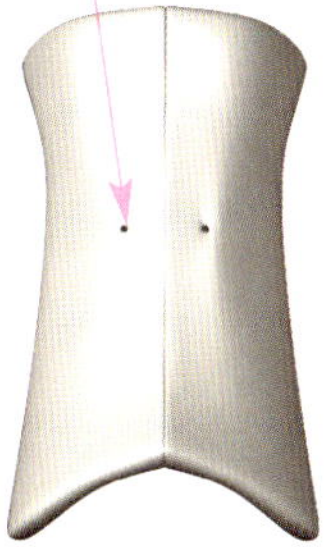

涙骨外面

涙嚢窩 fossa for lacrimal sac

眼窩の内側壁前端部にある浅い溝状のくぼみ。涙液が集まる袋状の涙嚢をいれる。

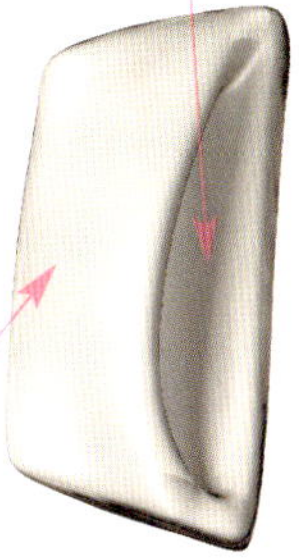

眼窩面 orbital surface

鋤骨(じょこつ)

Vomer

鋤骨の構造

篩骨とともに鼻中隔の後下部を形成する骨。側面は滑らかな平板状で、後上方から前下方に向かって溝が走っている。非常に薄く、鋤(すき)のような形をしていることからこの名がある。

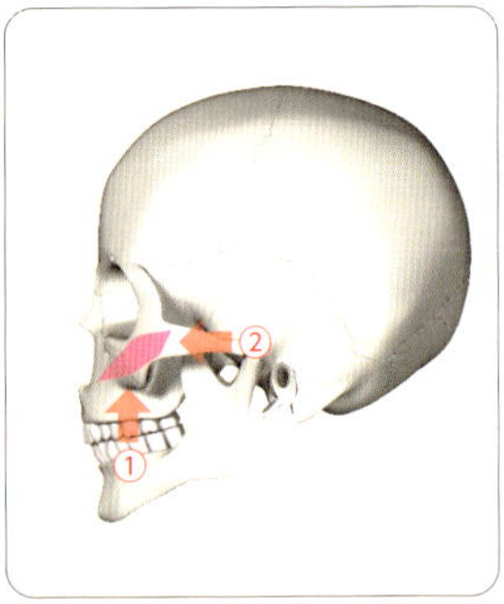

鋤骨

鋤骨の位置

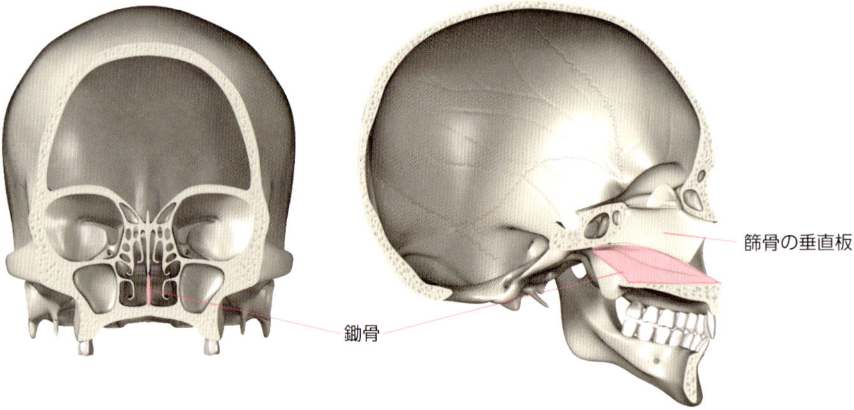

篩骨の垂直板
鋤骨

①鋤骨側面(左)

②鋤骨後面

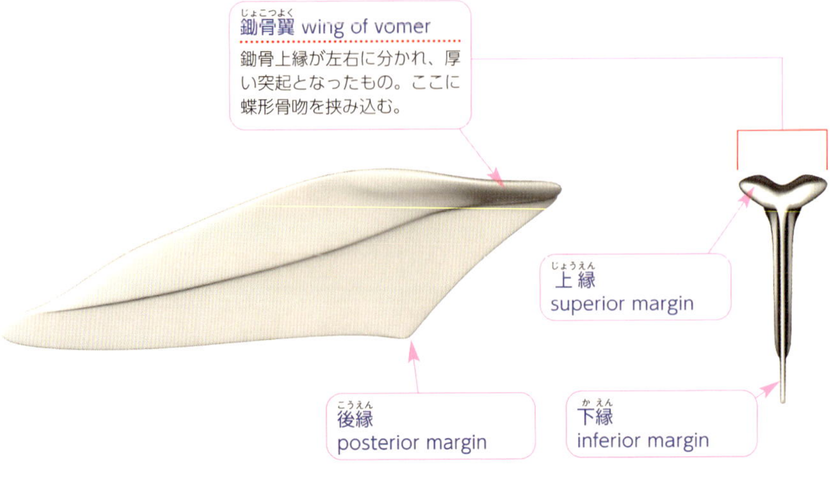

鋤骨翼(じょこつよく) wing of vomer
鋤骨上縁が左右に分かれ、厚い突起となったもの。ここに蝶形骨吻を挟み込む。
上縁(じょうえん)
superior margin
後縁(こうえん)
posterior margin
下縁(かえん)
inferior margin

舌骨

Hyoid

舌骨の構造

甲状軟骨（のどぼとけ）の上、下顎と咽頭の間、ほぼ第3頚椎の高さにあるU字型の骨。ほかの骨と関節がなく、頚の筋肉によって支持され、舌根を支持する。

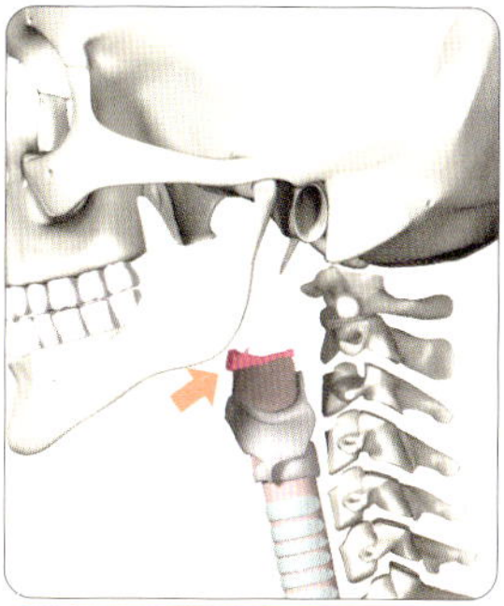

舌骨

舌骨側面（左斜め上）

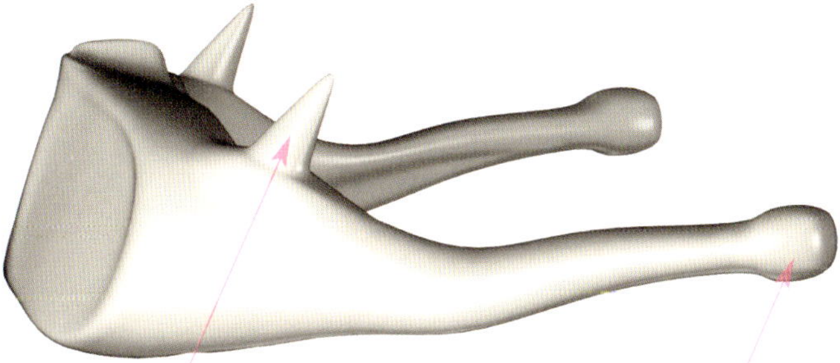

小角 lesser horn
舌骨体と大角の結合部から後上方に突き出る錐体状の小骨。尖端は茎突舌骨靭帯によって側頭骨の茎状突起と連結する。
大角 greater horn
舌骨体の外側から後上方に伸びて細くなる棒状の部分。前端は少しふくらみ、茎状舌骨靭帯がつく。

舌骨前面

舌骨後面

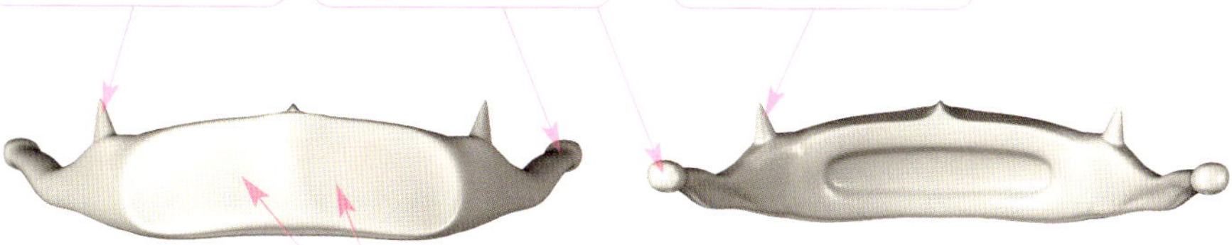

小角 lesser horn
大角 greater horn
小角 lesser horn
舌骨体 body of hyoid
長楕円形または六角形の骨板で、上縁は鋭く下縁はやや厚め。前面はややふくれた粗面で、ほぼ中央に横隆線が横に走る。後面はなめらかで少しくぼみ、中央に１個の栄養孔がある。

口蓋骨

Palatine bone

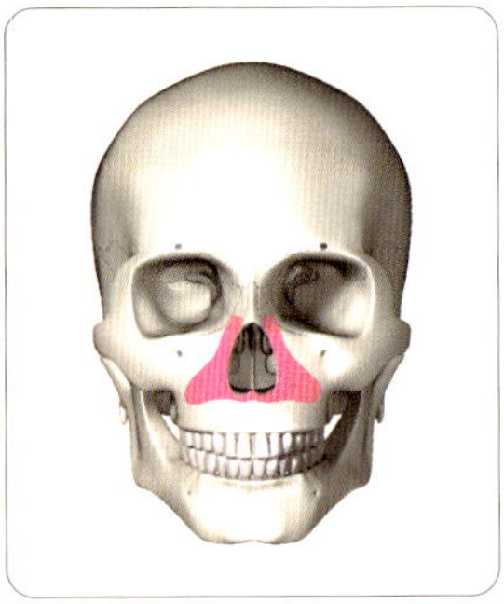

口蓋骨

口蓋骨の構造

顔の中心部、上顎骨後方に位置する左右対称の骨で、骨口蓋、鼻腔側壁を構成する。水平板と垂直板という2つの骨板と、3つの突起（錐体突起・眼窩突起・蝶形骨突起）により構成される。

口蓋骨の位置

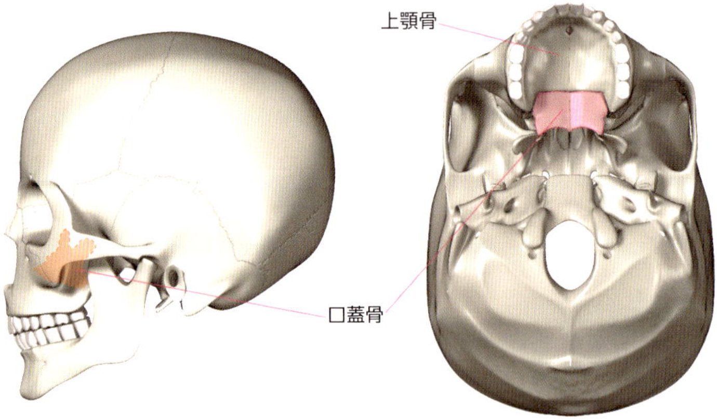

口蓋骨内側面と上顎骨

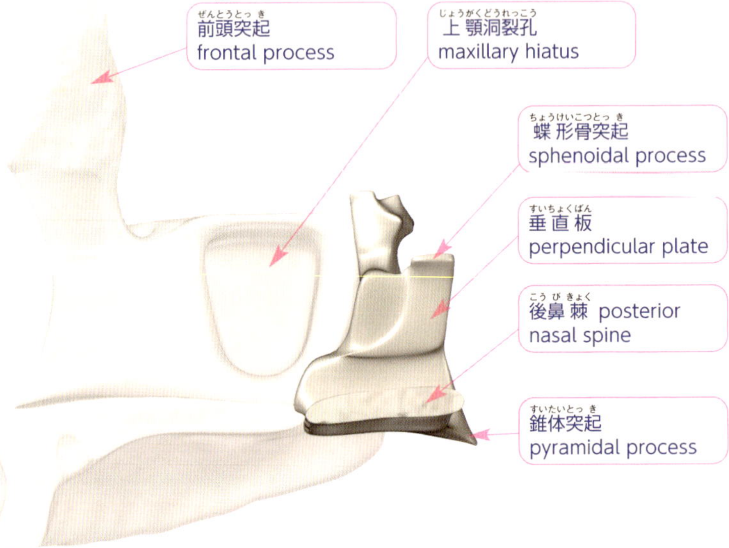

口蓋骨外側面

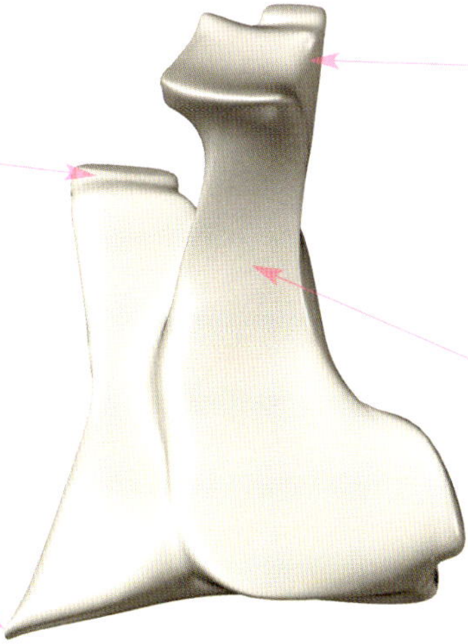

蝶形骨突起
sphenoidal process

眼窩の外下壁を構成する頬骨の後内面。中央には頬骨眼窩孔が開く。

眼窩突起
orbital process

垂直板上縁の前部から上方に突き出した突起。尖端は眼窩面となって眼窩の下壁後端部を構成する。

錐体突起
pyramidal process

垂直板の下部後端から、後外方へ突き出した錐体状の突起。蝶形骨の翼突切痕にはまり、翼突窩の下部を形成する。

垂直板
perpendicular plate

口蓋骨の中心をなす垂直な骨板で、内側面は鼻腔外壁壁の後部をつくり、前後に走る上下２つの稜をもつ。

口蓋骨前面

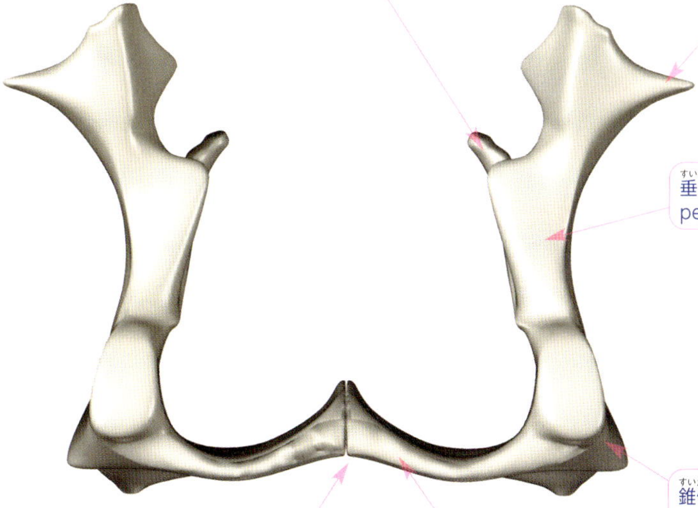

蝶形骨突起
sphenoidal process

眼窩突起
orbital process

垂直板
perpendicular plate

錐体突起
pyramidal process

後鼻棘
posterior nasal spine

水平板の内側縁の後端、後方に突き出した棘状の突起。反対側と癒合して鼻稜後端部の突起となる。

水平板
horizontal plate

垂直板の下部から内方に突き出し、口蓋骨の後部を構成する骨板。

じょう がく こつ
上顎骨

Maxillae

上顎骨の構造

前顎骨と癒合して上顎の大部分を占める骨。眼窩底、鼻腔側壁、鼻腔底、口腔天蓋を構成し、下顎骨とともに口腔を形成する。

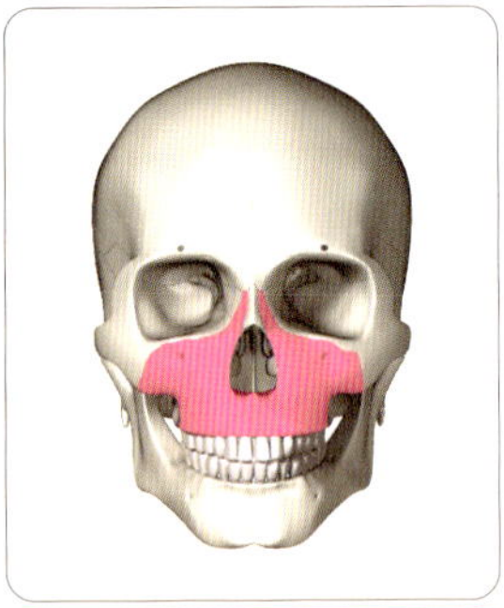

上顎骨

①上顎骨外面

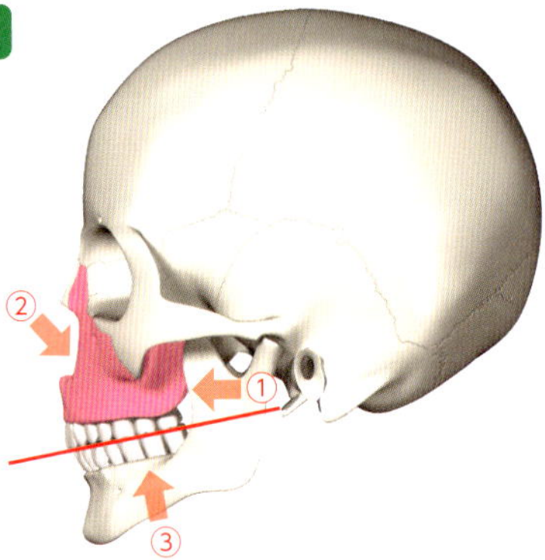

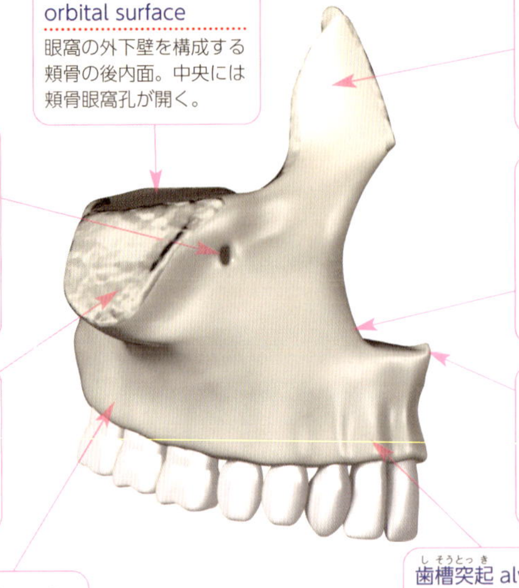

がんかめん
眼窩面 orbital surface

眼窩の外下壁を構成する頬骨の後内面。中央には頬骨眼窩孔が開く。

ぜんとうとっき
前頭突起 frontal process

頬骨からほぼ垂直に上方に伸びる突起。前頭骨の頬骨突起と縫合して眼窩の外側壁を形成する。

がんかかこう
眼窩下孔 infraorbital foramen

眼窩下縁中央の下約0.5〜1.0cmのところにある眼窩下管の出口。眼窩下動静脈および神経が通る。

びせっこん
鼻切痕 nasal notch

口蓋骨の中心をなす垂直な骨板で、内側面は鼻腔外壁壁の後部をつくり、前後に走る上下2つの稜をもつ。

きょうこつとっき
頬骨突起 zygomatic process

眼窩の外側にあり、頬骨の前頭突起と結合する突起。

ぜんびきょく
前鼻棘 anterior nasal spine

口蓋突起の内側縁の前端から前上方に突き出した小突起。

しそうとっき
歯槽突起 alveolar process

上顎骨体下部から下方に突き出した厚い弓状の突起。反対側の歯槽突起と癒合して馬蹄型の歯槽弓をつくる。ここに8個の歯根をいれる歯槽が並び、全体として歯槽弓を構成する。

じょうがくけっせつ
上顎結節 maxillary tuberosity

上顎体後面のほぼ中央にある粗な盛り上がりで、ここに2、3個の歯槽孔が開く。「上顎隆起」「上顎粗面」とも呼ばれる。

②上顎骨内面

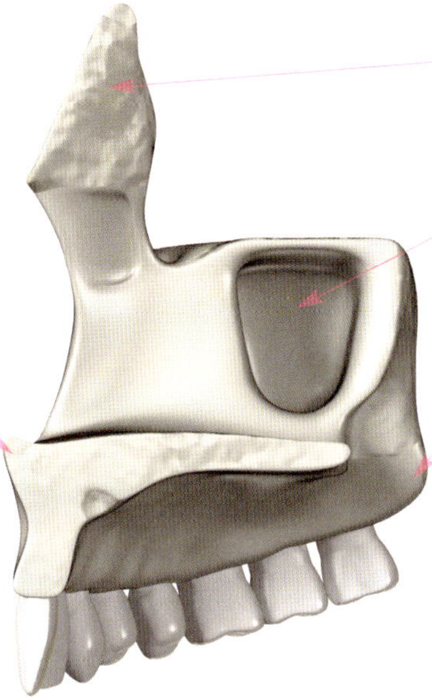

前頭突起（ぜんとうとっき）
frontal process
上顎洞（じょうがくどう）
maxillary sinus
前鼻棘（ぜんびきょく）
anterior nasal spine
上顎結節（じょうがくけっせつ）
maxillary tuberosity

③上顎骨下面

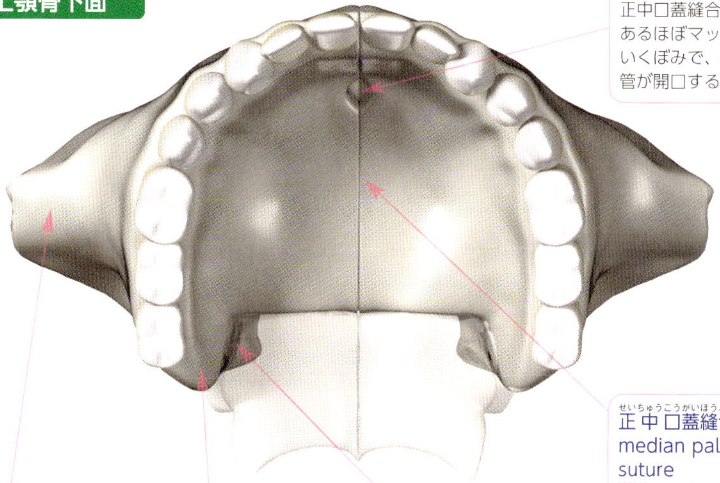

切歯窩（せっしか） incisive fussa
正中口蓋縫合の前端近にあるほぼマッチ頭大の丸いくぼみで、ここに切歯管が開口する。
正中口蓋縫合（せいちゅうこうがいほうごう）
median palatine suture
左右の上顎骨口蓋突起の接合部。上顎の内側中央にある骨の継ぎ目で、鼻腔面に鼻稜をつくる。
頬骨突起（きょうこつとっき）
zygomatic process
上顎結節（じょうがくけっせつ）
maxillary tuberosity
大口蓋孔（だいこうがいこう） greater palatine foramen

下顎骨

Mandible

下顎骨の構造

頭蓋の顔面骨の中でいちばん大きく、下あごを形成するU字型の骨。左右両端で側頭骨とともに顎関節をなす。大きく中央部の下顎体と、その両端の下顎枝の２つに別れる。

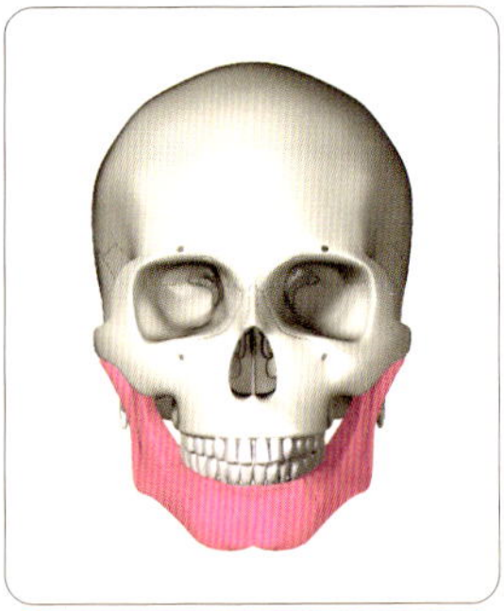

下顎骨

下顎骨前面

下顎頭
head of mandible
関節突起の上端にあるふくらみ。側頭骨の下顎窩と顎関節をつくる。

斜線 oblique line
オトガイの下方ないし後方から後上方に向かい、下顎枝前縁に続く稜線。下顎枝に近い部分以外は不明瞭。

関節突起
condylar process
下顎切痕後方から突き出した突出で、上端に長楕円形の下顎頭をつくる。

筋突起
coronoid process
下顎切痕の上端前方にある三角形の突起部分。側頭筋がつく。

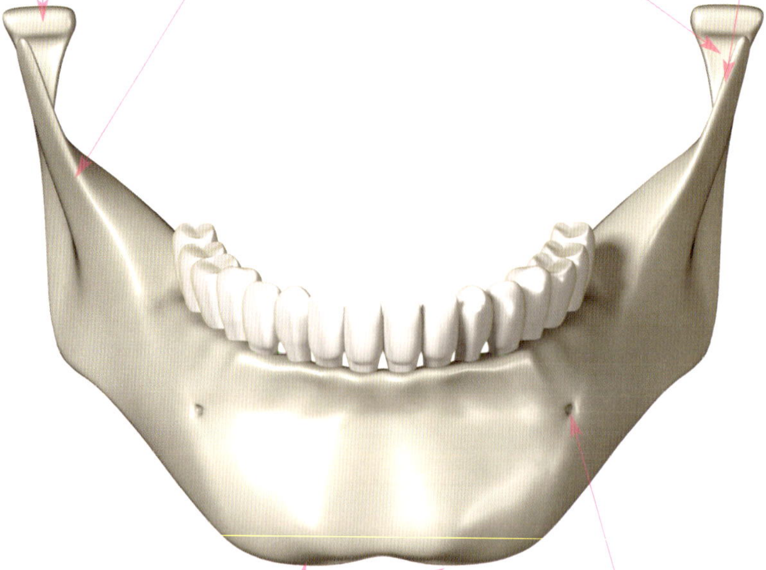

オトガイ隆起
mental protuberance
下垂対外面の正中線にある高まり。オトガイ隆起とその左右にあるオトガイ結節を結んでできるオトガイ三角の頂点となる。

オトガイ孔
mental foramen
下顎体外面の正中線から外方へ２～３cm、第２小臼歯、または第１、第２小臼歯管の下方にある、丸い孔。オトガイ神経やオトガイ動・静脈が出る。

【下顎骨の位置】

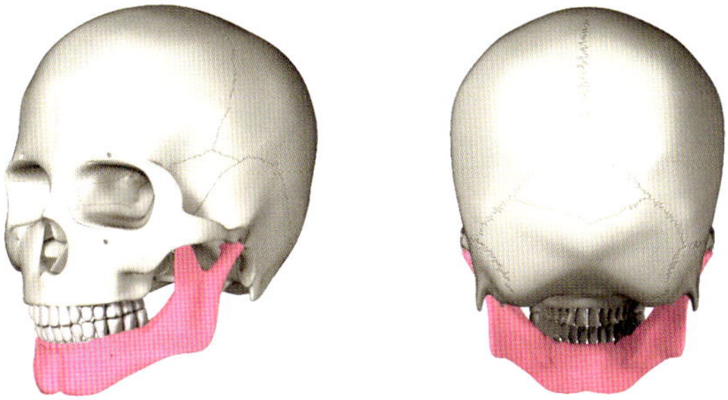

下顎骨斜め上面

下顎切痕
mandibular notch
下顎枝の上縁の弓状に深くくぼんだ部分で、前後にある筋突起と関節突起を分ける。

下顎孔 mandibular foramen
下顎枝内面のほぼ中央にある孔。下歯槽神経と下歯槽動脈が入る下顎管の入口となる。

関節突起
condylar process

筋突起
coronoid process

下顎頭
head of mandible

歯牙 teeth

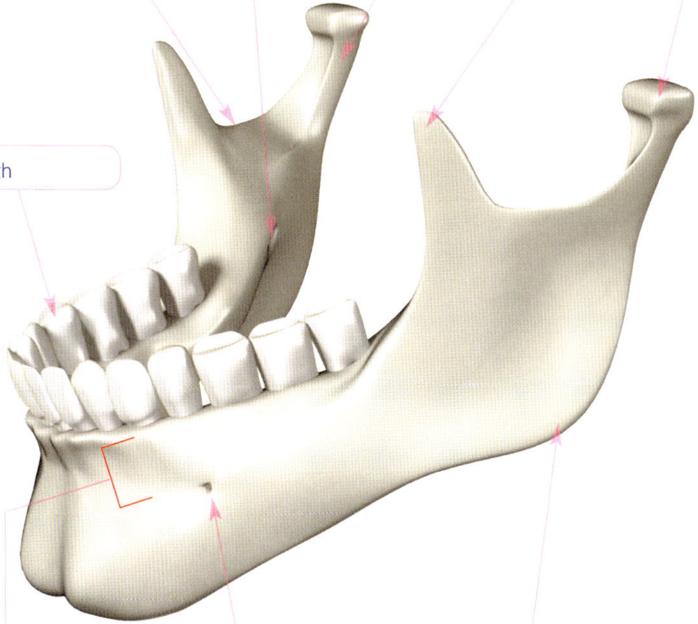

歯槽部 alveolar part
下顎体の上面、下列の歯根が入る歯槽と呼ばれる片側８個、合わせて16個のくぼみをもつ。

オトガイ孔
mental foramen

下顎角 angle of mandible
下顎枝の後縁と下顎体の下端とがつくる角。わずかに外方に曲がり、成人では100～120度の角度をもつ。

顎関節の靱帯

Ligament of temporomandibular joint

顎関節の靱帯の構造

顎関節とは側頭骨と下顎骨を連結する左右一対の頭蓋にある唯一の関節。比較的ゆるやかな関節包で包まれ、さらに外側には靱帯があり上下の関節が離れないようにしている。

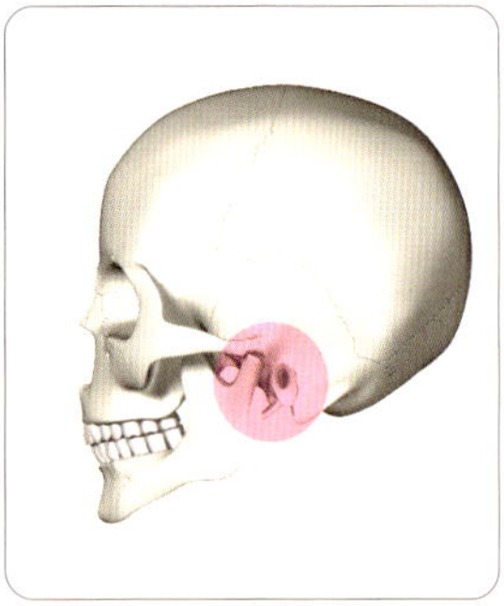

顎関節の靱帯

顎関節外側面

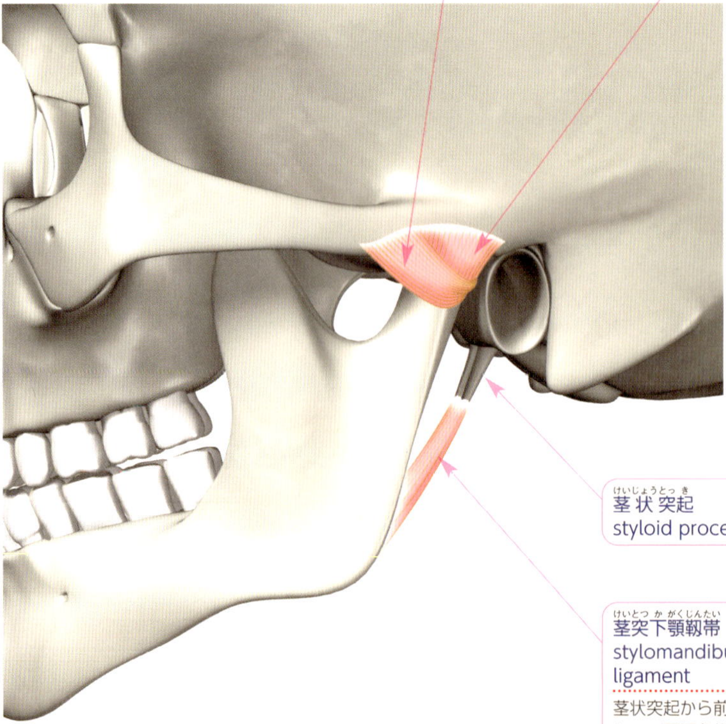

外側靱帯
lateral ligament
関節包の外側にあり、頭蓋骨と下顎頭のやや下の部分をつなぐ。顎関節中では最も強靭な靱帯。
関節包 joint capsule
内面に骨膜といううちばりがあり、骨膜にある骨膜細胞が滑液を出し関節の動きを滑らかにしている。
茎状突起
styloid process
茎突下顎靱帯
stylomandibule ligament
茎状突起から前下方に向かい、下顎角後縁の内面に至る。顎関節を間接的に補強している。

付録

関節のゆがみを治す調整法

〈指　導・編集協力〉

ＡＰ調整法　嶋村広継　学校法人 九州医療スポーツ専門学校 整体セラピスト学科 学科長

関節モビリゼーション　阿部辰也　ナショナル整体学院

◎この調整法の内容はすべてＤＶＤに収録されていますので参考にしてください。

ＡＰ調整法

AP調整法とは、1895年に米国でDDパーマーが創始したカイロプラクティックの中でもメジャーな理論・テクニックです。「ホールインワン（HIO）学説」、「ターゴリコイル・テクニック」、「ガンステッド・テクニック」を研究し、欧米人と比較して筋肉の硬い日本人に合わせて開発された安全で効果的なテクニックです。正式には環椎（頚椎の1番/Atlas）・骨盤（Pelvis）調整法のことで、この身体の２カ所を調整し背骨をゆるめることで健康をとり戻す調整法です。背骨は人間の健康にとって大事な部分で、中を脊髄が通り脳と身体の各部位を結ぶ中枢神経の役割をしています。そこで、環椎と骨盤のゆがみを調整することで中枢神経としての役割を正常化し、さらに、自然治癒力を高める効果をもたらすのです。

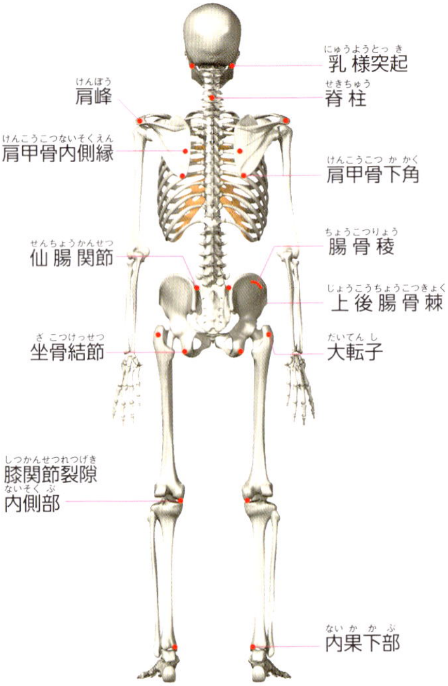

調整前後の姿勢の分析

まず、身体の部位の左右の高さや幅などをチェックします。これは姿勢がどちらに曲がっているか、捻じれているかなどを調べて身体がどのように歪んでいるかを分析するためです。

①左右の乳様突起の高さ、左右の乳様突起または耳がどちらが後方にあるかを調べる
②左右の肩峰の高さを比較する
③左右の肩甲骨内側縁から脊柱までの幅を調べる（約6cm・個人差あり）
④左右の肩甲骨下角の高さを調べる
⑤脊柱のゆがみを調べる
⑥左右の上後腸骨棘の高さを調べる
⑦左右の腸骨稜の高さを調べる
⑧左右の大転子の高さを調べる
⑨左右の膝関節裂隙内側部の高さを調べる
⑩左右の内果下部の高さを調べる

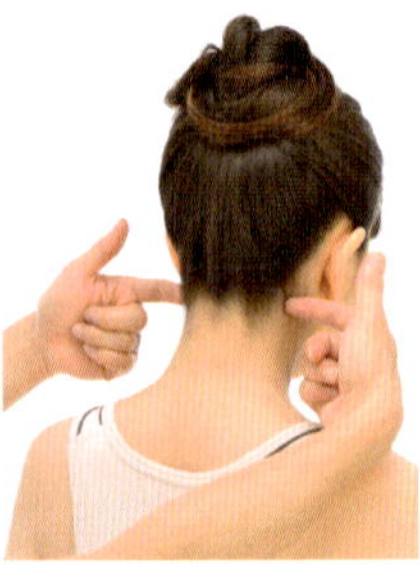
▲①乳様突起

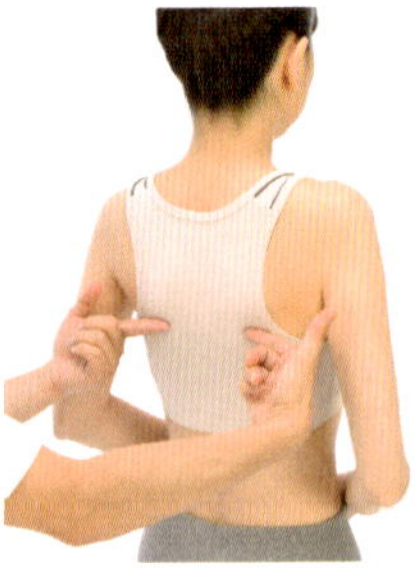
▲③肩甲骨内側縁

環椎の検査方法（第１頸椎上下方変位検査法）

①下方位検査

頭部に肘をあて、顎先に指先をあて、顎を持ち上げる。反対の手の指先は患者の後弓部にあてておく。顎の先端の指を軽く押す。このとき後弓部に硬さが感じられた場合は前下方向（ＡＩ）の変位がある。

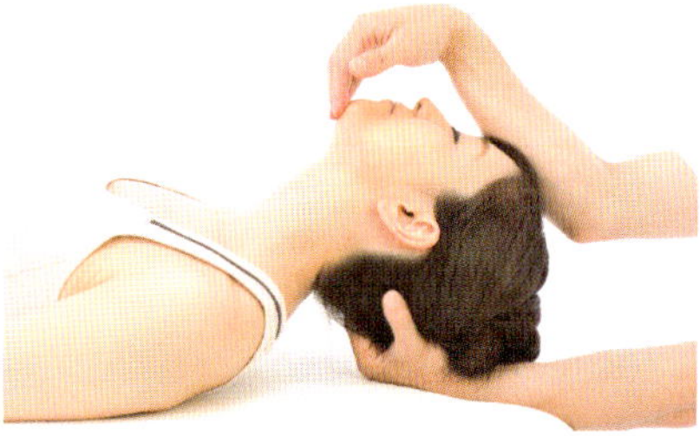
▲①下方変位（ＡＩ）

②上方位検査

①と同じように両手をあて、顎を下げ、次いで顎先を軽く押す。このとき後弓部に硬さが感じられたら、前上方（ＡＳ）の変位がある。

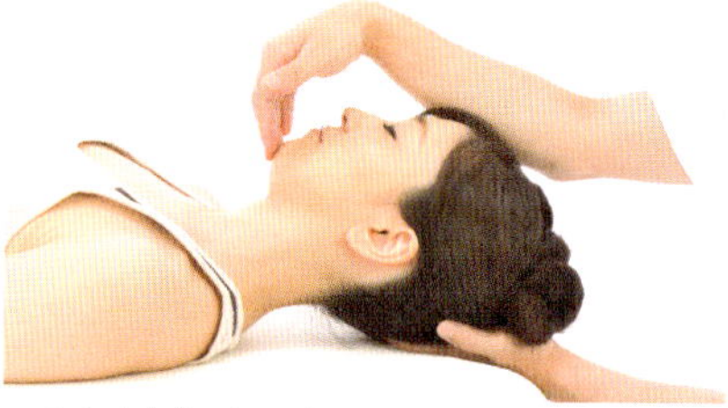
▲②上方変位（ＡＳ）

③回旋変位検査

乳様突起の後方部に指先をあて、頭部をあまり動かさないように環椎を回す。右側に回りにくいときは左後方（ＬＰ）、左側に回りにくいときは右後方（ＲＰ）の変位がある。

＊ナショナルリスティング使用

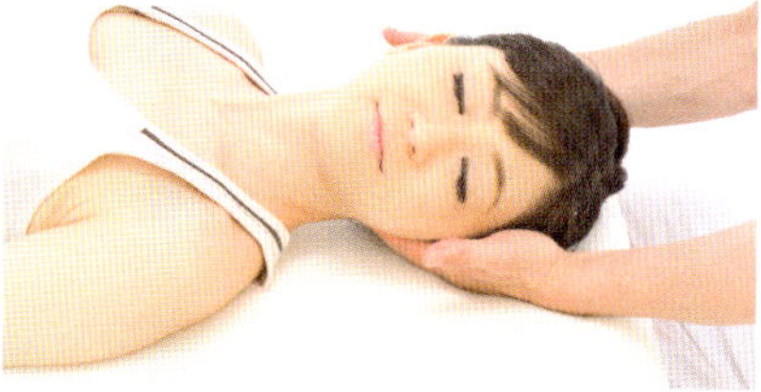
▲回旋変位

上下方位筋力テスト

右の写真のように手を上げさせ、指先を顎の先端にあて、もう一方の手であげた手をつかむ。次につかんだ手を押し返す力と同じ程度の力で前方に押す。顎を上げたときと下げたときの力の入り方でどこに変位があるかを検査する。顎を上げたときに力が入る場合は前上方（ＡＳ）に、顎を下げたときに力が入る場合は前下方（ＡＩ）の変位となる。

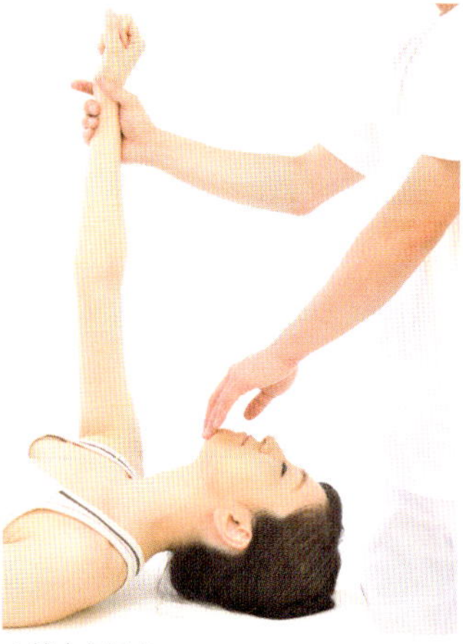
▲筋力テスト

ノッカー調整法

環椎は前方には動くが後方には動かない。何かの衝撃で後方に変位したときなどなかなか元に戻すことが困難です。そこで、「ノッカー」という調整器具を使い環椎の動きをつけます。

C１矯正法：ノッカーを第１接触点(乳様突起後面から約１cm後方)に面位垂直にあて、回しながら押す。次に第２接触点(乳様突起後面から約２cm後方)に鼻の先端に向けてあて、横突起の後方変位をとる。

C２矯正法：頚椎１番(環椎)がＲＰのとき頚椎２番(軸椎)は左側に変位してしまうことが多い。頚椎２番の左側横突起の下にあたる椎弓部をノッカーを使って軽く調整する。

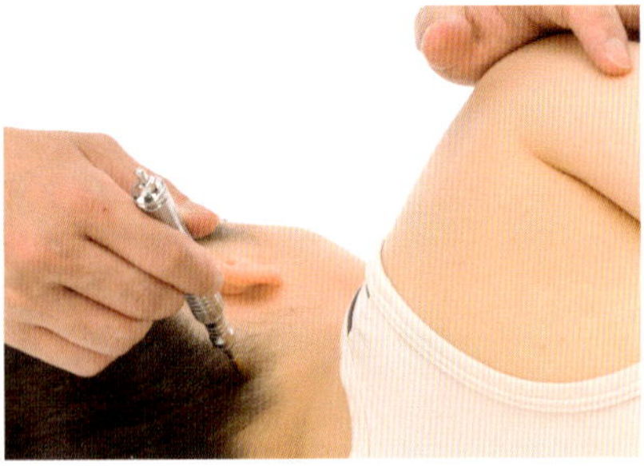

▲ノッカー

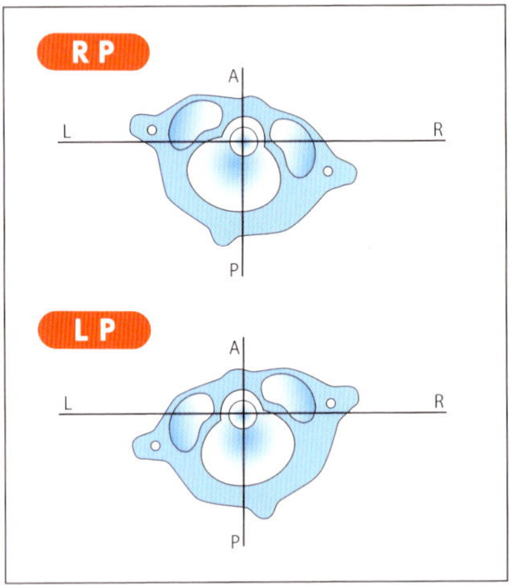

骨盤の検査方法

①左右の腸骨稜が患者の頭方にあるか

②左右の上後腸骨棘（PSIS）が患者の頭方にあるか

③左右の仙腸関節の可動性を調べる(どちらの仙腸関節が硬いか)

④左右の坐骨結節のベットからの高さをみる

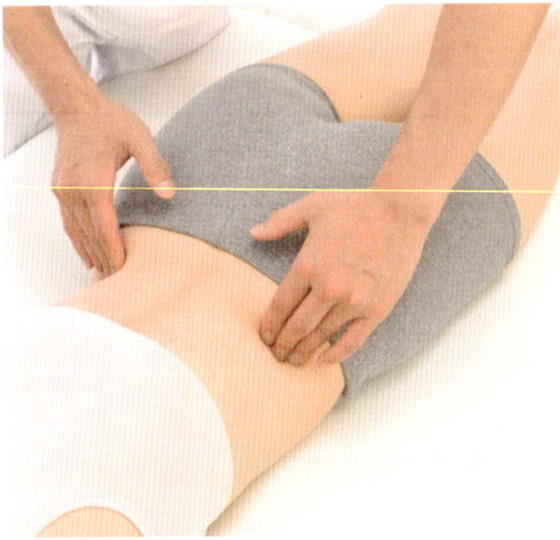

▲①骨盤腸骨稜

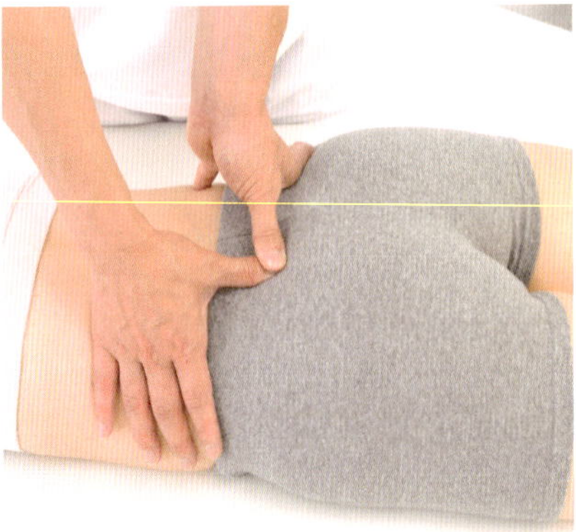

▲③仙腸関節

足上げテスト

最後にどちらの骨盤を調整するかを決めるために、仙骨の硬さを確かめる。うつぶせにして左右別々に足を上げさせると、仙骨の硬いほうの足は上がりにくくなっている。

＊注意：極端に足が上がりにくい場合は、仙骨にゆがみがある可能性がありますので、骨盤調整法は行わないこと。

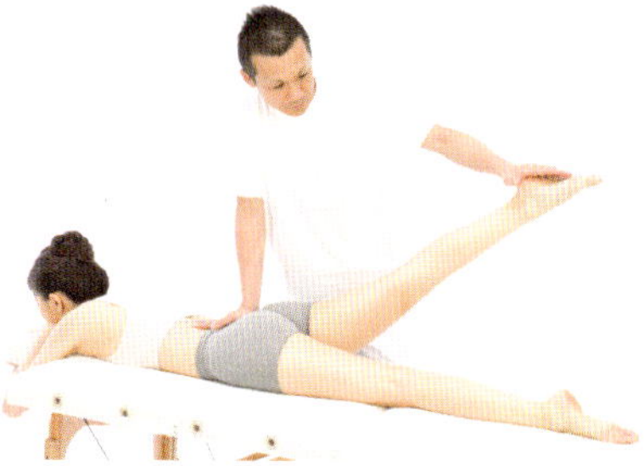
▲後方足上げテスト

腎臓マッサージ

腰が痛いので腰痛と思った人が実は腎臓に欠陥がある場合もある。筋肉をリラックスさせるには腎臓のマッサージが効果的である。マッサージはあまり強くせず軽くもみほぐす程度がよい。左下腿三頭筋を同時にマッサージするともっと効果的である。

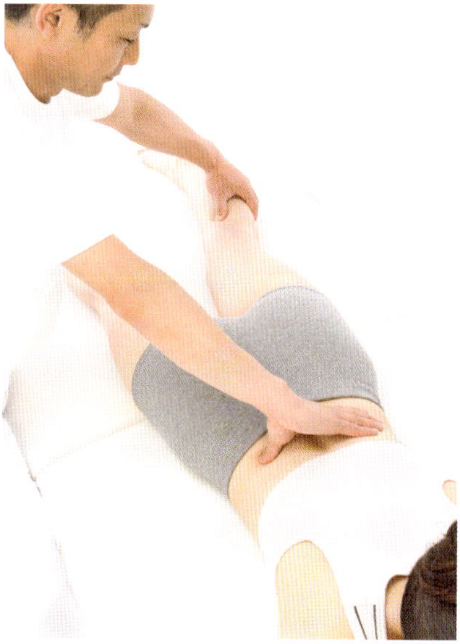
▲腎臓マッサーシ

骨盤調整法（右ＰＩ腸骨調整法）

右側を上にして、側臥位（そくがいい）になり右股関節と左膝を屈曲させ、患者の左上肢をけん引する。右手を患者の右肩部前部にあて固定する。次に、左豆状骨部を患者の右上後腸骨棘にあて体重で仙腸関節部の遊びをとり、調整する。

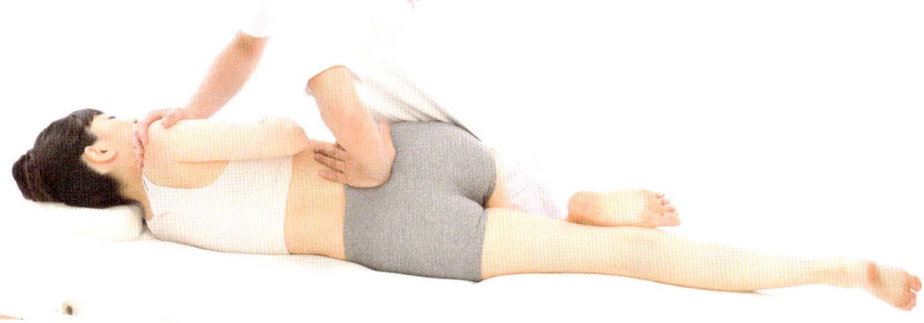
▲骨盤調整法

関節のモビリゼーション

Mobilization

関節モビリゼーションとは

関節モビリゼーションとは何らかの原因で可動性が減少した関節に対して、その制限のある方向に関節の可動域範囲内で他動的な運動をすることをいいます。モビリゼーションの目的は、関節の正常な動きを回復させることにあります。

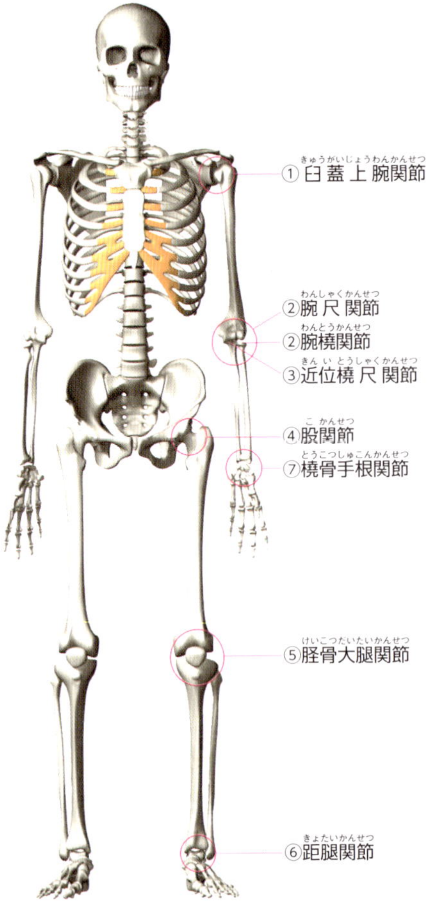
①臼蓋上腕関節
②腕尺関節
②腕橈関節
③近位橈尺関節
④股関節
⑦橈骨手根関節
⑤脛骨大腿関節
⑥距腿関節

モビリゼーション行う関節

①臼蓋上腕関節

肩関節は上腕骨側の丸い骨頭と呼ばれる部分と、臼蓋と呼ばれる肩甲骨側のくぼんだ受け皿（関節窩）からなっており、非常に広い可動域を有しています。しかし、不安定な関節でもありいろいろな変位を起こす。

②腕尺関節と腕橈関節

上腕骨滑車と尺骨の滑車切痕との間にある蝶番関節で、肘の屈伸運動が主な作用。

腕橈関節は上腕骨小頭と橈骨頭の上面の関節窩との間にある球関節で、肘の屈伸運動が主な作用となる。

③近位橈尺関節

近位橈尺関節は橈骨頭の関節環状面と尺骨の橈骨切痕との間にある車軸関節で、橈骨と尺骨の遠位にある遠位橈尺関節と共同して前腕の回旋（回内および回外）をする。

④股関節

体幹と下肢とを連絡する関節で、骨盤の臼のような寛骨臼と大腿骨の球形の大腿骨頭との球関節である。

⑤脛骨大腿関節

身体の中で最も大きな関節で、大腿骨の内外顆と脛骨の内外顆で構成される。

さらに、半月板と靭帯がこの大きな関節の安定に大きく関与している。

⑥距腿関節

距腿関節の関節窩は脛骨の下関節面と内果、腓骨の外果で、関節頭は距骨上面にある距骨滑車です。屈曲（背屈）と伸展（底屈）だけができるらせん関節（蝶番関節の変形）である。

⑦橈骨手根関節

橈骨の遠位端から尺骨茎状突起に広がる関節円盤が関節窩になり、手根骨の近位側の舟状骨、月状骨、三角骨が構成する楕円関節。

各関節のモビリゼーション

臼蓋上腕関節のモビリゼーション

●臼蓋上腕関節の離開

適応：すべての方向に対する動きを改善。

●臼蓋上腕関節の後方すべり

適応：（臼蓋上腕骨の）外旋、外転の改善。

●臼蓋上腕関節の前方すべり

適応：（臼蓋上腕骨の）内旋、屈曲、伸展の改善。

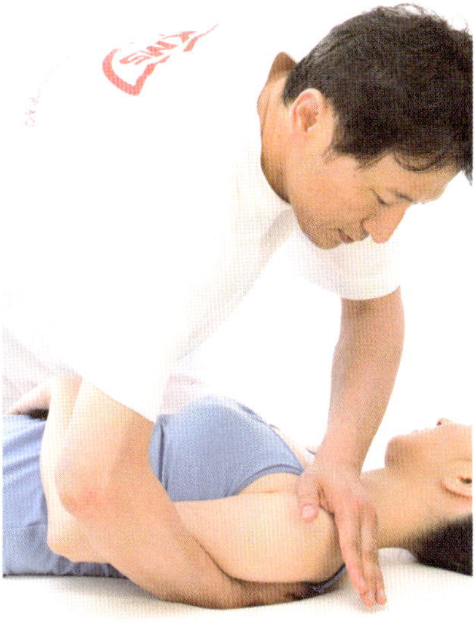

▲臼蓋上腕関節の後方すべり

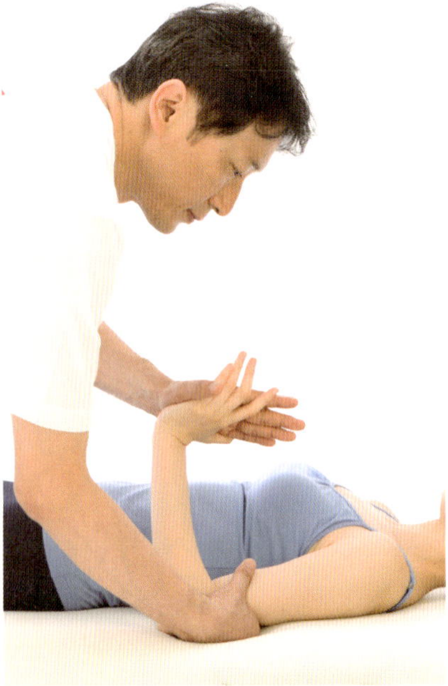

▲近位橈尺関節の上方すべり

▲股関節の下方すべり

腕尺関節と腕橈関節のモビリゼーション

●腕尺関節の離開
適応：肘関節の屈曲、伸展を改善する（肘関節の関節可動域制限の改善）。
●腕橈関節の前方・後方すべり
適応：前方すべりは肘関節の屈曲、回内を改善。
後方すべりは肘関節の伸展、回外を改善。

近位橈尺関節のモビリゼーション

●近位橈尺骨関節の下方すべり
適応：肘関節の伸展、手関節の背屈を改善。
●近位橈尺関節の上方すべり
適応：肘関節の屈曲、手関節の掌屈を改善。

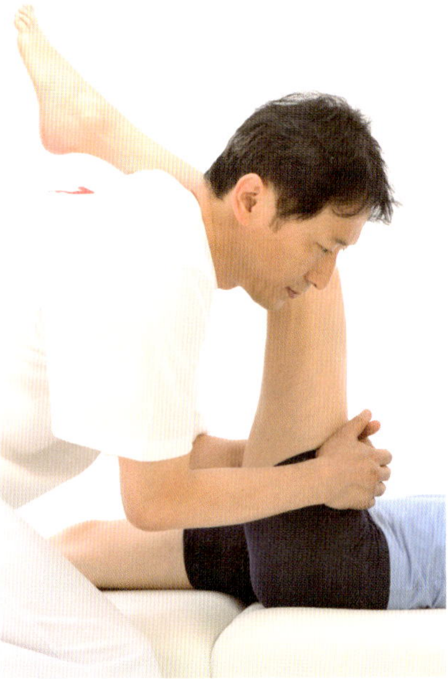

股関節のモビリゼーション

●股関節の離開
適応：全運動方向の改善。
●股関節の下方すべり
適応：股関節の屈曲の改善。
●股関節の前方すべり
適応：股関節の伸展、外旋の改善。
●股関節の後方すべり
適応：股間節の屈曲、内旋の改善。

脛骨大腿関節のモビリゼーション

●脛骨大腿関節の離開
適応：膝のすべての動きを改善。
●脛骨大腿関節の前方すべり
適応：膝の伸展の改善。
●脛骨大腿関節の後方すべり
適応：膝の屈曲の改善。

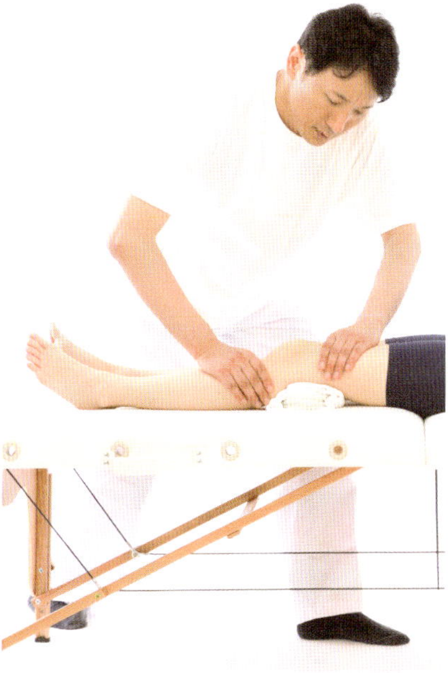

▲脛骨大腿関節の後方すべり

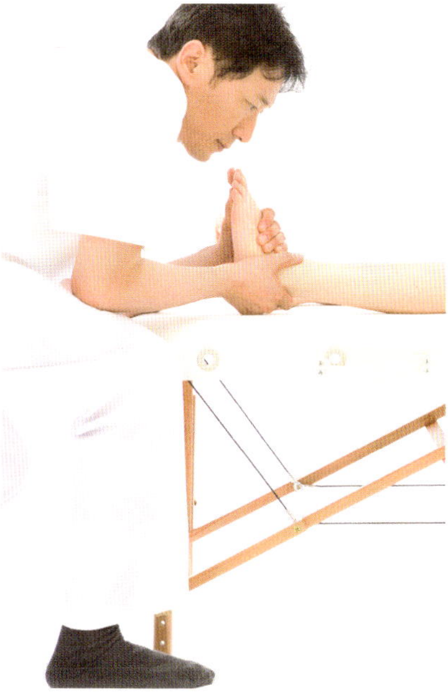

▲距腿関節の離開

距腿関節のモビリゼーション

●距腿関節の離開

適応：距腿関節のすべての動きを改善。

●距腿関節の後方すべり

適応：距腿関節の背屈を改善。

●距腿関節の前方すべり

適応：距腿関節の底屈を改善する。

橈骨手根関節のモビリゼーション

●橈骨手根関節の離開

適応：全方向の動きを改善。

●橈骨手根関節の背側・掌側すべり

適応：背側　手関節の屈曲を改善。

　　　掌側　手関節の伸展を改善。

●橈骨手根関節の内側・外側すべり

適応：橈屈、尺屈の動きを改善。

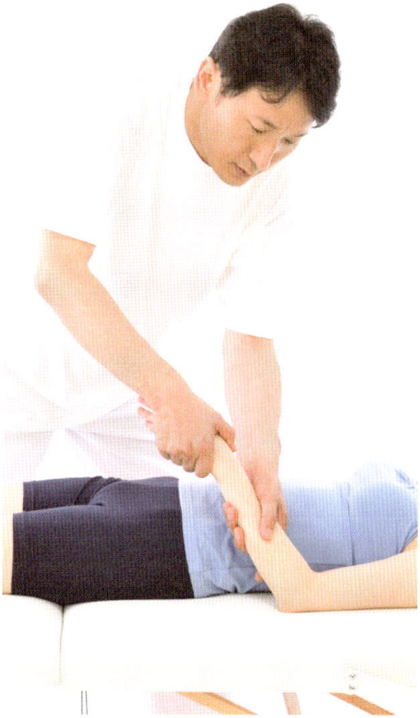

▲橈骨手根関節の離開

骨と関節の索引

あ

アブミ骨(アブミこつ) ……150･151
アブミ骨頸(アブミこっけい) ……151
アブミ骨底(アブミこってい) ……151
鞍関節(あんかんせつ) ……20･21･57･58
鞍背(あんばい) ……153
１軸性関節(いちじくせいかんせつ) ……20
一次骨化点(いちじこっかてん) ……16･17
咽頭結節(いんとうけっせつ) ……144
烏口肩峰靭帯(うこうけんぽうじんたい) ……49･50
烏口鎖骨靭帯(うこうさこつじんたい) ……49
烏口上腕靭帯(うこうじょうわんじんたい) ……49
烏口突起(うこうとっき) ……31･45･49
内返し(うちがえし) ……125
右方変位(うほうへんい) ……24
栄養孔(えいようこう) ……14･15
Ｓ状洞溝(エスじょうどうこう) ……147
遠位指節間関節(えんいしせつかんかんせつ) ……57･60
遠位手根骨(えんいしゅこんこつ) ……41
遠位橈尺関節(えんいとうしゃくかんせつ) ……52
円錐靭帯結節(えんすいじんたいけっせつ) ……29
円背(えんばい) ……85
ＡＰ調整法(エイピーちょうせいほう) ……24･168
円凹背(えんようばい) ……85
黄径(おうけい) ……99
黄色骨髄(おうしょくこつずい) ……14･15
黄色靭帯(おうしょくじんたい) ……88･89
横足根関節(おうそっこんかんせつ) ……124
横洞溝(おうどうこう) ……139･145
横突起(おうとっき) ……67･69･70･71･72･90
横突孔(おうとっこう) ……69･70･71
横突肋骨窩(おうとつろっこつか) ……72
オトガイ孔(オトガイこう) ……164･165
オトガイ隆起(オトガイりゅうき) ……164

か

窩(か) ……12
蓋(がい) ……12
回外(かいがい) ……22･35･55･125
回外筋稜(かいがいきんりょう) ……39
外顆骨折(がいかこっせつ) ……53
外果面(がいかめん) ……115
外後頭隆起(がいこうとうりゅうき) ……134･144
外後頭稜(がいこうとうりょう) ……144
介在骨盤(かいざいこつばん) ……14
外耳(がいじ) ……150
外耳孔(がいじこう) ……146
外耳道(がいじどう) ……150
外側縁(がいそくえん) ……30･31
外側顆(がいそくか) ……107
外側角(がいそくかく) ……30
外側手根側副靭帯(がいそくしゅこんそくふくじんたい) …59･60
外側上顆(がいそくじょうか) ……32･33･106･107
外側上顆稜(がいそくじょうかりょう) ……33
回旋(かいせん) ……18･22･86･92
外旋(がいせん) ……22･47･117
回旋筋腱板(かいせんきんけんばん) ……48
外側顆(がいそくか) ……107･108･120
外側塊(がいそくかい) ……70
外側環椎後頭靭帯(がいそくかんついこうとうじんたい) 90･91
外側環軸関節(がいそくかんじくかんせつ) ……91
外側広筋(がいそくこうきん) ……130
外側上顆(がいそくじょうか) ……123
外側唇(がいそくしん) ……107
外側靭帯(がいそくじんたい) ……166
外側すべり(がいそくすべり) ……175
外側側副靭帯(がいそくそくふくじんたい) ……54･122･123
外側突起(がいそくとっき) ……151
外側板(がいそくばん) ……152･153
外側半月(がいそくはんげつ) ……123
外側鼻骨軟骨(がいそくびこつなんこつ) ……157
外側部(がいそくぶ) ……76
外側面(がいそくめん) ……156
外転(がいてん) ……22･47･117
回内(かいない) ……22･35･55･125
外反(がいはん) ……53
外板(がいばん) ……134
外反肘(がいはんちゅう) ……53
解剖学的結合線(かいぼうがくてきけつごうせん) ……99
解剖頸(かいぼうけい) ……33
外方変位(がいほうへんい) ……24
外腹斜筋(がいふくしゃきん) ……93
海綿質(かいめんしつ) ……14･15
下縁(かえん) ……158
下角(かかく) ……30･31
下顎窩(かがくか) ……146
下顎角(かがくかく) ……165
下顎孔(かがくこう) ……165
下顎骨(かがくこつ) ……9･18･132･133･134･**164**･165
下顎切痕(かがくせっこん) ……165
下顎頭(かがくとう) ……164･165
顆管(かかん) ……138･144
顆間窩(かかんか) ……107
下眼窩裂(かがんかれつ) ……149
下関節突起(かかんせつとっき) ……67･68･69･72･73･74
下関節面(かかんせつめん) ……71･74
顆間線(かかんせん) ……107
蝸牛(かぎゅう) ……150
蝸牛神経(かぎゅうしんけい) ……150
顎関節(がくかんせつ) ……21
下項線(かこうせん) ……144
下後頭窩(かこうとうか) ……145
下後腸骨棘(かこうちょうこつきょく) ……103
下肢(かし) ……8･96
下肢帯(かしたい) ……96
顆状関節(かじょうかんせつ) ……20･21
下垂体窩(かすいたいか) ……153
下側頭線(かそくとうせん) ……148
下制(かせい) ……22
下前腸骨棘(かぜんちょうこつきょく) ……100･103

下腿骨間膜(かたいこっかんまく) ……122
下跳躍関節(かちょうやくかんせつ) ……124
下椎切痕(かついせっこん) ……67
下橈尺関節(かとうしゃくかんせつ) ……35·56·57
滑車切痕(かっしゃせっこん) ……38·39·52
滑膜性関節(かつまくせいかんせつ) ……18
下殿筋線(かでんきんせん) ……103
可動性連結(かどうせいれんけつ) ……18·19
下鼻甲介(かびこうかい) ……132·133·136·137
下鼻道(かびどう) ……136·137
下方位検査(かほうけんさ) ……169
下方すべり(かほうすべり) ……174
下方変位(かほうへんい) ……24
顆粒白血球(かりゅうはっけっきゅう) ……14
カルシウム ……10·17
仮肋(かろく) ……79·81
下肋骨窩(かろっこつか) ……72
含気骨(がんきこつ) ……10
寛骨(かんこつ) ……76·96·97·**102**·104
眼窩(がんか) ……132·**149**
眼窩縁(がんかえん) ……156
眼窩下溝(がんかかこう) ……149
眼窩下孔(がんかかこう) ……149·162
眼窩上縁(がんかじょうえん) ……142
眼窩上孔(がんかじょうこう) ……142·149
眼窩突起(がんかとっき) ……160·161
眼窩板(がんかばん) ……154·155
眼窩面(がんかめん) ……142·152·156·157·162
寛骨臼(かんこつきゅう) ……102·116
寛骨臼縁(かんこつきゅうえん) ……102
寛骨臼窩(かんせつきゅうか) ……102
寛骨臼切痕(かんこつきゅうせっこん) ……102
環指(かんし) ……42
冠軸関節(かんじくかんせつ) ……90·91
管状骨(かんじょうこつ) ……10·106
冠状縫合(かんじょほうごう) ……19·132·133·140·141
関節円板(かんせつえんばん) ……51·59
関節窩(かんせつか) ……20·31·39·45·48·49
関節下結節(かんせつかけっせつ) ……30
関節環状面(かんせつかんじょうめん) ……36·37·39
関節腔(かんせつくう) ……18·19·48·116
関節結節(かんせつけっせつ) ……146
関節上結節(かんせつじょうけっせつ) ……31
関節上腕靭帯(かんせつじょうわんじんたい) ……49
関節唇(かんせつしん) ……19·45·48·49·116
関節頭(かんせつとう) ……20
関節突起(かんせつとっき) ……164·165
関節軟骨(かんせつなんこつ) ……14·17·19·116
関節包(かんせつほう) 18·19·48·50·54·90·116·127·166
関節モビリゼーション(かんせつモビリゼーション) ……172
環椎(かんつい) ……28·66·68·**70**·71·90·91·168
環椎横靭帯(かんついおうじんたい) ……91
環椎後頭関節(かんついこうとうかんせつ) ……20·21·**90**·92
環椎十字靭帯(かんついじゅうじじんたい) ……91
顔面頭蓋(がんめんとうがい) ……132·**134**
間葉(かんよう) ……16
基節骨(きせつこつ) ……34·43·57·60·113·126
基礎層板(きそそうばん) ……15
キヌタ骨(キヌタこつ) ……150·151
キャリーアングル(運搬角) ……53
弓(きゅう) ……12
臼蓋上腕関節(きゅうがいじょうわんかんせつ) ……172·173
球(臼)関節(きゅうかんせつ) ……20·21·52·117
弓状膝窩靭帯(きゅうじょしっかじんたい) ……122
弓状隆起(きゅうじょうりゅうき) ……147
弓状線(きゅうじょうせん) ……103
胸郭(きょうかく) ……8·64·72·**78**·81
胸骨(きょうこつ) ……8·10·11·64·72·78·**80**·81
頬骨(きょうこつ) ……132·133·137·**156**
胸骨下角(きょうこつかかく) ……78
胸骨角(きょうこつかく) ……80
頬骨眼窩孔(きょうこつがんかこう) ……156
胸骨関節面(きょうこつかんせつめん) ……29
頬骨顔面孔(きょうこつがんめんこう) ……156
頬骨弓(きょうこつきゅう) ……138
胸骨体(きょうこつたい) ……80
胸骨端(きょうこつたん) ……29
頬骨突起(きょうこつとっき) 142·143·146·147·162·163
胸骨柄(きょうこつへい) ……28·51·80
胸最長筋(きょうさいちょうきん) ……93
胸鎖関節(きょうさかんせつ) ……21·26·28·**44**·45·51
胸鎖乳突筋(きょうさにゅうとつきん) ……83
胸上骨(きょうじょうこつ) ……80
胸腸肋筋(きょうちょうろっきん) ……93
胸椎(きょうつい) ……9·64·65·66·**72**·73·78
胸肋関節(きょうろくかんせつ) ……51·64·65·**87**
棘(きょく) ……12·13
棘下窩(きょくかか) ……30
棘下筋(きょくかきん) ……48·61
棘間靭帯(きょくかんじんたい) ……88·89
棘孔(きょくこう) ……139·153
棘上筋(きょくじょうきん) ……48·61
棘上靭帯(きょくじょうじんたい) ……88
棘突起(きょくとっき) ……67·68·69·70·71·72·74·75·89
距骨(きょこつ) ……96·97·115
距骨滑車(きょこつかっしゃ) ……115·124
距骨下関節(きょこつかかんせつ) ……21·124
距骨関節面(きょこつかんせつめん) ……115
距骨頚(きょこつけい) ……114
距骨頭(きょこつとう) ……114
拳上(きょじょう) ……22
距踵関節(きょしょうかんせつ) ……124
距踵舟関節(きょしょうしゅうかんせつ) ……124
距腿関節(きょたいかんせつ) ……124·173·175
近位指節間関節(きんいしせつかんかんせつ) ……57·60
近位手根骨(きんいしゅこんこつ) ……41
近位橈尺関節(きんいとうしゃくかんせつ) ……52·172
筋突起(きんとっき) ……164
腔(くう) ……12
屈曲(くっきょく) ……18·22·47·55·86·92·117·121·125
薬指(くすりゆび) ……43
クモ膜顆粒小窩(クモまくかりゅうしょうか) ……148
頚(けい) ……12
鶏冠(けいかん) ……137·139·154·155
脛骨(けいこつ) ……8·96·97·**108**·109·120·122·126
脛骨関節面(けいこつかんせつめん) ……124
脛骨粗面(けいこつそめん) ……108·120
脛骨体(けいこつたい) ……108

脛骨大腿関節(けいこつだいたいかんせつ)……120・172
茎状突起(けいじょうとっき)…37・38・39・56・90・138・146・147・166
脛舟部(けいしゅうぶ)……126
脛踵部(けいしょうぶ)……126
頚切痕(けいせつこん)……80
頚椎(けいつい)……9・64・65・66・**68**・92
頚動脈管(けいどうみゃくかん)……138
茎突下顎靱帯(けいとっかがくじんたい)……166
脛腓関節(けいひかんせつ)……120
外科頚(げかけい)……33
結合組織性骨(けつごうそしきせいこつ)……16
月状骨(げつじょうこつ)……40・41・59
月状面(げつじょうめん)……102
血小板(けっしょうばん)……14
結節間溝(けっせつかんこう)……32
肩関節(けんかんせつ)……10・20・21
肩甲下窩(けんこうかか)……31
肩甲下筋(けんこうかきん)……48
肩甲胸郭関節(けんこうきょうかくかんせつ)……**44**・45・46
肩甲挙筋(けんこうきょきん)……48
肩甲棘(けんこうきょく)……30・31
肩甲頚(けんこうけい)……31
肩甲骨(けんこうこつ)……9・26・27・28・**30**・45・49・79
肩甲骨下角(けんこうこつかかく)……168
肩甲上腕関節(けんこうじょうわんかんせつ)…26・**44**・45・46
肩甲上腕リズム(けんこうじょうわんリズム)……46
肩甲切痕(けんこうせっこん)……30・50
肩鎖関節(けんさかんせつ)……21・26・27・28・**44**・45
肩鎖靱帯(けんさじんたい)……49・50
剣状突起(けんじょうとっき)……80・87
肩峰(けんぽう)……28・30・31・45・49・50・84・168
肩峰角(けんぽうかく)……30
肩峰下関節(けんぽうかかんせつ)……**44**・45
肩峰端(けんぽうたん)……29
肩峰関節面(けんぽうかんせつめん)……29
溝(こう)……12
口(こう)……12
孔(こう)……12
後縁(こうえん)……158
口蓋骨(こうがいこつ)……138・**160**
岬角(こうかく)……76・77・98・100
後環椎後頭膜(こうかんついこうとうまく)……90
後弓(こうきゅう)……68・70
後脛距部(こうけいきょぶ)……126
後脛腓靱帯(こうけいひじんたい)……126
後結節(こうけっせつ)……68・69・70
膠原線維(こうげんせんい)……14・18
後斜角筋(こうしゃかくきん)……83
後縦靱帯(こうじゅうじんたい)……88・89・91
後縦靱帯骨化症(こうじゅうじんたいこっかしょう)……89
鉤状突起(こうじょうとっき)……34・38・69
甲状軟骨(こうじょうなんこつ)……159
項靱帯(こうじんたい)……90
後仙腸靱帯(こうせんちょうじんたい)……118・119
後側頭泉門(こうそくとうせんもん)……140
後殿筋線(こうでんきんせん)……103
後頭縁(こうとうえん)……148
後頭顆(こうとうか)……138・144
後頭角(こうとうかく)……148
後頭骨(こうとうこつ)……9・90・133・134・139・**144**
後頭隆起(こうとうりゅうき)……84
鈎突窩(こうとっか)……32
広背筋(こうはいきん)……61
後鼻棘(こうびきょく)……160・161
後方すべり(こうほうすべり)……173・174
後方変位(こうほうへんい)……24
後面(こうめん)……37
後弯(こうわん)……84
股関節(こかんせつ)10・19・20・21・96・97・**116**・118・173・174
骨芽細胞(こつがさいぼう)……14・16・17
骨化点(こっかてん)……16
骨間縁(こっかんえん)……38・108
骨間膜(こっかんまく)……19
骨基質(こっきしつ)……16
骨吸収(こつきゅうしゅう)……17
骨形成(こつけいせい)……17
骨結合(こつけつごう)……18
骨髄(こつずい)……14・15・102
骨髄腔(こつずいくう)……14
骨層板(こっそうばん)……14
骨粗しょう症(こつそしょうしょう)……17
骨端線(こったんせん)……15・16・17・53
骨端軟骨(こったんなんこつ)……15・16
骨端板(こったんばん)……15
骨内膜(こつないまく)……15
骨盤(こつばん)…8・10・64・97・**98**・100・101・116・118・168
骨盤下口(こつばんかこう)……98
骨盤腔(こつばんくう)……98・100
骨盤傾斜(こつばんけいしゃ)……99
骨盤軸(こつばんじく)……99
骨盤上口(こつばんじょうこう)……98
骨盤調整法(こつばんちょうせいほう)……171
骨膜(こつまく)……14・15・17
骨梁(こつりょう)……14
鼓膜(こまく)……150
コラーゲン……17
コラーゲン線維……14

さ

載距突起(さいきょとっき)……114・126
最上項線(さいじょうこうせん)……144
鎖骨(さこつ)……8・16・26・27・28・**29**・50・51・79
坐骨(ざこつ)……97・102・**104**
鎖骨下筋(さこつかきん)……62
鎖骨下筋溝(さこつかきんこう)……29
鎖骨下動脈溝(さこつかどうみゃくこう)……81
鎖骨間靱帯(さこつかんじんたい)……51
坐骨棘(ざこつきょく)……104
坐骨結節(ざこつけっせつ)……100・104・168・170
坐骨枝(ざこつし)……104
鎖骨切痕(さこつせっこん)……80
鎖骨体(さこつたい)……29
坐骨体(ざこつたい)……104
坐骨大腿靱帯(ざこつだいたいじんたい)……119
左方変位(さほうへんい)……24
産科学的結合線(さんかがくてきけつごうせん)(真結合線)…99

三角筋(さんかくきん)……48
三角筋粗面(さんかくきんそめん)……32
三角骨(さんかくこつ)……40・41・59
三角靱帯(さんかくじんたい)……126・127
三半規管(さんはんきかん)……150
歯牙(しが)……165
耳管(じかん)……150
軸椎(じくつい)……66・68・71・91
指骨(しこつ)……8・26・**42**・43
篩骨(しこつ)……11・132・133・139・**154**
趾骨(しこつ)……8・96・113
篩骨洞(しこつどう)……10・135
篩骨蜂巣(しこつほうそう)……135・154・155
示指(じし)……42・43
矢状縁(しじょうえん)……148
耳小骨(じしょうこつ)……**150**
矢状縫合(しじょうほうごう)……134・141
耳状面(じじょうめん)……77・103
視神経管(ししんけいかん)……139・149・153
指節間関節(しせつかんかんせつ)……21・**57**・58・60
趾節間関節(しせつかんかんせつ)……124・125
歯槽突起(しそうとっき)……162
歯槽部(しそうぶ)……165
膝蓋骨(しつがいこつ)……8・10・96・97・120・121・123
膝蓋骨関節面(しつがいこつかんせつめん)……120
膝蓋靱帯(しつがいじんたい)……120・121・123
膝蓋大腿関節(しつがいだいたいかんせつ)……120・121
膝蓋面(しつがいめん)……106
膝窩筋(しっかきん)……128
膝窩面(しっかめん)……107
膝関節(しつかんせつ)…10・19・20・97・106・**120**・121・122
膝関節裂隙内側部(しつかんせつれつげきないそくぶ)……168
膝伸展機構(しつしんてんきこう)……120
歯突起(しとっき)……71・91
歯突起窩(しとっきか)……91
歯突起尖(しとっきせん)……71
篩板(しばん)……139・155
尺骨(しゃっこつ)……8・26・27・34・**38**・52・54・60
尺骨粗面(しゃっこつそめん)……34・38
斜径(しゃけい)……99
車軸関節(しゃじくかんせつ)……20・21・56
斜膝窩靱帯(しゃしっかじんたい)……122
斜台(しゃだい)……139・145
尺屈(しゃっくつ)……58
尺骨神経溝(しゃっこつしんけいこう)……33
尺骨体(しゃっこつたい)……39
尺骨頭(しゃっこつとう)……38
斜線(しゃせん)……164
シャーピー線維(シャーピーせんい)……14・15
自由下肢(じゆうかし)……96・98
十字隆起(じゅうじりゅうき)……145
舟状骨(しゅうじょうこつ)……40・59・114
舟状骨関節面(しゅうじょうこつかんせつめん)……115
舟状骨結節(しゅうじょうこつけっせつ)……41
縦束(じゅうそく)……91
手関節(しゅかんせつ)……10・26・**57**・58
手根管(しゅこんかん)……41
手根溝(しゅこんこう)……41
手根骨(しゅこんこつ)……8・10・11・34・**40**・43・57
手根中央関節(しゅこんちゅうおうかんせつ)……57・58
手根中手関節(しゅこんちゅうしゅかんせつ)……35・57・58
種子骨(しゅしこつ)……8・10・11・43
鞘(しょう)……12
上縁(じょうえん)……30・31・158
小円筋(しょうえんきん)……48・61
小角(しょうかく)……159
上角(じょうかく)……30・31
上顎縁(じょうがくえん)……156
上顎結節(じょうがくけっせつ)……162・163
上顎骨(じょうがくこつ) 18・132・133・136・138・155・157・**162**
上顎洞(じょうがくどう)……10・135・137・163
上顎洞裂孔(じょうがくどうれっこう)……160
上下橈尺関節(じょうかとうしゃくかんせつ)……20・21
上眼窩裂(じょうがんかれつ)……137・149・152・153
上関節窩(じょうかんせつか)……70
上関節突起(じょうかんせつとっき)67・68・69・72・74・75・76・77
上関節面(じょうかんせつめん)……69・71・75
小胸筋(しょうきょうきん)……62
掌屈(しょうくつ)……58
小結節(しょうけっせつ)……32
小結節稜(しょうけっせつりょう)……32
上項線(じょうこうせん)……144
上後腸骨棘(じょうこうちょうこつきょく)……103・168・170
上後頭窩(じょうこうとうか)……145
小骨盤(しょうこつばん)……98
踵骨(しょうこつ)……8・97・114・115・126
踵骨溝(しょうこつこう)……115
踵骨隆起(しょうこつりゅうき)……114
小指(しょうし)……42・43
上肢(じょうし)……8・26
上矢状洞溝(じょうしじょうどうこう)……134・145
硝子軟骨(しょうしなんこつ)……15・16
硝子軟骨結合(しょうしなんこつけつごう)……18
小坐骨切痕(しょうざこつせっこん)……104
小泉門(しょうせんもん)……141
上前腸骨棘(じょうぜんちょうこつきょく)……100・103
掌側尺骨手根靱帯(しょうそくしゃっこつしゅこんじんたい)59
掌側手根間靱帯(しょうそくしゅこんかんじんたい)……59
掌側手根中手靱帯(しょうそくしゅこんちゅうしゅじんたい)59
掌側靭帯(しょうそくじんたい)……59・60
掌側すべり(しょうそくすべり)……175
掌側橈骨手根靱帯(しょうそくとうこつしゅこんじんたい)…59
掌側中手靱帯(しょうそくちゅうしゅじんたい)……59
上側頭線(じょうそくとうせん)……148
上椎切痕(じょうついせっこん)……67・75
上跳躍関節(じょうちょうやくかんせつ)……124
小転子(しょうてんし)……106・119
上橈尺関節(じょうとうしゃくかんせつ)……39・55・56
小脳窩(しょうのうか)……139
上鼻甲介(じょうびこうかい)……136・137・154
小鼻翼軟骨(しょうびよくなんこつ)……157
上方位検査(じょうほういけんさ)……169
上方位筋力テスト(じょうほういきんりょくテスト)……169
上方変位(じょうほうへんい)……24
上面(じょうめん)……115
小翼(しょうよく)……152・153

踵立方関節(しょうりっぽうかんせつ)……114・124
小菱形筋(しょうりょうけいきん)……61
小菱形骨(しょうりょうけいこつ)……40・41
上肋骨窩(じょうろっこつか)……72
上腕(じょうわん)……26
上腕筋(じょうわんきん)……62
上腕骨(じょうわんこつ)……8・10・26・27・**32**・34・44・45・49・50・52・54
上腕骨顆(じょうわんこっか)……32
上腕骨滑車(じょうわんこつかっしゃ)……32・34・52
上腕骨小頭(じょうわんこつしょうとう)……32・34・52
上腕骨体(じょうわんこったい)……33
上腕骨頭(じょうわんこっとう)……32・33・45
上腕二頭筋(じょうわんにとうきん)……48・62
食指(しょくし)……43
鋤骨(じょこつ)……137・154・155・**158**
鋤骨翼(じょこつよく)……158
深横中手靱帯(しんおうちゅうしゅじんたい)……59
靱帯結合(じんたいけつごう)……18
真結合線(しんけつごうせん)……99
腎臓マッサージ(じんぞうマッサージ)……171
伸展(しんてん)……18・22・47・55・86・92・117・121・125
真肋(しんろく)……79・81
髄腔(ずいくう)……14・17
錐体(すいたい)……147
錐体突起(すいたいとっき)……160・161
錐体鼓室裂(すいたいこしつれつ)……146
錐体尖(すいたいせん)……147
垂直板(すいちょくばん)……154・155・160・161
水平板(すいへいばん)……161
ストレートネック……85
すべり症……75
正円孔(せいえんこう)……152・153
正中環軸関節(せいちゅうかんじくかんせつ)……21・92
成長板(せいちょうばん)……15
正中口蓋縫合(せいちゅうこうがいほうごう)……138・163
静的安定機構(せいてきあんていきこう)……48
生理的外反(せいりてきがいはん)……53
生理的弯曲(せいりてきわんきょく)……84
前斜角筋結節(ぜんしゃかくきんけっせつ)……81
赤色骨髄(せきしょくこつずい)……14・15
脊髄(せきずい)……75・89
脊髄神経溝(せきずいしんけいこう)……68
脊柱(せきちゅう)……10・64・65・**66**・76・88・168
脊柱管(せきちゅうかん)……89
脊柱狭窄症(せきちゅうきょうさくしょう)……89
脊椎(せきつい)……8・66
舌下神経管(ぜっかしんけいかん)……139
赤血球(せっけっきゅう)……14
舌骨(ぜっこつ)……**159**
舌骨体(ぜっこつたい)……159
切痕(せっこん)……12
切歯窩(せっしか)……163
切歯孔(せっしこう)……138
尖(せん)……12
線維性連結(せんいせいれんけつ)……18
線維軟骨(せんいなんこつ)……18
線維軟骨結合(せんいなんこつけつごう)……18
前縁(ぜんえん)……36・108
前弓(ぜんきゅう)……70
前胸鎖靱帯(ぜんきょうさじんたい)……51
仙棘靱帯(せんきょくじんたい)……119
前距腓靱帯(ぜんきょひじんたい)……127
前脛距部(ぜんけいきょぶ)……126
前脛骨筋(ぜんけいこっきん)……130
前脛腓靱帯(ぜんけいひじんたい)……127
前結節(ぜんけっせつ)……68・69・70
仙結節靱帯(せんけっせつじんたい)……118・119
前後径(ぜんごけい)……99
仙骨(せんこつ)……9・64・65・66・**76**・89・96・100
仙骨角(せんこつかく)……77・84
仙骨管(せんこつかん)……77
仙骨粗面(せんこつそめん)……77
仙骨底(せんこつてい)……76・77
仙骨裂孔(せんこつれっこう)……77
仙骨翼(せんこつよく)……76
前斜角筋(ぜんしゃかくきん)……83
前従靱帯(ぜんじゅうじんたい)……88・89
前床突起(ぜんしょうとっき)……139・153
前仙骨孔(ぜんせんこつこう)……76
前側頭泉門(ぜんそくとうせんもん)……140
仙腸関節(せんちょうかんせつ)……100・116・168・170
仙椎(せんつい)……9
前庭神経(ぜんていしんけい)……150
前殿筋線(ぜんでんきんせん)……103
前頭縁(ぜんとうえん)……148
前頭角(ぜんとうかく)……148
前頭骨(ぜんとうこつ)……8・10・132・133・136・139・**142**
前頭結節(ぜんとうけっせつ)……142
前頭切痕(ぜんとうせっこん)……142・149
前頭洞(ぜんとうどう)……10・135・136・139・155
前頭突起(ぜんとうとっき)……160・162・163
前頭縫合(ぜんとうほうごう)……133・141
前頭稜(ぜんとうりょう)……134・139・143
前頭鱗(ぜんとうりん)……143
前突起(ぜんとっき)……151
前鼻棘(ぜんびきょく)……162・163
前方すべり(ぜんぽうすべり)……173・174・175
前方変位(ぜんぽうへんい)……24
前面(ぜんめん)……36
泉門(せんもん)……**140**
前腕(ぜんわん)……26・34
前弯(ぜんわん)……84
前腕骨間膜(ぜんわんこっかんまく)……56
僧帽筋(そうぼうきん)……61
鼡径靱帯(そけいじんたい)……119
足関節(そくかんせつ)……97・124
側頭縁(そくとうえん)……156
側頭骨(そくとうこつ)……132・134・**146**
側頭骨岩様部(そくとうこつがんようぶ)……139・147
側頭骨鼓室部(そくとうこつこしつぶ)……147
側頭骨鱗部(そくとうこつりんぶ)……139・147
側頭突起(そくとうとっき)……156
側頭面(そくとうめん)……156
側副靱帯(そくふくじんたい)……60
側弯(そくわん)……85
粗線(そせん)……107
側屈(そっくつ)……86・92・113

足根骨(そっこんこつ) ……8·10·96·113
足根中足関節(そっこんちゅうそくかんせつ) ……124
外返し(そとがえし) ……125
粗面(そめん) ……12

た

体(たい) ……12·114
大円筋(だいえんきん) ……48·61
大角(だいかく) ……**159**
対角結合線(たいかくけつごうせん) ……**99**
体幹(たいかん) ……64
大結節(だいけっせつ) ……32·33
大結節稜(だいけっせつりょう) ……**32**
大口蓋孔(だいこうがいこう) ……138·163
大後頭孔(だいこうとうこう) ……138·139·144·145
大骨盤(だいこつばん) ……**98**
大坐骨切痕(だいざこつせっこん) ……**104**
代償性彎曲(だいしょうせいわんきょく) ……**85**
大泉門(だいせんもん) ……**140·141**
大腿骨(だいたいこつ) …8·10·11·19·96·97·**106**·119·122
大腿骨顆間窩(だいたいこつかかんか) ……120
大腿骨頚(だいたいこっけい) ……106
大腿骨体(だいたいこったい) ……106
大腿骨頭(だいたいこっとう) ……106·107·116
大腿骨頭窩(だいたいこっとうか) ……107
大腿骨頭靭帯(だいたいこっとうじんたい) ……19·116
大腿四頭筋(だいたいしとうきん) ……120·121·130
大腿四頭筋腱(だいたいしとうきんけん) ……120
大腿直筋(だいたいちょっきん) ……117·130
大腿二頭筋(だいたいにとうきん) ……128
大転子(だいてんし) ……84·106·119·168
大転子間径(だいてんしかんけい) ……99
大鼻翼軟骨(だいびよくなんこつ) ……157
大腰筋(だいようきん) ……93
大翼(だいよく) ……153
大翼／大脳面(だいよく／だいのうめん) ……153
大菱形筋(だいりょうけいきん) ……48·61
大菱形骨(だいりょうけいこつ) ……40·41
大菱形骨結節(だいりょうけいこつけっせつ) ……41
楕円関節(だえんかんせつ) ……20·21
多軸性関節(たじくせいかんせつ) ……20
単関節(たんかんせつ) ……20
短脚(たんきゃく) ……151
短骨(たんこつ) ……10
弾性線維(だんせいせんい) ……18
恥骨(ちこつ) ……97·102·104·**105**
恥骨下角(ちこつかかく) ……99·100·101
恥骨弓(ちこつきゅう) ……99
恥骨筋線(ちこつきんせん) ……107
恥骨結合(ちこつけつごう) ……18·98·100
恥骨結合面(ちこつけつごうめん) ……105
恥骨結節(ちこつけっせつ) ……105
恥骨櫛(ちこつしつ) ……105
恥骨上枝(ちこつじょうし) ……105
恥骨体(ちこつたい) ……105
恥骨大腿靭帯(ちこつだいたいじんたい) ……119
置換骨(ちかんこつ) ……16
緻密質(ちみつしつ) ……14·15
肘関節(ちゅうかんせつ) ……10·20·26·27·35·**52**·54·55
中間線(ちゅうかんせん) ……103
中硬膜動脈溝(ちゅうこうまくどうみゃくこう) ……147·148
中指(ちゅうし) ……42·43
中耳(ちゅうじ) ……150
中斜角筋(ちゅうしゃくきん) ……83
中節骨(ちゅうせつこつ) ……43·60
中側頭動脈溝(ちゅうそくとうどうこう) ……146
肘頭(ちゅうとう) ……39
肘頭窩(ちゅうとうか) ……33
肘角(ちゅうかく) ……53
中間広筋(ちゅうかんこうきん) ……130
中手骨(ちゅうしゅこつ) ……8·26·34·**42**·43
中手指節間関節(ちゅうしゅしせつかんかんせつ) …57·58·60
中足骨(ちゅうそくこつ) ……96·113·126
中足趾節関節(ちゅうそくしせつかんせつ) ……124·125·127
中鼻甲介(ちゅうびこうかい) ……136·137·154
中節骨(ちゅうせつこつ) ……34·43·113
長脚(ちょうきゃく) ……151
蝶形骨(ちょうけいこつ) ……132·133·139·**152**·153
蝶形骨角(ちょうけいこつかく) ……148
蝶形骨／小翼(ちょうけいこつ／しょうよく) ……139
蝶形骨／大翼(ちょうけいこつ／だいよく) ……139
蝶形骨突起(ちょうけいこつとっき) ……160·161
蝶形骨洞(ちょうけいこつどう) ……135·136
蝶形骨洞口(ちょうけいこつどうこう) ……152
蝶形骨稜(ちょうけいこつりょう) ……152
長骨(ちょうこつ) ……10
腸骨(ちょうこつ) ……15·97·102·**103**·104
腸骨窩(ちょうこつか) ……100·103
腸骨筋(ちょうこつきん) ……93
腸骨粗面(ちょうこつそめん) ……103
腸骨体(ちょうこつたい) ……103
腸骨稜(ちょうこつりょう) ……103·118·119·168·170
腸骨大腿靭帯(ちょうこつだいたいじんたい) ……119
腸骨翼(ちょうこつよく) ……100·101·103
長趾伸筋(ちょうししんきん) ……130
長足底靭帯(ちょうそくていじんたい) ……126
腸恥隆起(ちょうちりゅうき) ……105
蝶番関節(ちょうばんかんせつ) ……20·21·52·124
長母趾伸筋(ちょうぼししんきん) ……130
腸腰筋(ちょうようきん) ……93
椎間円盤(ついかんえんばん) ……67·91
椎間関節(ついかんかんせつ) ……21·72·74
椎間孔(ついかんこう) ……72·74
椎間板(ついかんばん) ……75·**89**
椎弓(ついきゅう) ……67·89
椎弓根(ついきゅうこん) ……67·75·89
椎弓板(ついきゅうばん) ……67
椎孔(ついこう) ……67·69·70·89
椎骨(ついこつ) ……8·10·11·**67**·70
椎骨棘突起(ついこつきょくとっき) ……84
椎骨動脈溝(ついこつどうみゃくこう) ……70
椎体(ついたい) ……**67**·69·70·71·72·74·75·91
ツチ骨 ……150·151
ツチ骨柄(ツチこつへい) ……151
底(てい) ……12·114
底屈(ていくつ) ……125
底側踵舟靭帯(ていそくしょうしゅうじんたい) ……126

釘植(ていしょく)……18
殿筋粗面(でんきんそめん)……107
殿筋面(でんきんめん)……103
転子窩(てんしか)……107
転子間線(てんしかんせん)……106
転子間稜(てんしかんりょう)……107
殿裂(でんれつ)……84
頭(とう)……12·114
頭蓋(とうがい)……8·**132**·134·135·136
頭蓋冠(とうがいかん)……10·135·137
頭蓋腔(とうがいくう)……137
頭蓋底(とうがいてい)……138·139
橈屈(とうくつ)……58
橈骨(とうこつ)……8·26·27·34·**36**·52·54·56·59·60
橈骨窩(とうこっか)……32
橈骨関節窩(とうこつかんせつか)……52·56
橈骨頸(とうこつけい)……36
橈骨粗面(とうこつそめん)……34·36
橈骨切痕(とうこつせっこん)……38
橈骨体(とうこつたい)……37
橈骨頭(とうこつとう)……34·**36**·37·39
橈骨手根関節(とうこつしゅこんかんせつ) 20·21·**57**·58·59·173·175
橈骨神経溝(とうこつしんけいこう)……33
橈骨輪状靭帯(とうこつりんじょうじんたい)……54
橈尺関節(とうしゃくかんせつ)……34
豆状骨(とうじょうこつ)……40·41·57
豆状突起(とうじょうとっき)……151
頭頂結節(とうちょうけっせつ)……148
頭頂骨(とうちょうこつ)……8·10·133·134·139·**148**
疼痛性弯曲(とうつうせいわんきょく)……85
動的安定機構(どうてきあんていきこう)……48
動脈溝(どうみゃくこう)……134
突起(とっき)……12
トルコ鞍(トルコあん)……136·139·153·155

な

内果(ないか)……108
内果関節面(ないかかんせつめん)……108
内後頭隆起(ないこうとうりゅうき)……139·**145**
内転(ないてん)……22·47·117
内転筋結節(ないてんきんけっせつ)……106·107
内耳(ないじ)……150
内耳孔(ないじこう)……147
内耳道(ないじどう)……136·139
内旋(ないせん)……22·47·117
内側縁(ないそくえん)……30·31
内側顆(ないそくか)……107·108·120
内側楔状骨(ないそくけつじょうこつ)……114
内側広筋(ないそくこうきん)……130
内側手根側副靭帯(ないそくしゅこんそくふくじんたい) 59·**60**
内側上顆(ないそくじょうか)……32·106·107
内側上顆稜(ないそくじょうかりょう)……33
内側すべり(ないそくすべり)……175
内側唇(ないそくしん)……107
内側側副靭帯(ないそくそくふくじんたい)……54·122
内側板(ないそくばん)……152·153
内転筋結節(ないてんきんけっせつ)……106
内反肘(ないはんちゅう)……53
内方変位(ないほうへんい)……24
軟骨結合(なんこつけつごう)……18
軟骨質(なんこつしつ)……15
軟骨性骨(なんこつせいこつ)……16
軟骨性骨発生(なんこつせいこつはっせい)……16
軟骨性連結(なんこつせいれんけつ)……18
軟骨膜(なんこつまく)……17
2軸性関節(にじくせいかんせつ)……20
二次骨化点(にじこっかてん)……16·17
乳頭突起(にゅうとうとっき)……75
乳突角(にゅうとっかく)……148
乳突孔(にゅうとっこう)……146·147
乳様突起(にゅうようとっき)……134·138·146
脳頭蓋(のうとうがい)……132·**134**

は

半月板(はんげつばん)……18·19
背屈(はいくつ)……58·125
背側距舟靭帯(はいそくきょしゅうじんたい)……126·127
背側手根間靭帯(はいそくしゅこんかんじんたい)……59·**60**
背側手根中手靭帯(はいそくしゅこんちゅうしゅじんたい)…60
背側すべり(はいそくすべり)……175
背側足根靭帯(はいそくそっこんじんたい)……127
背側中足靭帯(はいそくちゅうそくじんたい)……127
背側橈骨手根靭帯(はいそくとうこつしゅこんじんたい)……60
ハムストリングス……117
ハバース管……14·15
破裂孔(はれつこう)……138·139
板間層(ばんかんそう)……134
半腱様筋(はんけんようきん)……128
半膜様筋(はんまくようきん)……128
鼻棘(びきょく)……142·143
鼻腔(びくう)……135
腓骨(ひこつ)……8·96·97·108·**110**·120·122
尾骨(びこつ)…9·64·65·66·**76**·77·89·96·100·102·118
鼻骨(びこつ)……132·133·155·**157**
鼻骨縁(びこつえん)……143
尾骨角(びこつかく)……76
鼻骨孔(びこつこう)……157
鼻切痕(びせつこん)……9
尾椎(びつい)……132
フォルクマン管……14·15
不加骨(ふかこつ)……16
不可動性連結(ふかどうせいれんけつ)……18·19
不規則骨(ふきそくこつ)……10
複関節(ふくかんせつ)……20
腹直筋(ふくちょくきん)……93·94
副突起(ふくとっき)……75
副鼻腔(ふくびくう)……10·**135**
浮遊肋(ふゆうろく)……79·81
分界線(ぶんかいせん)……98
閉鎖孔(へいさこう)……98·100·102·104·105
閉鎖溝(へいさこう)……105
閉鎖稜(へいさりょう)……105
平背(へいはい)……85
平面関節(へいめんかんせつ)……20·21·91
変位(へんい)……169

扁平骨(へんぺいこつ)……10・80・148
包(ほう)……12
縫合(ほうごう)……18・**140**
縫工筋(ほうこうきん)……130
母指(ぼし)……43
拇指(ぼし)……43
母指手根中手関節(ぼししゅこんちゅうしゅかんせつ)……21

ま

膜性結合組織(まくせいけつごうそしき)……18
眉間(みけん)……142
末節骨(まっせつこつ)……34・43・57・60・113・126
無名指(むめいし)……43

や

遊脚(ゆうきゃく)……125
有鈎骨(ゆうこうこつ)……40・41
有鈎骨鈎(ゆうこうこつこう)……41
有頭骨(ゆうとうこつ)……40
腰椎(ようつい)……9・64・65・66・**74**
腰椎骨盤リズム(ようついこつばんリズム)……86
腰椎椎間板ヘルニア……75
腰椎分離症(ようついぶんりしょう)……75
翼状突起(よくじょうとっき)……152・153
腰腸肋筋(ようちょうろくきん)……93
腰方形筋(ようほうけいきん)……93・94
翼突窩(よくとっか)……153
翼突管(よくとっかん)……152

ら

螺旋関節(らせんかんせつ)……20
ラムダ縫合(ラムダほうごう)……19・134・140・141
卵円孔(らんえんこう)……138・139・153
離開(りかい)……173・174・175
立脚(りっきゃく)……125
立方骨(りっぽうこつ)……112・114
稜(りょう)……12
菱形靭帯線(りょうけいじんたいせん)……29
隆椎(りゅうつい)……66・68
鱗縁(りんえん)……148
鱗状縫合(りんじょうほうごう)……19・132・140
涙嚢窩(るいのうか)……157
涙骨(るいこつ)……132・133・**157**
肋横突関節(ろくおうとつかんせつ)……79・87
肋椎関節(ろくついかんせつ)……65・**87**
肋鎖靭帯(ろくさじんたい)……51
肋軟骨(ろくなんこつ)……28・51・78・80・81
ロッキングメカニズム……48
肋間隙(ろっかんげき)……78
肋骨(ろっこつ)……8・10・28・51・64・72・78・**81**・87
肋骨窩(ろっこつか)……72
肋骨角(ろっこつかく)……**79**・82
肋骨弓(ろっこつきゅう)……78
肋骨頚(ろっこつけい)……82
肋骨頚稜(ろっこつけいりょう)……82
肋骨結節(ろっこつけっせつ)……79
肋骨溝(ろっこつこう)……82
肋骨切痕(ろっこつせっこん)……80・87
肋骨体(ろっこつたい)……82
肋骨頭(ろっこつとう)……82
肋骨頭関節(ろっこつとうかん)……87
肋骨頭関節面(ろっこつとうかんせつめん)……82
肋骨頭稜(ろっこつとうりょう)……82
肋骨突起(ろっこつとっき)……74・75

わ

腕尺関節(わんしゃくかんせつ)……20・21・52・172・174
腕橈関節(わんとうかんせつ)……52・172・174

参考文献

●プロメテウス解剖学アトラス 頭部／神経解剖 第２版……医学書院
●プロメテウス解剖学アトラス 解剖学総論 運動器系 第2版……医学書院
●解剖学カラーアトラス 第6版……医学書院
●骨単……エヌ・ティー・エス
●解剖学用語 改定13版……日本解剖学会監修 医学書院
●運動療法大全……ガイアブックス
●メディカルイメージブック 解剖学……医歯薬出版
●関節のふしぎ……講談社
●クリニカルポケットガイド モビライゼーション テクニック……医歯薬出版
●これが整体法だ！……東洋医学舎

スタッフ

●本文デザイン……中島光之
●カバーデザイン・イラスト……松下隆治
●図版……青木宣人
●撮影……平塚修二(日本文芸社)
●DVD撮影・編集……依田 豊／山口大祐
●モデル……葉里真央／辺見のりこ
●ヘアメイク……木村富貴子
●編集協力……メディカルネットサービス／日本メディア・コーポレーション／石森康子
●ＣＧ制作……３Ｄ人体動画制作センター 佐藤眞一
http://3d-humanbody.com/

監修者

有賀　誠司（あるが・せいじ）

東海大学スポーツ医科学研究所教授

筋力トレーニングの方法や指導に関する研究・教育活動に従事するとともに、東海大学の学内運動部の選手に対する体力トレーニングの指導・統括を担当。財団法人日本健康スポーツ連盟評議員。国立スポーツ科学センター客員研究員。日本トレーニング指導協会（JATI）理事。JATI 認定上級トレーニング指導者。

著　者

水嶋　昭彦（みずしま・あきひこ）

九州医療スポーツ専門学校理事長

長年の柔道整復師の経験を踏まえて多元的療法である「ストレックス」（統合整体）を考案し提唱。全国にストレックスを取り入れた整体院を展開中。財団法人日本健康スポーツ連盟常務理事。メディカルネットサービスグループ代表。社団法人日本プロ野球ＯＢクラブ学識理事。財団法人日本オリンピック委員会ボディビル強化スタッフ。社団法人日本ボディビル連盟学識委員。

http://www.kmsv.jp/ (PC)

http://kmsv.jp/m/（Mobile)

http://www.national-seitai.com/

<カラー完全図解>

知りたいことがすべてわかる　骨と関節のしくみとはたらき

2012年10月1日　第1刷発行

監修者　有賀誠司

著　者　水嶋昭彦

発行者　友田　満

印刷所　図書印刷株式会社

製本所　図書印刷株式会社

発行所　株式会社日本文芸社

〒101-8407 東京都千代田区神田神保町１－７

TEL.03-3294-8931［営業］･03-3294-8920［編集］

URL http://www.nihonbungeisha.co.jp/

Printed in Japan 112120905-112120905 Ⓝ01

ISBN978-4-537-21029-3

（編集担当：坂）